Sonja Dengler
Alles wird gut

W0249526

www.fontis-verlag.com

Am Ende wird alles gut!
Und wenn es noch nicht gut ist,
ist es noch nicht das Ende.
– Oscar Wilde

Dies ist eine wahre Geschichte.
Die Rahmenhandlung wurde geändert und auch der Ort,
nicht aber die sich abspielenden Ereignisse.

Sonja Dengler

Alles wird gut

Roman

fontis

Bibliografische Information der Deutschen Nationalbibliothek
Die Deutsche Nationalbibliothek verzeichnet diese Publikation in der Deutschen Nationalbibliografie; detaillierte bibliografische Daten sind im Internet über www.dnb.de abrufbar.

Umschlag: Spoon Design, Olaf Johannson, Langgöns
Bild U1: Beyla Balla / Shutterstock.com
Bild hintere Klappe: Beyla Balla / Shutterstock.com
Bild vordere Klappe, Seite 142 und 330: Natalya Lys / Shutterstock.com
Bild Seite 273: dencg / Shutterstock.com
Bilder Seite 110 / 274 / 285: Archiv «Tiqua»
Bild U4: Romvy / Shutterstock.com

Satz: InnoSet AG, Justin Messmer, Basel

Druck: Finidr
Gedruckt in der Tschechischen Republik

ISBN 978-3-03848-180-5

1
Tödliche Autofahrt, Teil 1

Der Geschwindigkeitsmesser zeigte 180.

Unpassender hätte deshalb der Zeitpunkt nicht sein können: Ausgerechnet jetzt dachte sie an die Nachmittags-Stunden zwischen ihrer üblichen Rückkehr aus der Mittagspause und ihrer so liebgewonnenen 16-Uhr-Kaffeepause. Irgendwann dazwischen passierte es regelmäßig und vor allem unbemerkt: Die herrliche Mittagssonne schien nicht mehr durch das großzügige Fenster auf ihren Schreibtisch herab. Wieder verpasst.

Wie oft hatte sie sich eigentlich schon vorgenommen, dieser traumhaften Sonnenwanderung eines Tages mal ganz bewusst bis zum Ende zuzuschauen und sie zu genießen? Und diesen großartigen Genuss dann für immer in ihrer Seele zu archivieren.

Sie liebte die Sonne, obwohl sie zum hellen empfindlichen Hauttyp gehörte. Trotzdem machte ihr Hitze gar nichts aus. Zwar rötete sich dann ihre Haut ordentlich, aber sie fühlte sich pudelwohl, sobald es heiß war. Deshalb freute sie sich jeden Abend schon im Voraus auf den neuen Tag, weil sie ja dann ganz bestimmt dem hoffentlich spektakulären Sonnenlauf zuschauen würde, bis er verschwand. Freilich war ihr stets bewusst, dass die Sonne natürlich noch immer am Himmel stand – aber leider war sie wieder einmal, von ihr unbemerkt, aus ihrem Sichtfeld, aus ihrem ganz persönlichen Stückchen Büro-Himmel verschwunden.

Warum dachte sie ausgerechnet jetzt an so etwas Triviales? Um Himmels willen, das war das Falscheste, was sie jetzt gerade denken sollte! Woher diese Assoziation?

Es war eben genau wie der Zeiger des Tachometers, den sie von ihrem Beifahrersitz aus schon nicht mehr erkennen konnte, weil auch er – wie die nachmittägliche Sonne – stetig nach rechts drehend aus ihrem Blickfeld verschwunden war. Also war seine C-Klasse noch lange nicht am Limit angelangt. Wie lange es wohl noch dauerte? Ein eisiger Schreck durchfuhr sie: Was hatte er gerade gesagt?!

Auch er erfasste, dass sie nicht zugehört hatte, und wiederholte daher:

«Ist es DAS, was du willst?»

Emotionslos und sehr ruhig klang das.

Sein bisheriges Geschrei und Gebrüll hatte er aufgegeben, weil ihm klar wurde, dass er einen drastischen Verhaltenswechsel herbeiführen musste, um ihr Ohr zu erreichen. Er musste sie schockieren, und zwar so lange, bis sie endlich tat, was nötig war, getan zu werden. Deshalb wollte er mit seiner kühl und rational vorgetragenen Frage jeglichen Zweifel an seiner festen Entschlossenheit schon im Keim ersticken. Außerdem wusste er nur allzu gut, dass er unangreifbar wirkte, wenn er – wenigstens nach außen – ruhig blieb.

Doch obwohl ihr Verstand sie aufforderte, sich irgendwie zu äußern, damit er sich abregen konnte, schaffte sie es auch jetzt nicht, sich der widerwärtigen Situation auszusetzen, und floh in ihre Erinnerungen, auch wenn die so noch gar nicht stattgefunden hatten. Sie dachte daran, wie sie für die letzten zwei Arbeitsstunden des Tages die Fensterjalousien ihres Büros hochzog. Wie dann das nun nicht mehr blendende blassrote Abendlicht den Raum warm und freundlich ausfüllte und wunderschöne Schatten an Wände und Fußboden warf. Ein letzter Paartanz flirrenden Schattens und Lichts, ein stolzer Abschiedsgruß des Tageslichts und letzter Widerstand gegen die später alles Licht trinkende Nacht.

Atmete sie überhaupt noch? Sie war sich dessen selbst nicht so sicher.

Schweigend bohrte sie ihre Fingernägel noch tiefer in das Futter rechts und links des Beifahrersitzes. Obwohl sie inzwischen die 200 km/h überschritten haben mussten, lag der Wagen noch erstaunlich gut und satt auf der Straße.

Was hatte er noch mal gesagt?!

«Ob es DAS ist, was du willst, habe ich dich gefragt!», sagte er in besonnenem Tonfall, als wären seine Worte Teil eines gewöhnlichen Small Talks. Diesen Tonfall kannte sie allerdings zur Genüge: Es war der gleiche wie der aus ihrer Kindheit, und er kennzeichnete jene verhängnisvolle Viertelsekunde unmittelbar bevor ihr Vater im Streit mit ihrer Mutter vollends explodierte und jegliche Kontrolle über sich und seine Umwelt verlor.

Jetzt war sie zwar kein Kind mehr, und sie hatte nicht nur für sich zu sorgen – aber was sollte, was konnte sie denn überhaupt tun? Klar war nur: Sie musste etwas tun. Irgendetwas, was ihn auf die Erde zurückholte, was ihn in jenen Mann zurückverwandelte, in den sie sich verliebt hatte.

«Nein, das ist nicht das, was ich will.» Erstaunt nahm sie wahr, dass auch sie in den Small-Talk-Modus gefallen war. Und das fand sie gut. Gern hätte sie noch mehr gesagt, damit er das Tempo drosselte, aber irgendwie wollte es nicht gelingen.

«Und WAS willst du?», schrie er nun doch wieder und starrte sie von der Seite an, dabei den Blick viel zu lange von der Straße abwendend. Das MUSS ihr doch Angst machen! Er wusste schließlich genau, wie sehr sie derart hohe Geschwindigkeiten hasste, und er hoffte, dass sie endlich aufhörte, ihn bis zum Äußersten zu reizen, indem sie schwieg. Es kann, dachte er, doch nicht alles umsonst gewesen sein; wie weit musste er noch gehen? Wie stur war sie? Der Tachometer zeigte inzwischen 220 an. Sein Wagen drohte auf die Gegenfahrbahn zu geraten, weil er ständig zu ihr hinüber starrte.

«Nein!», schrie sie erschrocken auf und trat mit aller Kraft den linken Fuß auf die imaginäre Kupplung, während sie mit dem rechten Fuß die imaginäre Bremse durchtrat. Das scheußliche Gefühl, dabei nicht auf den jeweils erwarteten Widerstand zu stoßen, ließ sie würgen:

«Nein, das ist nicht das, was ich will!», presste sie erneut zwischen ihren Lippen hervor und drückte sich dabei in die Rückenlehne.

Ihr Brustkorb verkrampfte sich schmerzhaft und schob dabei die Speiseröhre nach oben.

Nichts ging mehr. Sie spürte, wie jeglicher Lebensmut sie verließ und wie sie innerlich aufgab. Verzweifelt versuchte sie, den bitter-blechernen Geschmack zusammen mit ihrer Todesangst hinunterzuschlucken. Das in den höchsten Tönen hochgequälte Heulen des Motors erreichte nicht mehr ihr Herz. Sie atmete laut aus.

«Nimm endlich das Geld raus, du …!», schrie er nun wieder – längst hatte er jegliche menschliche Grenze überschritten. Er musste sich durchsetzen, er MUSSTE. Heute! Hier und jetzt!

Lisa beugte sich nach vorne und streckte die Hand aus, um das Handschuhfach zu öffnen:

Erleichterung breitete sich in seiner Brust aus.

Er hatte sie so weit:

«Dann nimm ENDLICH das Geld!» – sein schöner Wagen geriet ins Schlingern, aber er hatte das Lenkrad sofort wieder im Griff.

«Nimm das Geld, und bringe es hinter uns. Du wirst sehen: Dann geht es uns allen wieder gut!» Er war wieder ganz ruhig.

Ihr blieb nun keine Wahl mehr.

Sie musste und wollte gehorchen.

Ihr starrer Blick entdeckte in der Sekunde, in der sie ihre Hand nach dem Geldbündel greifen sah, die tödliche Gefahr: Die Kontrolle über sein Auto hatte er verloren. Zur rettenden Vollbremsung war es zu spät …

2
Zwei Monate vorher …

Sandra betätigte die Home-Taste ihres Smartphones, das sie im unendlichen Nirwana ihrer großen Handtasche herausgefischt hatte. 8:54 Uhr. Verdammt noch mal, blieben nur noch sechs Minuten. Pünktlich zum Arbeitsbeginn würde sie es bei diesem fürchterlichen Verkehr in der allmorgendlich verstopften Stuttgarter Innenstadt unmöglich schaffen.

Fahr endlich, du Penner, bedachte sie unfreundlich den Fahrer vor ihr und hielt ihren rechten Daumen bereits über der Hupe positioniert, um sie sofort zu betätigen, falls der Lieferwagen auch nur eine Sekunde zu lang an der inzwischen grün gewordenen Ampel stehen bliebe. Zwar wusste sie ganz genau, dass sie selbst bei zügigem Verkehrsfluss zwei Ampeln weiter erneut anhalten musste. Dennoch bildete sie sich ein, dass nicht die faktische Verkehrslage, sondern allein ihr Wille es war, der zählte. Ihre nervöse und aggressive Fahrigkeit kam ihr dabei sehr gelegen, denn es half ihr dabei, sich vorzumachen, sie würde sich ja bitteschön beeilen, und somit wäre sie am Zuspätkommen unschuldig. Und außerdem konnte sie sich so vormachen, möglicherweise doch noch etwas Zeit herauszuschinden, wenn sie nur hibbelig genug blieb. Hibbelig sein bedeutete: schnell sein, und sie brauchte diese fadenscheinige Zuversicht dringend.

Vanessa, ihre süße Kleine, hatte sich heute so gar nicht süß aufgeführt. Beim Abschiednehmen in der Kindertagesstätte legte sie wieder einmal eine ausgebuffte Szene hin, daher der enorme Zeitverlust. Ausgerechnet heute. Das Verrückte daran war, dass Vanessa mittlerweile gerne in ihre Kita ging, was sie den Erwachsenen vor allem dadurch demonstrierte, dass sie abends nicht gerne von dort abgeholt wurde. Genauer gesagt, wollte sie abends überhaupt gar nicht abgeholt werden, sondern nach ihren eigenen Worten «für immer» dortbleiben. Sandra hätte nicht mit Bestimmtheit sagen können, was schwieriger für sie war: Vanessa abzuliefern oder Vanessa abzuholen – es war Stress pur und vor allem Stress in endlos erscheinender Zukunftsschleife.

Sandra ärgerte sich hauptsächlich deswegen, weil sie sich für das Zuspätkommen wirklich keinen ungünstigeren Tag hätte aussuchen können. Aber wenn es dicke kommt, kommt es halt gleich multipel-dicke. Lukas' Kindergarten war der erste Stopp. Dass er gerade montags, nachdem er ein paar Stunden des Wochenendes bei seiner Oma verbringen durfte, gerne mal Probleme bei der Verabschiedung machte, um damit seinerseits nicht hinter der schwesterlichen Machtdemonstration zurückzubleiben – das hatte sie in weiser Voraussicht sogar in ihrer Zeitplanung mit einberechnet, indem sie etwas früher als üblich aufbrach. Natürlich gegen den erklärten Widerstand ihrer Kinder, die selbst noch Zeitlupen in die Unendlichkeit zu dehnen vermochten.

Tja, Frau Sandra Süselbeck, man muss eben gegen alle Eventualitäten des Lebens gefeit sein und so etwas in seine Fahrtzeiten einkalkulieren, genau so würde ihr Chef Heiko rumnörgeln – nur, dass er sie inzwischen duzte. Und was, bitteschön, sollte sie ihm auch schon entgegnen? Dass sie für die reine Fahrtzeit von nur dreißig Minuten eine volle Stunde vor Arbeitsbeginn losgefahren war und dadurch wahrlich genug Pufferminuten geschaffen hatte? Das würde er einfach nicht gelten lassen. Einmal mehr nicht gelten lassen.

Dem Lieferwagen vor ihr noch immer am Heck klebend, trat nun doch das Unausweichliche ein. Die Ampel, deren Schaltung offenbar gewollt so geplant worden war, dass sie den ohnehin schleppenden Verkehr vollends ausbremste, schaltete auf Rot. Echt jetzt. Sandras Zeigefinger tippte erneut auf das Smartphone: 9:01 Uhr. Verflixt und zugenäht. Nun war es amtlich: Sandra würde nun schon zum dritten Mal in vier Wochen unpünktlich zur Arbeit erscheinen. Das war exakt ein Mal zu viel. Also noch mehr Wasser auf Heikos Mühlen und die der übrigen Krokodile, die wie üblich in ihrer Abteilung auf der Lauer lagen.

Nachdenklich sah sie zum Fenster hinaus. Sie dachte an die Zeit zurück, wie es so war – bevor die Kinder da waren. Sicher, sie würde ihre Kinder um gar keinen Preis der Welt mehr hergeben. Ganz im Gegenteil, sobald sie ein paar Stunden weg waren, schmerzte ihr Herz vor Sehnsucht nach ihrem Gekreische und Gezanke – und nach ihrer überbordenden Lebenslust, um die sie ihre Kinder oft beneidete. Woher haben die bloß ihre Lebensfreude? Ob sie wohl als Kind auch so war?

Nur manchmal fehlte sie ihr doch ziemlich: ihre frühere Freiheit nämlich. Zum Beispiel mal mit Michael spontan an ihrem Kennenlerntag ins verregnete London zu fliegen, das wäre schön. Ihr fiel wieder die ärmliche, aber gemütliche Stadtwohnung mitten im Stuttgarter Zentrum ein, die sie damals so mochten. Wie sie zuerst während des Studiums als WG-Mitglied dort eingezogen war, ehe nach dem Auszug von Petra und Anastasia sinnvollerweise Michael zu ihr gezogen war.

Inzwischen lebten sie recht nett mit deutlich schöneren Möbeln in einem Reihenhaus im Vorort ... Ja, sie haben es verstanden, sich einzurichten, im übertragenen und im faktischen Sinne. Aber wo war eigentlich ihre einst berühmt-berüchtigte rebellische Widerstandslust geblieben? Hin und wieder vermisste sie die schmerzlich. Damals war sie immer am Kämpfen, am Verbessern der Weltlage, besonders der der Frauen – sie träumte von nichts Kleinerem als einer gewaltigen Frauen-Revolution, die sie höchstpersönlich in Bewegung setzen würde. Aber diesen hochfliegenden Träumen folgten leider viel zu viele Ernüchterungen und eine ungerechte Abfolge unsinniger Hindernisse. Alle aufrührerischen Pläne hatte sie freiwillig eingetauscht gegen ein konservatives Leben mit Mann, Sohn und Tochter. Es fehlte nur noch der Hund, für dessen Anschaffung die Kinder zumindest Michael bereits auf ihre Seite ziehen konnten. Ausschließlich Sandras entschiedenem Veto war es bisher zu verdanken, dass diese allerletzte Stufe der bilderbuchmäßigen Metamorphose zum Vorstadt-Familienklischee nicht auch noch erklommen wurde. Aber es wurde immer schwieriger, sich gegen einen dreifachen Sturm von Argumenten durchzusetzen. Wie zum Beispiel gestern Abend wieder.

Glücklicherweise hatte sie erneut gewonnen. Vorläufig.

Über kurz oder lang würde sie jedoch einlenken müssen, das war ihr klar. Eventuell konnte sie die ihr gegenüberstehende und gut konditionierte Allianz ja vielleicht mit der Anschaffung einer Katze oder besser noch mit einem Zwergkaninchen in die Falle locken. Dieser Gedanke gefiel ihr, sie merkte ihn sich für die nächste Schlacht.

Noch keine rettende Idee dieser Art fiel ihr zu Michaels gestern auch wieder geäußertem Wunsch nach einem dritten Kind ein. Zwar konnte sie sich am Ende auch hier durchsetzen, aber sie spürte ein ungutes Gefühl in sich aufsteigen, obwohl es doch eigentlich so war, dass sie es geschafft hatte, seinen Kinderwunsch zuerst in ein «Besser kein weiteres Kind mehr» umzuwandeln. Überraschenderweise hatte sie dann sogar noch seine Zustimmung dafür herausgepresst, dass er sich sterilisieren lassen wolle. Eigentlich ganz glatt gelaufen. Schön. *Worüber mache ich mir da überhaupt Sorgen?*

Aus der aufkeimenden Träumerei zog ihre stets zuverlässige innere Uhr sie unvermittelt wieder ins Auto zurück. Innerhalb der nächsten Sekunde müsste die Ampel – und damit die letzte lästige Hürde zwischen ihr und Heikos Standpauke – auf Grün umspringen. Noch war sie rot, und die Abgase unzähliger Autos um sie herum hatten sich inzwischen trotz geschlossener Fenster auch in den Innenraum ihres alten Golfs verirrt. Sie öffnete trotzdem das Fahrerfenster, um wenigstens irgendetwas zu tun.

Dabei fiel ihr Blick unwillkürlich auf einen schlaksigen Jungen, der mit geschultertem Schulranzen dahertrottete, dann an der Ampel vorschriftsmäßig stehen blieb und seinen Kopf tief zu Boden gesenkt hielt.

Sandra atmete hörbar aus. Endlich. Wenn die Fußgänger bereits stehen bleiben mussten, konnte es sich nur noch um wenige Augenblicke handeln, bis das hoffnungsvolle Grün sie erlösen würde. Heute kam es ihr so enervierend lang vor wie die Werbeunterbrechung eines spannenden Psychothrillers.

Ihr Blick wanderte zu dem Jungen zurück. Irgendwie sah der unglücklich aus. War mit ihm was nicht in Ordnung? Obwohl er nicht nennenswert kleiner als Sandra sein dürfte, war er doch maximal in der 4. Klasse, dachte sie sich. Wieso war er an einem ganz normalen Schulmontag, noch dazu um kurz nach neun, immer noch auf der Straße? Und was war das überhaupt für ein seltsamer Typ, der da neben ihm stand? Den sah sie erst jetzt.

Anstatt weiter am Lieferwagen zu kleben, als seien alle Autos durch ein unsichtbares und maximal zehn Zentimeter langes Abschleppseil miteinander verbunden, fuhr Sandra langsam an dem ungewöhnlichen Duo vorbei. *Was geht mich das an?*

Moment mal! Hier stimmt aber etwas ganz und gar nicht.

Sandras Bauchgefühle versuchten blitzschnell, die unstimmige Situation in irgendeiner Form zu «lesen». Der Begleiter des Jungen war etwa 25 Jahre alt, allerhöchstens 30. Ihrer Meinung nach also einerseits zu alt, um als sein großer Bruder durchzugehen. Anderseits zu jung, um sein Vater zu sein. Außerdem war da kein Ring am Finger.

Du musst sofort anhalten! Signalisiere den beiden, dass du merkst, dass hier etwas nicht stimmt! Sprich den Jungen an und bleib dabei so weit weg, dass dir nichts passiert, wenn sein Begleiter zum Angriff übergeht, aber geh so nah dran, dass du ihn noch einholen kannst, wenn er wegrennt! Und auf jeden Fall so nahe, dass du den Jungen ansprechen kannst.

Während sich nun hinter Sandra die verärgerten Autofahrer stauten, passte sie blitzschnell eine geeignete Stelle ab, um ihren Golf auf dem Bürgersteig abzustellen. Drei Autos hinter ihr hupte es wegen des Rückstaus heftig, als sie ausstieg und ein Anzugträger ihr ein übles Schimpfwort nachschrie, während er ihr den Vogel zeigte. Der Junge und sein Begleiter wurden durch den plötzlichen zusätzlichen Lärm auf sie aufmerksam und blickten nun interessiert zu ihr herüber.

Kein Gehupe und schon gar kein Geschimpfe konnte sie noch in ihrem Entschluss aufhalten; ihr Bauchgefühl war stets zuverlässig. Und Heiko würde um 9:07 Uhr exakt die gleiche Standpauke halten wie um 9:20 Uhr oder 9:50 Uhr. Sandra lief zügig ein paar Schritte auf die beiden zu:

«Hey du! Ist alles in Ordnung?», rief sie dem Jungen entgegen, als sie glaubte, eine optimale Position erreicht haben. Dessen Kopf war wieder zu Boden gesenkt. Als er sie anschaute, konnte sie erkennen, dass sein Gesicht total verheult aussah, und sie erkannte gleichzeitig, dass der Begleiter seine Hand fest auf die Schulter des Jungen drückte. Das ist gar nicht gut, mach dich lieber vom Acker, das hier riecht nach mehr als nur Ärger. Aber diese leise Warnung schlug sie in den Wind:

«Was machen Sie da!», hörte sie sich stattdessen angriffslustig rufen, «gehört der Junge zu Ihnen?»

Statt einer überzeugenden Antwort machte sich der junge Mann abrupt aus dem Staub, und sie beschloss, ihm doch nicht hinterherzurennen.

Sie sprach den Jungen an:

«Wieso bist du um diese Uhrzeit nicht in der Schule? Weiß deine Mutter davon, und wie heißt du überhaupt?»

Das waren natürlich zu viele Fragen auf einmal, und ihr schulmeisterlicher Ton musste einschüchternd auf ihn wirken. Wie auf Kommando schluchzte der Junge einmal auf, ließ seinen Kopf wieder hängen und zeigte auf die Schule, die der Kreuzung gegenüber in einem kleinen Park lag.

Sie entschied sich für eine andere Frage:

«Kennst du den Mann, der neben dir stand und der gerade eben weggelaufen ist?»

Das war schon besser, vielleicht machte er den Mund auf.

Dem Jungen liefen die Tränen übers Gesicht, und stumm schüttelte er seinen Kopf. Die Fußgängerampel wurde in diesem Moment grün, so dass er sich mit den anderen Menschen über den Zebrastreifen von ihr fortbewegen konnte. Sandra wartete verblüfft, bis sie sehen konnte, dass er das Schultor passiert hatte. Ein Mann lief ihm dort gestikulierend entgegen. Suchend sah sie sich nun doch noch nach dem abgehauenen jungen Mann um, aber der blieb verschwunden und war nicht zurückgekommen.

Mannomann.

3

Ein Jahr davor …

Teambildung und Corporate Identity, unter diesem jährlichen Weckruf versammelte die Firma möglichst viele ihrer Mitarbeiter. Am späten Nachmittag war es schon losgegangen, jeder nahm sein Zimmer in Beschlag, und so saß heute Abend Lisa hier am rechteckigen Sechser-Tisch – und sie kannte wieder einmal keine einzige Person. Sie war ein paar Minuten zu spät gekommen, weil die Dusche zunächst nicht funktionierte. Die anderen schienen sich zu kennen, nur sie war die Neue auf dieser Fortbildung, oder wie? Am besten, sie wartete erst einmal ab.

«Noch Wein?», wurde sie in diesem Moment von dem gutaussehenden Mann Mitte 40, der sich eingangs als Ulrich Schalk vorgestellt hatte, angesprochen. Obwohl er direkt in ihr Ohr sprach, tat er so, als ob er konkret niemanden Bestimmtes ansehen wollte. Dass die ältere Dame zu seiner Linken sowie der junge IT-ler rechts von ihm teils genervt, teils peinlich berührt wegschauten, registrierte er nicht. Oder er ignorierte es.

Lisa gab keine Antwort, weil sie nicht wusste, ob sie zustimmen oder ablehnen sollte. Ihn schien das nicht weiter zu stören:

«Na gut …», gab er sich selbst die Antwort, «dann bleibt umso mehr für mich übrig! Wie heißt es so schön? In vino veratis», rief er in lautem Tonfall. So laut, dass sogar ein gesetzter Mann in edlem Anzug am Nebentisch aufhorchte, sich gleichermaßen prüfend wie tadelnd zur Quelle der Störung umdrehte und mit der flachen Hand wedelnd Ruhe einforderte.

«Oh mein Gott – es heißt veritas und nicht veratis», korrigierte ihn der IT-ler, dessen Augen hinter den dicken Brillengläsern mit den schwarzen Rändern gereizt rollten. Sein Gesicht war von Akne überzogen, er war also bestimmt noch jung, und seine etwas zu blasse Hautfarbe verriet außerdem, dass er sich nicht gerne im Freien aufhielt.

«Du kannst Ulrich zu mir sagen», sprach er in Lisas Richtung, ohne sich um die nun schon zweite Zurechtweisung innerhalb weniger Sekunden zu kümmern.

«Was?!»

Das klang ein wenig zu unfreundlich, dachte Lisa, aber nun war es schon ausgesprochen. Auch das schien Ulrich sowieso nicht abzuschrecken:

«Na, ich heiße Ulrich», verkündete er jovial, lächelte breit und zeigte eine Reihe schöner weißer Zähne.

«Ja doch! Das dürfte inzwischen auch der Letzte hier im Raum mitbekommen haben», mischte sich die gertenschlanke Frau neben Lisa ein. «Und jetzt Ruhe, bitte. Ja?»

«Feeeiiin!» Ulrich gab sich nicht geschlagen, er zog das Wort in die Länge, während er reihum blickte und strahlte, als hätte er gerade tosenden Applaus bekommen.

«Dann sprecht mich alle ruhig weiter mit ‹Gott› an. Ich danke herzlichst für diese Beförderung. Wollte nur nett sein.»

Eine Sekunde schwieg er, dann flüsterte er in Lisas Ohr – wenn von Flüstern überhaupt die Rede sein konnte, waren die drei bereits geleerten Flaschen Wein, die zu den ersten beiden Gängen serviert worden waren, doch vorwiegend auf sein Konto gegangen: «Ich wollte nur nett sein …», wiederholte er.

Gegen ihren Willen musste Lisa über seine Schlagfertigkeit wegen der Gott-Anrede lachen. Obwohl das schon ein alter abgedroschener Witz war, fand sie ihn lustig, was Ulrich augenblicklich dazu ermutigte, ihr ein weiteres breites Lächeln zuzuwerfen. Sie war ihm entschieden zu still und zu ruhig, und er konzentrierte sich nun darauf, sie aus der Reserve zu locken. Mit den anderen war ja leider nichts weiter anzufangen. Er hob sein Glas und prostete ihr höflich zu. Lisa, in Zugzwang geraten, erhob ebenfalls ihr Glas, nickte ihm zu und probierte einen Schluck von dem Wein, den sich ihr Arbeitgeber «Radego Entertainment» wohl eine ordentliche Stange Geld hatte kosten lassen. Der Wein schmeckte köstlich, und sie verstand, warum etwas «wie Samt und Seide die Kehle hinunterlaufen» konnte. Überhaupt war ihr Arbeitgeber großzügig und immer sehr daran interessiert, die Mitarbeiter bei der Stange zu halten, ihnen ein Zusammengehörigkeitsgefühl und ein vereinendes «Wir» zu vermitteln. Auch diese Fortbildungstage hier wurden von der Firma finanziert – offensichtlich versprach man sich also durch ihre, Lisas, Tüchtigkeit großen Nutzen.

Das bereits von ihr bezogene edle Einzelzimmer des Hotels, das *Radego Entertainment* allen gut 300 aus ganz Deutschland nach Berlin gereisten Mitarbeitern zur Verfügung gestellt hatte, machte mächtig Eindruck auf sie. Eindeutig hatte man im Vergleich zur letzten Fortbildung hier noch eine Schippe draufgelegt. Verständlich bei dem offenkundigen Mitarbeitermangel, aber noch größer schien ja der Mangel an Führungskräften zu sein. Es war schließlich kein Zufall, dass ihr Chef unbedingt *sie* teilnehmen lassen wollte.

Lisa genoss die beiden ersten Gänge des köstlichen Diners und wiegte sich im angenehmen Tagtraum, sich wie eine wichtige Politikerin beim Staatsbesuch im Ausland fühlen zu dürfen. Eine Wertschätzung, die sie so bisher noch nicht erfahren hatte und die sie still für sich bis zum allerletzten Krümel auskosten wollte. Nur die vielen Leute störten. Sie war lieber alleine, sie war gerne Einzelgängerin, und sie wusste, dass sie eine gute Vorgesetzte werden würde, denn ihre Arbeitsdisziplin lag weit über dem Durchschnitt. Nur badete sie eben ungern in einer Menschenmenge; das war ein Manko, aber nun mal nicht zu ändern. Was sein musste, musste sein. Zuhören war jetzt dran, ermahnte sie sich.

«... haben für stetiges Wachstum gesorgt, weshalb wir im kommenden Jahr auch unsere ersten Standorte in Luxemburg und Belgien eröffnen können. Wir sind ungeheuer stolz auf unser aller Leistung», fuhr der Geschäftsführer in seiner Lobrede fort, die im Anschluss an Vorspeise und Zwischengang eingeplant worden war, um einerseits die Wartezeit auf den Hauptgang zu verkürzen und andererseits alle in eine angenehme Erwartungshaltung zu versetzen.

Ulrich nutzte die Vorlage des Geschäftsführers sofort:

«Standort in Luxemburg und Belgien? Uuuh, hoffentlich bald auch in Frankreich!» Beifall heischend schaute er sich bei seinem vermeintlichen Publikum am Sechser-Tisch um. Stille schlug ihm entgegen, niemand beachtete ihn so richtig. Dafür erntete er von der älteren Dame erneut einen kurzen, sehr missbilligenden Blick, der etwas Giftiges an sich hatte und in den sie eine gehörige Prise Verachtung mischte. Das ging Lisa entschieden zu weit, deshalb lächelte sie Ulrich mitfühlend an:

«Ich mag Frankreich», reagierte sie betont freundlich.

«Ach, mir reicht eigentlich schon der französische Wein», prustete Ulrich heraus und ließ einen lang gezogenen Lacher folgen, der sie irgendwie an die Filmfigur Alf erinnerte. Eigentlich stieß sie sein Benehmen sogar ein wenig ab, und trotzdem stimmte Lisa in sein Lachen mit ein, während sie dabei über sich selbst staunte. Prompt fing auch sie sich von der älteren Dame einen abschätzigen Blick ein, der sie verunsicherte. Hastig senkte sie ihren Blick und nahm verlegen ihr Weinglas in die Hand, das sie in einem Zug leerte.

Ulrich rettete sie:

«Darf ich Ihnen nachschenken, meine Liebe?»

Die gezückte Weinflasche bereits auf ihrem Glasrand aufsetzend, konnte Lisa gerade noch ein bestätigendes Nicken herausbringen, ehe Ulrich die dunkelrote Flüssigkeit aus dem luxuriös aussehenden Dekanter strömen ließ. Köstlich anzusehen, wie die ersten dicken Tropfen an der Innenseite ihres Glases auftrafen. Als Zeichen des Dankes lächelte Lisa kurz und immer noch ein wenig verlegen, schwenkte den kostbaren Wein vorsichtig, um zu sehen, ob und wie sich an den inneren Glaswänden seine «Kirchenfenster» bilden würden: Ganz viele und ganz schmale wurden sichtbar. Wunderbar. Lisa war über sich selbst verwundert, weil es ihr mit einem Mal ganz wichtig erschien, unter der Beobachtung der Dame stehend durchzuhalten, unbedingt – und dabei keinen Fehler zu machen. Gut gemacht, setzen, eins! Nie hätte sie gedacht, dass sie das mit den «Kirchenfenstern» so schön zelebrieren könnte, wie ihr das gerade eben gelungen war. Aber aufzuschauen wagte sie dennoch nicht mehr so recht. Ihre Selbstsicherheit wäre innerhalb einer Sekunde dahin gewesen. *Man sollte nichts übertreiben und schon gar keine Herausforderung heraufbeschwören, der man nicht standhalten kann.*

Alte Indianerweisheit.

Die Rede des jungen Geschäftsführers neigte sich dem Ende zu. Sie fand, er verfügte über eine gute Radio-Stimme, die auf sie angenehm beruhigend, entspannend und doch auch mitreißend wirkte. Da saß der richtige Mann auf dem richtigen Stuhl, sie sollte ihm unbedingt zuhören, ermahnte sie sich.

Das «Herausreißen aus der comfort zone», wie es in der ersten Rede des Abends genannt wurde, hatte zum Ziel, dass alle Mitarbeiter mittels fester Platzkarten an gemischten (!) Tischen Platz nehmen mussten, damit sie während der einzelnen Menü-Gänge mit Kollegen aus anderen Abteilungen ins Gespräch kommen und sich so ganz zwanglos kennen lernen sollten. Das widerstrebte ihr, auch wenn sie verstand, warum das richtig war. Sie war einfach zu schüchtern und hatte im Laufe ihres Lebens viel zu wenig Selbstbewusstsein aufgebaut. *Nun ja, es wird schon irgendwie gut gehen,* sie brauchte ja ihren Kleinmut nicht öffentlich zur Schau stellen – selbstbewusste Maske aufsetzen, das konnte sie schon immer gut, und die anderen trugen schließlich auch nur ihre Masken. Wichtig war der gute Umgang miteinander und dass man die Firmenziele zu seinen eigenen Zielen machte, sich dabei integer verhielt und zur Zusammenarbeit bereit war.

Widerstand breitete sich nun aber doch in ihr aus, als der Geschäftsführer auf der Bühne dazu überging, einzelne Abteilungen zu benennen und dabei namentlich die jeweiligen Mitarbeiter und Mitarbeiterinnen aufzurufen, damit sie kurz aufstehen und sich zeigen konnten. Jeder sollte jeden sehen können, um zu erfahren, welches Gesicht zu welchem Namen gehörte, und ein erstes Gefühl dafür zu entwickeln, mit wem man es vielleicht mal zu tun haben wird. Dass sie selbst natürlich auch an die Reihe kommen sollte, war unausweichlich. Derart in den Mittelpunkt gerissen zu werden, war ihr höchst peinlich, auch wenn es nur wenige Sekunden andauerte.

Zum Glück tat sich für Lisa ein schlichter Ausweg auf. Sie hatte so viel Wasser getrunken und nun auch das Glas Wein so schnell hinuntergekippt, dass sich ihre Blase zu Wort meldete. Die Toilette wäre genau der richtige Ort, um sie davor zu bewahren, auf Zuruf wie ein Affe im Zoo aufstehen zu müssen, alle Blicke im Raum auf sich gerichtet wissend. Dabei hatte sich irgendwie der merkwürdige Trend fortgeschrieben, dass alle Aufstehenden in die Saalrunde nickten und – furchtbar! – mit den Händen winkten wie die Royals auf dem Balkon, während der Vor- und Zuname vorgelesen wurde.

Schlimmer geht immer, dachte sich Lisa leicht verzweifelt und sah sich suchend nach einem rettenden Toiletten-Schild an der Wand um. Aber gerade, als sie es ausgemacht hatte, war sie an der Reihe. Zu spät, jeder Rettungsversuch war jetzt aussichtslos.

Der Name ihrer Abteilung fiel laut und deutlich und traf Lisa wie der erste eisige Strahl damals in ihrer Studenten-WG-Dusche, die volle fünf Minuten brauchte, um warmes Wasser zu spenden. Fünf Minuten, die sie an so manchem Morgen nicht übrig hatte, und genau wie jetzt gab es keine Aussicht auf Entkommen. Unweigerlich fiel nun auch ihr eigener voller Name, und so blieb ihr nichts anderes übrig, als sich zu erheben. Jetzt.

Sie spürte alle Blicke des Raumes auf sich gerichtet und versuchte, sie zu deuten. War das Verachtung? Oder gar Feindseligkeit? Oder machten sie sich heimlich über sie lustig? Sie senkte ihren Blick und traf unterwegs direkt Ulrichs Augen. Später dachte sie: Was auch immer es war, das in seinem Blick gelegen hatte, es gab Lisa die Kraft, ihre leicht hängenden Schultern aufzurichten, und ihr unauffälliges dunkelblaues Kleid offenbarte etwas, um das sie nahezu jede Frau im Saal beneidete. Lisa war groß und schlank, hatte eine makellos-perfekte Figur, und kein Gramm Fett war an der falschen Stelle zu finden. Was für ein gutes Gefühl sich dank Ulrichs strahlendem Lächeln mit einem Mal in ihr ausbreitete, während sie spürte, dass ihre Schultern sich tatsächlich strafften und sie selbst auch lächeln konnte. Sogar in die Runde ihres Tisches konnte sie lächeln.

«… Lisa Hinkel …», führte mit warmer Stimme der Geschäftsführer seine Namensliste fort, und da sie nun schon mal aufrecht stand, erhob sie wie alle vor ihr zum Zeichen des Grußes ihre rechte Hand, lächelte mit leichter Körperdrehung in die Saalrunde und hielt es aus, dass jeder sie ansehen und einen ersten Eindruck über sie gewinnen konnte.

So sekundenschnell alles über sie hereinbrach, so schnell war es auch schon vorüber. Mit kerzengeradem Rücken konnte sie wieder Platz nehmen und Haltung bewahren.

Lisa registrierte kaum noch, dass danach weiter die unterschiedlichsten Personen aus den verschiedensten Abteilungen von «Beta-Testing» über «Content-Marketing» bis hin zu «Social-Media-Management» benannt und vorgestellt wurden. Irgendwann beendete der Geschäftsführer seine Rede und schloss damit, allen Anwesenden für die bisherige hervorragende Zusammenarbeit zu danken und angeregte Gespräche zu wünschen. Beifall. Alle erhoben ihre Gläser und erwiderten sein «Zum Wohl und auf weitere gute Zusammenarbeit».

Aus dem Augenwinkel heraus nahm sie wahr, dass Ulrich nicht zum Geschäftsführer schaute, sondern sich prostend ihr zuwandte:

«Zum Wohl, Lisa Hinkel! Und auf anregende Gespräche.»

Der Spätnachmittag und der Rest des Abends nach dem Diner und den Reden waren jetzt nur noch Kür – sie hatte sich tapfer geschlagen, viel besser als befürchtet, und niemand bemerkte ihre unangemessene Schüchternheit. Fast wie von selbst kehrte Selbstsicherheit zurück.

Das Tageslicht, das am nächsten Morgen ins Hotelzimmer drang, kam ihr ganz unwirklich vor. Als habe jemand sehr Freundliches einen warmen weichen Filter über die Sonne gelegt, um damit eine barmherzige Decke über Lisas Alkohol-Kater auszubreiten. Sie vermochte nicht einzuschätzen, ob es an diesem unwirklich-schönen Licht lag oder ob es andere Gründe gab, die ihr bewusst machten: *Ich bin dabei, aufzuwachen, und ich bin glücklich, Restalkohol und Kopfschmerzen hin oder her.*

Lisa trank bei solchen Anlässen für gewöhnlich nichts. Bereits nach den ersten beiden Gläsern Wein hätte sie gestern Abend aufhören müssen, wenn sie das jetzt geschwind zunehmende Wummern hinter ihren Schläfen hätte vermeiden wollen. Aber trotzdem, sie bereute keinen einzigen Schluck, denn seit einer Ewigkeit hatte sie sich nicht mehr so glücklich gefühlt, genauer gesagt, fühlte sie sich jetzt immer noch. So als wäre sie wieder 15

Jahre alt – damals hatte sie sich in Niklas verliebt, den Schwarm all ihrer Freundinnen, und er erwiderte ihre Gefühle, wollte ausgerechnet mit ihr gehen. Wie damals war auch jetzt so ein schwirrendes Hochgefühl da, so stark, dass sie sich nicht zu bewegen wagte aus Angst, es zu vertreiben. Was wohl aus Niklas geworden ist? Er war damals als Messdiener jeden Sonntag, jeden Feiertag «auf der Bühne» zu sehen, und sie fand seine Souveränität und seine sicheren eingeübten Schritte einfach großartig. Auch erinnerte sie sich daran, wie sie damals dachte, die tiefen Gefühle zu Niklas könne sie kaum aushalten, und sie erwartete beinahe, dass es sie in Stücke reißen würde. Dem war nicht so, und es ging auf ganz banale Weise mit ihr und Niklas zu Ende: Er ließ sie plötzlich stehen. Und erst das war es, was sie tatsächlich in Stücke riss, weil sie gezwungen war, gute Miene zum bösen Spiel zu machen. Es gelang ihr, sich so zu geben, als hätte sie selbst vorgehabt, sich zu trennen. Und als ob sie froh darüber sei.

Lisa hatte nicht mehr damit gerechnet, dass so starke Gefühle noch einmal ihr Denken beherrschen könnten. Zu schmerzhaft war das letzte Auseinandergehen. Und das Auseinandergehen davor und das davor und so weiter …

Sie rollte sich vorsichtig auf den Rücken zurück, streckte sich langsam aus und genoss zufrieden das fantastische Gefühl, das die weiche Bettdecke ihrer nackten Haut schenkte. Es fühlte sich wie ein Versprechen an, dass sie hier nicht nur willkommen war, sondern auch geliebt wurde. Ein wahrer Tsunami von Wärme und Nähe, ein Gefühl von: alles. Eine Verheißung, dass alles gut werden würde, wenn sie einfach nur hier liegenbleiben und sich rein gar nichts verändern würde. Sie wagte kaum, tiefer ein- und auszuatmen, auch wegen der scheußlichen Kopfschmerzen natürlich, aber hauptsächlich wegen des herrlichen Glücksgefühls.

Eine Hand tastete unter der Zudecke nach ihr und streichelte sanft ihren Bauch. Selig nahm sie wahr, dass seine Berührung sich kein bisschen fremd anfühlte. Vielmehr stellte sie sich die Frage, wie sie so lange schon auf der Welt sein, ja wie sie bis heute überleben konnte, ohne seine Hand auf ihrem flachen Bauch gespürt zu haben. Glücklich schaute sie zu ihm hin. Womit hatte sie das verdient?

Charmant lächelte Ulrich zurück, und es kam ihr wie das unschuldige Lächeln eines Babys vor, das die ganze Nacht hindurch geschrien hatte und sich erst morgens, wenn man schließlich am Ende aller Kräfte war, beruhigte und sich nun für die geschenkte Liebe dankbar zeigte. Man konnte einfach nicht anders, als dieses selige Lächeln auf der Stelle zu lieben. Man konnte ihm für nichts auf der Welt böse sein, jeder Schlafmangel verlor angesichts dieses schmerzfreien und glücklichen kleinen Gesichtchens seine Macht. Man war selber überglücklich, weil man mit dem Baby gemeinsam die schlimme Nacht überstanden hatte.

Leider traf Lisa bei diesen schönen Träumer-Gedanken aber auch auf eine unerwünschte Realität. Ihr wurde bewusst, dass sie sich beide hier in diesem Hotelzimmer gewissermaßen wie in einer Luftblase befanden, die ihr eine lang vermisste Geborgenheit schenkte. Die aber auch in Kürze mit ihrer beider Alltag kollidieren und durch die Wucht dieses Aufpralls zerplatzen würde. Eine traurige Entzweiung, auf die sie unweigerlich zuschritten. Zwei Frischverliebte, die bereits am heutigen Abend mindestens 600 Kilometer voneinander getrennt sein werden.

«Ich wünschte, wir könnten ewig in diesem Zimmer bleiben», drückte Lisa ihren Kummer aus. Sie blinzelte vorsichtshalber schnell zur Decke, als sie merkte, dass ihr plötzlich weinerlicher Zustand sie gleich in Tränen ausbrechen ließ, wenn sie den Kopf noch länger zu ihm gedreht hielte.

«Ach Ulrich – halte doch bitte die Welt an und mach, dass alles bis in alle Ewigkeit genau so bleibt, wie es jetzt ist. Diese Sekunden jetzt, die sollen unser Leben lang genauso bleiben. Wir rühren uns einfach nicht, wir bleiben einfach hier liegen!»

Jetzt hatte sie es doch ausgesprochen.

Ulrich lächelte angesichts des kindlichen Wunsches bloß. Seine Hand wanderte zu ihrer Schulter. Klug, wie er war, sagte er darauf einfach gar nichts, zog sie zu sich und küsste sie. Das war so gut. Die Traurigkeit verlor ihren Schrecken. Und dass Ulrich hier war, das allein zählte – und nur das.

Schon halb in Ulrichs Nähe abgetaucht, fragte Lisa sich, warum das seltsame Tageslicht keine Rückschlüsse darüber erlaubte, ob es nun 8 Uhr morgens oder etwa 15 Uhr nachmittags war. Bloß nicht auf die Uhr schauen.

4
Zurück im Büroalltag …

Hanna und Antonia, zwei der angestellten Krokodile, standen gerade in der kleinen Kaffeeküche, die sich rechts vom großzügigen Foyer befand, als Sandra endlich die große gläserne Eingangstür hereinstürmte.

«Oh wow! DAS wird gut», freute sich Hanna und rührte klingelnd mit dem Löffel ihre fünf Stück Würfelzucker um, zu denen sie nur ein paar Alibi-Tropfen Kaffee zu nehmen pflegte. Süß musste es sein, süß und pappig, der Löffel musste buchstäblich drin stehen können. Antonia machte sich währenddessen an dem Kaffee-Vollautomaten zu schaffen: Ewig war der dusselige Bohnenbehälter leer, außer ihr füllte den ja nie jemand auf.

Heiko Stoffgärtners Büro, ein gläserner monströser Raum, lag ebenfalls im Foyer. Er wollte das genau so haben, damit niemand, der kam oder ging, sich seinem scharfen Blick entziehen konnte. So hatte er alles unter Kontrolle und ließ das auch alle wissen. Meistens hielt sich in seinem Büro noch mindestens ein Besucher auf, aber heute war sein Büro leer, weil zu seinem Ärger kurzfristig ein wichtiger 9:00-Uhr-Termin vom Kunden abgesagt wurde. Ausgerechnet sein zweitwichtigster Anzeigenkunde. Die nächstbeste Person, die ihm schräg daherkam, würde er als seine Entlade-Station benutzen, soviel stand fest.

Einmal hatte er aus dem Stand heraus die langjährige Putzfrau entlassen. Sie war an diesem Tag unglücklicherweise nicht um Punkt 18:00 Uhr erschienen wie sonst immer. Obwohl zu diesem Zeitpunkt kaum noch jemand im Haus und es eigentlich egal war, wann genau die ansonsten zuverlässige Frau die Räume reinigte. Genau genommen war eigentlich nur wichtig, dass sie ihre Arbeit bis zum nächsten Morgen erledigte. Doch wegen der paar Minuten ihres Zuspätkommens kündigte er ihr auf der Stelle – weil er sich unmittelbar zuvor über einen Kunden geärgert hatte. Obwohl es sich anschließend als nahezu unmöglich erwies, einen Ersatz für sie zu finden, nahm er die Kündigung nicht zurück. So war er eben.

Mittlerweile war es 9:19 Uhr.

Antonia ließ sich mit dem Nachfüllen der Kaffeebohnen viel Zeit und beschloss, bei der Gelegenheit auch gleich noch den Wassertank aufzufüllen. Machte ja außer ihr auch sonst keiner, immer blieb alles an ihr hängen. Und das wollte sie jetzt ausnutzen. Denn von der Küche aus konnte man halt prima mithören, wenn Sandra nun gleich ihre verdiente Standpauke erteilt bekam. «Das at geprickelt so schön in mein Bauchnabel», sagte eine Bierwerbung dazu und brachte damit exakt Antonias Vorfreude auf den Punkt. Außerdem hätte ihr Weg von der Kaffeeküche in ihren Arbeitsraum zurück mitten durch die sich gerade anbahnende Szene geführt – und es war im Blick auf Heikos meist verletzende Ausbrüche sehr ratsam, sich nicht freiwillig zwischen die Fronten zu begeben.

Mutig ignorierte Sandra ihre Zuhörerinnen und setzte an, sich Heiko gegenüber herauszureden: «Ähm, der Verkehr …», aber es klang ungewollt nicht wie nebenbei als unverrückbare Tatsache erwähnt. Sie spürte sofort, dass so ein Anfang viel zu lahm und leider auch viel zu ideenlos klang.

Am liebsten hätte sie sich auf die Zunge gebissen, weil sie wieder einmal den Mund aufgemacht hatte, bevor das Gehirn eingeschaltet war. Immerzu gewann ihre flinke Zunge die Oberhand über ihren Verstand, und sie wusste schon jetzt ganz genau, wie Heiko darauf reagieren würde. Ihre schöne Steilvorlage musste für ihn zu schön sein, um sie ungenutzt verstreichen zu lassen.

Heiko atmete tief ein, sein Durchgreifen war gefragt. Mal hing er seinen Verweis daran auf, dass man als App-Texterin eine hohe Affinität zu Smartphones haben müsse und dementsprechend mit den simpelsten Verkehrs-Apps wie z. B. Google-Maps alle aktuellen Verkehrsaufkommen in Windeseile einsehen und dementsprechende Anpassungen an seine eigene Abfahrtszeit vornehmen könne. Ein anderes Mal verliebte er sich in einen verworrenen und leicht pseudo-mathematischen Ansatz, wie man die perfekte Pufferzeit mit einer einfachen Formel vorher (!) berechnen könne. Und ein weiteres Mal referierte er rechthaberisch über die Vorteile des öffentlichen Nahverkehrs und trat die Tatsache breit, dass er in der Firma lange dafür gekämpft habe, allen Mitarbeiterinnen und Mitarbeitern ein Job-Ticket anbieten zu können. Und so weiter und so fort, alles in rasender Geschwindigkeit und mühelos formuliert, sagte er, was zu sagen war. Er hörte sich furchtbar gerne maßregeln, er schmolz darin wie Schokolade im Wasserbad. Alle seine Reaktionen hatten einen gemeinsamen Nenner: Die Ausrede, wie genial sie auch immer ausfallen mochte, ließ er unter keinen Umständen gelten. Unter gar keinen.

Heute entschied sich Heiko für eine neue Mischung aus den sattsam bekannten Kernpunkten seiner berüchtigten, oft wiedergekäuten Standpauken und redete sich wegen seines ausgefallenen 9-Uhr-Termins schließlich richtig schön in Rage. Er konnte nicht genug davon kriegen, alles rauszulassen; wer wusste denn schon, wann sich ihm die nächste Gelegenheit dazu bieten würde.

Antonia drückte ausgerechnet jetzt, in der spannendsten Minute, den Button der Kaffeemaschine, woraufhin sich das Mahlwerk unverzüglich und laut krachend über die dunkelbraunen Bohnen her machte – im gerade mal vier Quadratmeter kleinen Küchenkabuff glich dies einem Spektakel der ganz besonderen Art. Begleitet von lautem Dröhnen, inhalierte das Mahlwerk eine Handvoll Bohnen, um sie unter beträchtlichem Ächzen, Knirschen und Klackern als die gewünschte braune Flüssigkeit herausfließen zu lassen. Dem Krawall folgten abschließend zwei heftige Knaller, die jedem anzeigten, dass das gebrauchte Kaffeemehl in den dafür vorgesehenen Behälter ausgespuckt worden war. Die daraufhin einsetzende Stille tat dann fast weh.

Hanna warf Antonia einen vernichtenden Blick zu. Sie hatten etwas Wichtiges verpasst, vielleicht sogar DAS Wichtigste, es war unwiederbringlich verloren. Und was immer das gewesen sein mochte, sie mussten es sich später beim Weitertratschen leider selbst aus den Fingern saugen, damit es passend würde. Das war unangenehm, weil sie meist vergaßen, sich darüber genauer abzusprechen. Wenigstens aber konnten sie jetzt wieder mühelos folgen.

Gerade hörten sie Heiko Gift und Galle spucken:

«Ich habe deinen Vater, Gott hab ihn selig, als Kollegen sehr geschätzt. Aber mit dieser deiner Einstellung, was pünktlichen Arbeitsbeginn angeht, wirst du hier nicht weit kommen, das kann ich dir versprechen!»

Das saß.

Sandra hasste es, wenn Heiko die Vater-Karte bei ihr ausspielte. Heiko hatte vor mehr als zwei Jahrzehnten unter ihrem Vater, der damals hier Chefredakteur war, bei einer renommierten Tageszeitung gearbeitet. Faktisch war Heiko dort nur ein kleiner Fisch und als Zuarbeiter für ihren Vater tätig gewesen – und den Erzählungen ihres Vaters nach war er darin keine große Hilfe gewesen. Unleugbare Tatsache war aber, dass es der einstige Zuarbeiter inzwischen in seine jetzige Chefposition geschafft hatte, während sich aus der kleinen Tageszeitung eine Online-Zeitschrift mit angeschlossenem Versicherungs-Konzern entwickelt hatte. Aus Sandras Sicht hat Heiko es schlicht und einfach deshalb zum Chef geschafft, weil es an geeignetem Führungspersonal fehlte. Eines musste sie ihm aber lassen: Er füllte diese Stellung mit großer Durchsetzungsfähigkeit aus und ließ alle Mitarbeiter, von denen er nicht wusste, dass Sandra sie heimlich «Krokodile» nannte, seine Macht spüren. Allzu gerne verbreitete er unter ihnen Unsicherheit und Angst. Ebenso gerne sah er den manchmal ungeheuerlichen Büroklatsch kreißen, weil er sich sagte: *Wenn jeder gegen jeden kämpft und dabei ums eigene Überleben ringen muss, hat keiner Zeit dafür, an meinem Stuhl zu sä-*

gen, geschweige denn, eine Intrige gegen mich anzuzetteln. Intrigen waren DAS Machtinstrument schlechthin, keiner wusste das besser als er, Heiko.

Während sich endlich Antonia und Hanna mit ihren gefüllten Kaffeetassen an den beiden ungleichen Gegnern vorbeischlichen, säuselten sie ein überbetont freundliches *«Guten Morgen, Heiko»*. Sandra hingegen bedachten sie schadenfroh mit süffisantem Lächeln. Die stand immer noch in Jacke und mit ihrem Schlüsselbund in der Hand hilflos da. In angestrengter Suche nach aufrechter innerer Haltung ließ sie unwillkürlich ihre linke Hand den alten Zigarrenbohrer ihres verstorbenen Vaters aus- und wieder einklappen. Den pflegte sie stets am Schlüsselbund zu tragen. Solange sie diesen Zigarrenbohrer besaß, konnte ihr die Welt nichts anhaben, und deshalb ließ sie ihn zu ihrer Beruhigung immer wieder hörbar klicken.

Irritiert musste Heiko das zur Kenntnis nehmen, setzte aber wutschnaubend seinen Monolog so lange fort, bis seine Entladung erfolgreich abgeschlossen schien und seine Standpauke insoweit fruchtete, als Sandras Versuche, wenigstens das letzte Wort zu behalten, vergeblich blieben. Immerhin. Noch ein paar Schlussworte, und dann war's gut:

«Wie dem auch sei, ich erwarte zukünftig *absolute* Pünktlichkeit von dir, lass dir das ein für alle Mal endlich gesagt sein. Reize den Löwen nicht noch mehr! Du stehst schon ganz, ganz dicht am Abgrund, meine Liebe!»

«Verstanden», gab Sandra kleinlaut zu Protokoll und wollte sich in ihr Büro davonmachen, als Heiko ihr hinterherrief:

«Ach übrigens, wir brauchen immer noch einen Artikel zu dem Bild von Letizia mit dem gutaussehenden Mann in dem Café.»

«Ernsthaft jetzt?», fragte Sandra in einem Ton, der aussagen sollte: War die Standpauke denn nicht Strafe genug?

«Das ist doch bloß der Fitnesstrainer der spanischen Königin. Selbst *Bekia* hat am Wochenende nicht mehr darüber berichtet. Wieso sollten wir uns da also noch weiter drauf stürzen?», argumentierte sie.

«Weil es ganz genau DAS ist, was die Leute lesen wollen.»

«Was soll ich denn dann schreiben? Etwa: Spaniens Königin in flagranti mit Fitnesscoach erwischt – er hatte einen großen verliebten Latte macchiato in der Hand? Oder wie?»

Es musste doch möglich sein, sich diesem blödsinnigen Auftrag zu entziehen, was sollte das denn?

Heiko ließ aber nicht mehr locker und trat nach:

«Erfinde einfach eine Geschichte, Mensch! Überrasche mich! Überrasche unsere Leser! Du hast doch sonst auch immer ein Faible für royale Skandale.»

«Aber, Mann, Heiko! Das ist doch meilenweit entfernt von einem Skandal», wehrte sie sich.

Heiko wedelte unwirsch mit der Hand durch die Luft:

«Keine Widerrede! Oder muss ich dir erst erklären, wer hier der Chef und wer hier die Angestellte ist? Ich erwarte deinen Artikel bis morgen Nachmittag auf meinem Schreibtisch», beendete Heiko schließlich ihre Einwände und marschierte festen Schrittes in seinen Glaspalast zurück.

Alles nur wegen ein paar Minuten Verspätung, dachte sich Sandra, während sie unter den hämischen Blicken ihrer Kolleginnen durch den langen Flur in ihr Büro verschwand. Sie verwünschte den heutigen Montag, der sie kalt erwischte und mit aller denkbaren Gewalt über sie hereingebrochen war.

Wie immer, wenn sie genervt wurde, rief Sandra ihr Selbstmitleid zu Hilfe: *Zu wenig Zeit, zu viele Autos auf den Straßen, zu viele rote Ampeln – und dann der Junge mit dem Kerl dabei. Warum trifft es immer mich?*

5

Ein ganz anderes Büro

Es war frustrierend.

Wochenlang schon arbeitete Jacqueline darauf hin, mehr Verantwortung übernehmen zu dürfen, bekam allerdings bis jetzt weder neue Aufgaben noch tiefere Einblicke in den Ablauf von Ludmillas Arbeitsalltag.

Ludmilla zeigte sich zwar als eine faire, aber recht abgekühlte Chefin, sie verströmte die gewisse Abgebrühtheit eines Bankers, der hinter Begriffen wie Hedgefonds, Annuität oder auch Inflationsschutz zu verschleiern suchte, dass er mit dem Ersparten seines Kunden nach Belieben Schindluder trieb – oder vielleicht auch nicht, je nach Lage der Aktien. Mit dem kleinen, aber feinen Unterschied, dass Ludmilla am Ende offenbar nie in Gefahr geriet, den Überblick zu verlieren, was sich über einen Banker nicht immer sagen ließ.

Dass ihr Wunsch, mehr tun zu dürfen, als bloß den gewünschten Kaffee zu kochen und Akten zu kopieren sowie Telefonate entgegenzunehmen und sie weiterzureichen bzw. Termine zu vereinbaren, sich ausgerechnet heute erfüllen sollte, kam dann allerdings doch überraschend für Jacqueline.

Gerade bevor sie die gute Nachricht erfuhr, hatte sie leider einen schwerwiegenden Fehler begangen, weil sie etwas übersehen hatte. Korrigieren konnte sie ihn leider nicht, weil die Kundin ja noch am Tisch saß. Die geschickte Problemlöserin, die für jede Beratungsstelle überlebenswichtig war, musste her.

Wie gut, dass es gar nicht nötig war, Ludmilla lange zu bitten. Mit der Professionalität einer guten Schauspielerin, die über vergessene Textzeilen improvisierend hinwegspringt, damit das Publikum den Fehler gar nicht erst bemerkt, überspielte Ludmilla gekonnt Jacquelines gerade dokumentiertes Versäumnis. Dabei vergaß sie keineswegs, ihr einen kurzen, strengen Blick als Vorwarnung auf die später folgende Rüge zuzuwerfen.

Mit maximaler Rollensicherheit, erworben in jahrzehntelanger Erfahrung, gelang es Ludmilla zum Glück, die Kundin mit einem durch und durch positiven Gefühl aus dem schwierigen Gespräch zu entlassen.

Zumindest ließen die Dankesbekundungen der jungen Frau darauf schließen, dass es Ludmilla gelungen war, eine tonnenschwere Last von ihrem Herzen zu nehmen.

Auch Jacqueline verabschiedete sich freundlich und mit nicht allzu festem Handschlag von der Kundin, die mit ihren 23 Jahren nur wenige Monate älter war als sie selbst. Sie wünschte ihr von Herzen alles Gute und blieb im Raum zurück, während Ludmilla die sichtlich erleichterte Frau zur Tür begleitete.

Jacqueline sortierte derweil die Informations-Broschüren wieder an Ort und Stelle zurück, die sie während des Gesprächs vom Beistelltisch geholt hatte. In ewiger Selbstanalyse machte sie sich klar, dass das Prospekte-Sortieren möglicherweise nichts als eine Übersprunghandlung war, vielleicht tat sie es auch aus purer Verlegenheit. Denn das hätte sie fraglos auch später erledigen können, aber sie musste ihre Hände mit irgendetwas Sinnvollem beschäftigen.

«Ich hoffe, du hast jetzt den Sinn dahinter erkannt, wieso die wichtige Bescheinigung immer schon fertig unterschrieben und ausgefüllt vor Gesprächsbeginn auf dem Tisch zu liegen hat? Und zwar musst du dabei beachten, dass sie für die Kundin *sichtbar* daliegt», hörte sie schließlich Ludmilla in strengem Tonfall fragen, als sie von der Verabschiedung zurückkam. Sie sprach dabei in Jacquelines über den Tisch gebeugten Rücken.

«Ja», antwortete Jacqueline und drehte sich zu ihr um:

«Das habe ich heute eindrücklich gelernt, es tut mir schrecklich leid, und du kannst dich darauf verlassen, dass das nicht mehr vorkommen wird.» Der Fehler war ihr äußerst peinlich, das hätte wirklich nicht passieren dürfen.

«Gut», nickte Ludmilla ihr wohlwollend zu, womit sie ihrem Protegé signalisierte, dass es in Ordnung ist, Fehler zu machen. Zumindest ein Mal.

«Dann richte den Raum bitte neu her, bald kommt schon die nächste Kundin. Ich will, dass du auch da wieder hospitierst.»

Jacqueline freute sich überrascht.

Ohne eine weitere Reaktion abzuwarten, drehte Ludmilla sich um und ging. Mit ihrer immer perfekt sitzenden Frisur und ihrem sorgfältig gewählten Kleidungsstil strahlte sie eine zeitlose Eleganz und große Seriosität aus. Mit ihrem fortschreitenden Alter schien sie überhaupt keine Probleme zu haben. Ludmilla wirkte wie der Prototyp einer Frau, die sich niemals beirren ließ, die jederzeit wusste, was sie zu tun hatte, und das Wissen aushielt, dabei gegen die Meinung anderer zu handeln. «Nur so wird man zur Persönlichkeit; einer muss sich ja die Hände schmutzig machen», das waren häufig geäußerte Erklärungen aus ihrem Mund. Klar, Ludmilla tat das, was sie tat, sehr gerne. Daran ließ sie keine Zweifel aufkommen.

Jacqueline bewunderte sie sehr. Zweifelsfrei würde ihr beim nächsten Mal kein solcher Fehler mehr unterlaufen. Sie wollte später mal genauso auftreten wie Ludmilla, und sie wollte mal genauso respektiert und geachtet werden, wie sie selbst das Ludmilla gegenüber zum Ausdruck brachte.

6
Sieben Monate vorher …

Zu gerne schaute sie ihr Handy-Display immer wieder an:

Ich freue mich auf dich, Lisa-Liebling,
mein unerwartetes Himmelsgeschenk, mein Engel – dein Ulrich

Ulrichs letzte SMS las sie nun bestimmt schon zum hundertsten Mal und freute sich wie ein kleines Kind über die geheimnisvolle Kraft, die ihr seine wenigen Worte für die unangenehme Zugfahrt spendeten.

Lisa mochte Zugfahren nicht. Sie hatte zwar im Alltag kein Problem damit, täglich ein paar Stationen mit der U-Bahn zur Arbeit zu fahren, längere Strecken waren ihr aber ziemlich unangenehm. Weil in den letzten Monaten in Deutschland einiges passiert ist. Besonders unwohl fühlte sie sich, weil sie seit Neuestem nur in der zweiten Klasse reiste – die erste Klasse, die sie vorher immer buchte, konnte und wollte sie sich aber wegen der teuren, fast wöchentlichen Treffen mit Ulrich nicht länger leisten. Leider wimmelte es aus ihrer Sicht hier geradezu von dubiosen Gestalten, von denen manche ein merkwürdiges Verhalten an den Tag legten. Und schließlich war sie sich dessen bewusst, dass sie eine allein reisende Frau ist. Zierlich. Klein. Extra eher unauffällig gekleidet. Aber bei genauerem Hinsehen doch sehr attraktiv. Leichte Beute? Es half nichts, da musste sie durch, es ging um ihre Zukunft, ohne Ulrich wollte sie nicht mehr leben. Er war jeden Preis wert, und sie würde ihm ihre erzwungene Reiseveränderung unter keinen Umständen verraten.

Und was gäbe es zum Zugfahren auch für eine Alternative? Lisa litt unter Flugangst, und die lange Strecke nach Zwickau im Auto zurückzulegen, war ihr viel zu anstrengend. Bei dem Dauerstress auf den Autobahnen würde sie zwangsläufig total erschöpft bei Ulrich ankommen. Klar, bei der Ankunft hätte ein kleines Erholungsschläfchen sie wieder fit gemacht, aber dazu war die Zeit mit Ulrich viel zu kostbar. Und es war leider auch so: Seitdem sie ihren geliebten Opa wegen eines tödlichen Autounfalls verloren hatte, in den er völlig unverschuldet hineingeraten war, begab sie sich nur noch ausgesprochen ungern in Situationen, in denen die Möglichkeit bestand, den einen entscheidenden schwerwiegenden Fehler eines anderen Autofahrers mit dem eigenen Leben bezahlen zu müssen.

Um Zeit totzuschlagen, schaute sie den gesamten heutigen SMS-Verlauf noch mal an:

Sitze jetzt im Zug. Wenn alles glatt läuft, bin ich in sechs Stunden bei dir.
Kuss, deine Lisa.

Um kurz nach sechs Uhr hatte sie ihm das geschrieben. Seine Antwort ließ wieder mal auf sich warten. Irgendwann, so erinnerte sie sich, hatte sie ihn auf die langen Wartezeiten seiner Nachrichten angesprochen und wollte wissen, warum er kein WhatsApp benutzte. Aber da ließ er überhaupt nicht mit sich reden. Vergeblich erklärte sie ihm, wie tröstlich es für sie wäre, wenn sie nachsehen könnte, ob er ihre Nachricht schon gelesen hatte. Auch wenn er nicht gleich antworten könne, so wäre sie dann doch trotzdem mit ihm in Verbindung. Das Wissen darum, dass er gelesen hatte, was sie schrieb, erfülle sie auch dann mit Ruhe, wenn er erst Stunden später zurückschreiben könne. Solchen Argumenten war er nicht zugänglich.

Nervös kontrollierte sie alle paar Minuten das Display, vor allem, um sich von dem Großraumwaggon mit seinen Fahrgästen abzulenken. Aber erst kurz bevor sie bei Nürnberg das erste Mal umsteigen musste, reagierte er endlich:

Ich freu mich auf dich. – Ulrich

Inzwischen trafen sie sich seit fünf Monaten fast jedes Wochenende, aller widrigen Umstände zum Trotz. Ulrich zählte beruflich zu den Erfolgreichen, und deshalb war er sehr viel im Außendienst tätig und arbeitete in der Regel sechs, manchmal auch sieben Tage in der Woche. Zumindest samstags oder sonntags nahm er sich oft für einen halben Tag frei. Er ließ sie jedoch nicht im Unklaren darüber, dass ihm die große räumliche Entfernung jedes Mal ein großes Maß an Kreativität abverlangte. Meist trafen sie sich darum irgendwo in der Mitte Deutschlands, um die wenigen Stunden zu nutzen, die das kurze Treffen ihnen ermöglichte. Dieses Mal trafen sie sich im Osten Deutschlands. Letztes Wochenende auch mal in der Schweiz, wo Ulrich einen Kundentermin wahrnahm. Lisa liebte die Schweiz sehr: Alles sah so sauber, ordentlich und immer sehr gepflegt aus. Wie die Schweizer das bloß hinkriegten?

Obgleich Lisa das häufige Umherreisen an sich hasste, gab es derzeit dazu eben keine andere Möglichkeit, und sie stellte fest, dass Ulrich ihr bisheriges Leben positiv auf den Kopf stellte. Es war echt schön, aufeinander zuzufahren und sich aufeinander zu freuen. Es war schön, in festen Händen zu sein und die sich daraus ergebenden festen Termine nicht verschieben zu dürfen.

Manchmal besuchte sie per Zugfahrt ihre Mutter, die allerdings zu weit weg wohnte, als dass sie das mehrmals im Jahr tun könnte. Tja, und feste Freundschaften schließen, das fiel ihr nach wie vor schwer, ihr fehlte dazu schlicht die notwendige Schmetterlings-Leichtigkeit. Seit sie von zu Hause weggezogen war, lebte sie mehr oder weniger alleine.

Ihre Samstage und Sonntage folgten deshalb vor Ulrichs Auftauchen einem festen Muster, denn sie hatte mal gelesen, dass Rituale im Leben Sicherheit und Glück vermittelten. Das war einleuchtend. Deshalb gestattete sie sich nicht mal den einen oder anderen Wochenend-Durchhänger, stand stattdessen brav samstags früh auf, kaufte das einzige Mal in der Woche eine Tageszeitung sowie ein leckeres Laugen-Croissant beim Kiosk um die Ecke. Anschließend machte sie es sich mit ihren eingesammelten Schätzen auf dem Sofa gemütlich, genoss das Faulsein.

Gegen 11:00 Uhr hatte sie die vormittägliche, sich selbst zugemessene Dosis von maximal drei Tassen Kaffee ausgeschöpft und in der Tageszeitung inklusive des Feuilleton-Teils alles Relevante gelesen. Dem ließ sie ein kurzes Mittagsschläfchen folgen, ehe sie ihre Wohnung gründlich putzte, dann die Wocheneinkäufe erledigte und die restliche Zeit mit Lesen von Kriminalromanen (am liebsten Charlotte Link oder Martha Grimes) oder dem Anschauen neuer Serien bei Netflix zubrachte. Früh abends ging sie ins Bett, wobei sie vor dem Einschlafen sehr gerne gute Gedichte las. Die Sonntage verliefen ganz ähnlich, nur das Einkaufen fiel dann flach, dafür ging sie viel spazieren und arbeitete danach fleißig neue Artikel für *Radego Entertainment* aus. Völlig ungestörte Sonntage bisher. Sie wusste, dass ihr Chef es sehr schätzte, wenn sie am Montag einen ordentlichen Berg fertig geschriebener Artikel bei ihm ablieferte. Sie war sein Sahnestück, das wusste sie, und das war sie sehr gerne. Keiner zeigte größeren Fleiß als sie.

Ein Programm allerdings, das sie seit Ulrich leider nur noch mit großen Einschränkungen durchziehen konnte, weil sie, wie an diesem Samstag, frühmorgens mit der Bahn durch halb Deutschland reiste. Angekommen, verbrachte sie den Rest des

Tages beziehungsweise des Abends mit Ulrich in einem Hotelzimmer. Alle Arbeit war dann nebensächlich, weil sie erst am Sonntag nach dem Frühstück wieder nach Hause aufbrechen mussten. Das wiederum bedeutete, dass sie frühestens am Sonntagabend wieder zu Hause eintraf. Dann musste sie sich erst einmal vom Reisestress erholen. Mit dem Ergebnis, dass sie sich nicht mehr dazu aufraffen konnte, redaktionelle Texte zu erarbeiten.

Ulrichs Kunden verfügten aber nun mal leider recht diktatorisch über seinen Terminkalender. Auch wenn sie jeden Sonntag traurig war über die viel zu kurz bemessene Zeit, so war es ihr nicht ganz so unrecht, wie man das annehmen könnte. Sein restriktiver Terminkalender verschaffte ihr wenigstens am Sonntagnachmittag oder spätestens am Abend erholsames Alleinsein. Nach einem, wie sie selbst es nannte, «Vor-Schläfchen» gefiel ihr ihr 3-Zimmer-Apartement in Stuttgarts Innenstadt immer wieder neu, und nach einem Rundgang und einem Happen Brot machte sie sich ans Schreiben.

Sie versuchte, doppelt so schnell zu arbeiten und sich nützlich zu machen, um die Firma voranzubringen. Am Montag, ihrem Lieblingsarbeitstag, konnte sie dann im großen Meeting ihre Ergebnisse präsentieren. Der erledigte Stapel fiel indessen seit etwa fünf Monaten deutlich kleiner aus, aber er blieb immerhin noch ziemlich beeindruckend dick. Die anderen Kollegen hatten zum Glück gar nichts dergleichen vorzuweisen.

Lisa guckte schon wieder auf die Uhr und motivierte sich damit, dass sie Ulrich nun bald sehen würde, auch er war ja unterwegs zum gemeinsamen Treffpunkt. Das Handy klickte, eine neue SMS war eingegangen:

Ich freu mich so auf dich. – Ulrich ☺

las Lisa seine Zeile. Offensichtlich hatte er übersehen, dass er genau dieselben Worte gewählt hatte wie zuvor schon. Egal, sie konnte es kaum noch erwarten, endlich in seinen Armen zu liegen, mit ihm gemeinsam Gedichte zu lesen, und vor allem über alles Mögliche zu reden, was ihnen gerade in den Sinn kam.

«Heißer Kaffee, kalte Getränke, Snacks!» Ein rundlicher junger Mann mit Vollbart riss sie aus ihren erwartungsvollen Gedanken.

«Kaffee, bitte», orderte sie, für Kaffee konnte sie sich immer begeistern. Der war ihr auch den unverschämt hohen Preis wert, den man hier verlangte.

Als sie das dampfend-heiße Getränk in Empfang nahm, bemerkte sie den Mann, der im Vierer-Abteil neben ihr Platz genommen hatte. Und dessen Blicke bei ihr das unangenehme Gefühl im Magen hervorriefen, von ihm beobachtet zu werden.

Ihre Abneigung gegen das Alleinreisen war sofort wieder präsent. Oder vielmehr gegen die seltsamen Gestalten, die Lisa aus irgendeinem Grund förmlich anzuziehen schien. Geradeso als verbreite sich ihre Unsicherheit im gesamten Zug und locke alle unerträglichen, aus ihrer Sicht meist schmierig aussehenden Männer an.

Der Mann musste bemerkt haben, wie unangenehm seine Blicke für Lisa waren, was ihn jedoch nicht im Entferntesten dazu bewegte, sich ertappt zu fühlen, geschweige denn, höflich aus dem Fenster zu schauen und sie in Ruhe zu lassen.

Im Gegenteil. Lisa, die nicht einmal ansatzweise den Eindruck vermitteln wollte, sie würde zurückschauen, wich entschlossen seinem Blick aus. So weit käme es noch, dass der Kerl sich auch noch ermutigt fühlen könnte.

Ich setz mich woanders hin, sagte Lisa zu sich selbst. *Ich geh dem Nervtöter aus dem Weg und setz mich einfach woanders hin.*

Sie zögerte und fragte sich, was andere Frauen an ihrer Stelle täten, und es fiel ihr ein, wie oft sie schon gelesen und selbst auch entdeckt hatte, dass keine Frau sich ihrer selbst sicher war. Angeblich erweckten alle immer nur den Anschein, selbstbewusst oder gar unnahbar zu sein. Wie sehr sie sich doch immer eine große Schwester gewünscht hatte! Die hätte ihr schon beigebracht, was richtig und was falsch ist.

Sie rührte sich derweil nicht, zwang sich, aus dem Fenster zu schauen, und versuchte angestrengt, in der verschmierten Scheibe die Spiegelung des sie anstarrenden Mitfahrers zu erkennen. Auf diese Weise konnte sie ihn heimlich im Blick behalten und im schlimmsten Falle hoffentlich rechtzeitig reagieren. Mehr als dessen verschwommene Umrisse waren jedoch nicht zu erkennen. Ob er sie immer noch anstarrte?

Betont gleichmütig ließ sie ihren Blick einmal rundherum schweifen, und tatsächlich: Der Fremde gaffte immer noch dreist und unverhohlen zu ihr rüber. Als sich ihre Blicke schließlich trafen, lächelte er sie offen an. Aggressiv oder unangenehm sah er eigentlich nicht aus. Vielleicht stimmte, was ihre Mutter ihr vorhielt: *«Deine Fantasie geht zu schnell mit dir durch!»* Sie hatte ja auch leicht reden: Sie hatte sich mittlerweile völlig aus der Welt zurückgezogen. Weder ging sie aus, noch las sie Zeitungen oder sah sich Nachrichten an.

Lisas Herz schlug schneller, aber es gelang ihr, äußerlich ruhig zu bleiben, die Coole zu geben.

Sie umgriff ihren Kaffeebecher fester und zwang sich, an etwas anderes zu denken als daran, was sein möglicherweise kaputtes Gehirn sich an Qualen für sie ausdachte.

Sie hatte sich, um Ulrich später zu überraschen, ein dreiteiliges Dessous-Set aus schwarz-roter Spitze gekauft, das in ihrem kleinen Koffer ganz obenauf lag. Sie wollte es später im Hotel gleich griffbereit haben, wenn Ulrich sie wie immer nach ihrem Ankommen aufforderte, sich im Badezimmer frisch zu machen, währenddessen er «schon mal für die ersten Getränke» sorgte, damit «sie in Stimmung kamen». Ulrich war wirklich ein richtiger Gentleman, und er zeigte ihr mit vielen kleinen Gesten, dass er an sie und an ihr Wohlergehen dachte. Dass er so witzig sein konnte und seinen Humor bei jeder Gelegenheit unter Beweis stellte, war für sie das größte Geschenk überhaupt: Wann und mit wem in ihrem Leben durfte sie so viel lachen wie neuerdings mit Ulrich? – Das Leben war auf einmal schön. Sehr schön sogar. Alles wird gut.

Lisa beugte ihren Kopf nach vorne und ließ durch diese Bewegung ihre Haare über ihre linke Gesichtshälfte fallen, so dass sie verstohlen zu dem Typen hinüberschielen konnte.

Grinste der etwa lüstern, oder warum lächelte der immer noch? Ihr wurde das jetzt zu viel.

Lisa stand auf, warf sich ihre Strickjacke über, zog ihren Koffer unter dem Sitz hervor und lief auf den nächsten Waggon zu.

«Entschuldigung, bitte», hörte sie seine Stimme hinter sich rufen.

Lisa unterdrückte den inneren Zwang, sich umzudrehen. *Soll der doch bleiben, wo der Pfeffer wächst …*

«Hallo, Sie!» Er wurde lauter, und Lisa beschleunigte ihren Schritt auf die Durchgangstür zu, wobei sie unterwegs mit ihrem Koffer versehentlich über den ausgestreckten Fuß eines verärgerten Mannes rollte. Endlich war sie draußen. Sie drehte sich um und blickte wütend durch die automatisch schließende Glastür zurück. Der Anstarrer stand mit ratlos-fragendem Gesichtsausdruck da, hob ihren Kaffeebecher in die Höhe und schien sichtlich irritiert. Erleichtert atmete Lisa auf: Er war ihr nicht hinterhergelaufen.

Gerade stellte er ihren Becher wieder auf die Ablage zurück und setzte sich nieder. Ihr Herzschlag normalisierte sich, und sie beschloss, noch ein oder zwei weitere Waggons hinter sich zu lassen, ehe sie sich einen besseren Platz suchte.

Erleichtert zückte sie ihr Handy, entsicherte es mit der vierstelligen Pin, die ihrem Geburtsdatum entsprach, und Ulrichs letzte Nachricht poppte nochmals hoch. Immer noch dieselbe.

Lisa lächelte, alles halb so schlimm.

Ich freu mich so auf dich. – Ulrich ☺

7

Sandra und Michael

Voller Stolz musterte Sandra ihren Ältesten. Dabei wurde ihr ganz warm ums Herz, was sie kein bisschen kitschig fand – schlafen zu gehen war für Lukas bisher die täglich verhängte Höchststrafe. Heute aber war er so herrlich unkompliziert damit umgegangen, dass sie ihren Filius mit neuem Respekt betrachtete:

Wie er wohl sein würde als junger Mann, als reifer Mann und schließlich als alter Mann? Ok, das war gar nicht vorstellbar, er wird immer ihr *kleiner* Großer bleiben. Seine unübersehbare positive Veränderung beim täglichen Thema «Schluss für heute Abend» machte sie jedoch zur glücklichen Mama. Gänzlich neue Glücksgefühle, für die sie bereit war, zu sterben oder wenigstens ihn für immer zu lieben und ihm ein paar seiner nächsten Ärgernisse großzügig nachzusehen.

Nur manchmal, so sie wie heute Morgen, gab es Rückschläge: Da wollte er einfach nur mal wieder gezeigt bekommen, dass ER wichtig ist … Hatte sie auch prompt erfüllt, sie liebte ihn schließlich über ihre Schmerzgrenzen hinaus.

Gab es eigentlich die perfekten Eltern? War sie zum Beispiel perfekt? Gab es Eltern, die immer gelassen blieben und die so abgeklärt sind, dass sie wissen, wann es richtig ist, Zoff zu machen, und wann es richtig ist, weise zu schweigen? Ist so was denn möglich?

Eigentlich, so wurde ihr bewusst, fühlt sich ja niemand reif für Kindererziehung. Ihrer Erfahrung nach wird man reif, während man versucht, vernünftige Menschen aus ihnen zu machen – es bleibt ein ständiges Tauziehen hin und her, ein unablässiges Geben und Nehmen. Außerdem, so stellte sie fest, findet Erziehung immer beidseitig statt; beide Seiten erziehen einander. Jeder erzog jeden. Wenn Eltern manchmal glauben, sie hätten jetzt endlich die richtige Strategie gefunden: Da legen die Kinder plötzlich ein ganz anderes Verhalten an den Tag, und schon beginnt bei den Eltern die Suche nach einer neuen umsetzbaren und wirksamen Strategie von vorne. Und so ging es immer weiter, und am Ende werden beide Seiten mutig und stark. So die Theorie jedenfalls. *«Ich möchte meine Kinder zu guten Menschen erziehen»*, sagte der englische Prinz William in eine deutsche TV-Kamera, und plötzlich wollen alle Eltern der Welt dasselbe Ziel erreichen. Auch Sandra fühlte sich bestätigt, endlich sagte es mal einer laut. Und ohne dass die Presse es hämisch kommentierte.

Vanessa, inzwischen auch aus dem viel zitierten «Gröbsten» heraus, schlief inzwischen meistens problemlos durch, und schon stellte Sandra bei sich fest, dass sie sich gar nicht mehr so recht an durchwachte schlaflose Nächte erinnern konnte. Dabei war sie doch mal felsenfest davon überzeugt, dass die ewig andauern, gar nie und niemals enden würden. Gerade hörte sie beide Kinder nach dem Papa quäken und bekam mit, wie sie ihn erfolgreich rumkriegten, damit «der liebste Papa der Welt» ihnen noch eine aller-aller-letzte Gutenachtgeschichte vorlas. Sie war sicher: Eine aller-aller-aller-letzte würden die kleinen Schlingel auch noch von Michael zu hören kriegen.

Sandra sollte das nur recht sein, hatte sie sich doch nach Heikos lautstarker Standpauke die Ausarbeitung des Artikels mit nach Hause nehmen müssen, weil sie im Büro nicht mehr die Zeit dazu fand. Leider hatte sie jedoch noch nicht die leiseste Ahnung davon, wie sie sich den von ihr erwarteten «handfesten» Letizia-Skandal aus den leeren Fingern saugen sollte. Gedanklich ging sie noch mal alle möglichen Optionen durch, die ihr über den Tag hinweg nach und nach in den Sinn gekommen waren.

Im Café erwischt: Mit wem flirtet Königin Letizia so heftig?

Ganz in Ordnung, so als Headline, befand Sandra. Dennoch irgendwie lahm, denn die Aufrufzahlen im Internet würden ja alleine deshalb schon niedrig bleiben, weil das vermeintliche Mysterium in den Konkurrenz-Blättern schon längst gelüftet war. Nichts ist so alt wie die Nachricht von gestern, Himmel noch mal, das wusste Heiko doch genauso gut wie sie.

Leserkommentare dazu würde es geben, oh ja. Aber eher nur solche, die Zeichnungen mit langen und grauen Bärten hinzufügten oder ihre längst überholte Meldung anderweitig zu denunzieren versuchten.

Letizia von Spanien: Wer ist der Neue an ihrer Seite?

Schon etwas besser. Schließlich könnte Sandra den erfundenen Artikel auch so gestalten, dass man erst in letzter Sekunde erkennen konnte, dass es sich um eine längst widerlegte Fake News aus der Vorwoche handelte.

Das würde zwar zusätzlich zu den sarkastischen Kommentaren noch den einen oder anderen erbosten Leser dazu bewegen, sich über die Irreführung zu beschweren. Dafür könnte Sandra aber viele neue und zählbare Klicks herausholen. Nicht nur das, sie könnte zusätzlich auch eine recht hohe durchschnittliche Lesedauer erzeugen, die in der Auswertung nicht minder relevant war. Damit wäre auch ihr Chef zufrieden, denn bis die Leser begriffen, dass sie nur wieder ihre Zeit vergeudet hatten, mussten sie währenddessen mehrere Werbe-Einblendungen über sich ergehen lassen.

Es war schon ein blödsinnig-ödes Geschäft, aber Sandra sah nach ihren zwei Babypausen die ihr oft übertragenen Tratsch- und Klatschgeschichten ohnehin nur als Durchgangs-Station an. Sie dienten als Chance und als Sprungbrett, um hoffentlich bald wieder im seriösen Journalismus Fuß zu fassen. Ihr großer Traum.

Letizia von Spanien und ihr Fitnesscoach? Dies sind die 3 skandalösesten Affären rund um das spanische Königshaus.

Über diese neue Idee musste Sandra selbst lachen, aber sie ertappte sich dabei, dass sie unterhalb dieser Zeilen bereits erste Notizen rund um Juan Carlos und seine Frau Sofia gekritzelt hatte. Sandra lehnte sich zurück und dachte nach. An und für sich wäre es ja der perfekte Artikel, der ihr einerseits viele Klicks, eine hohe Lesedauer und möglicherweise auch ein paar wohlgesonnene Kommentare brachte. Der aber andererseits das Thema verfehlen würde, das Heiko ihr gestellt hatte.

Hm, sagte er aber nicht, sie solle ihn überraschen? Nach einigem Hin und Her beschloss Sandra mutig, ihr Thema vorerst gefunden zu haben, und machte sich daran, den jetzt reichlich sprudelnden Buchstabensalat ihres Gehirns in treffsichere Skandalwörter und -sätze zu verwandeln.

Michaels Auftauchen unterbrach sie stöhnend:

«Ich habe ihm *Wo die wilden Kerle wohnen* jetzt fast zwei Mal komplett vorgelesen! Das sollte reichen, was meinst du?»

Sandra hatte nicht bemerkt, dass er ins Arbeitszimmer gekommen war, so flott klickerten ihre Laptop-Tasten. Das linke Bein lässig angewinkelt im Türrahmen stehend, schaute er müde und erschöpft zu ihr hin, seine hängenden Schultern unterstrichen seine Müdigkeit. Eigentlich bräuchte er ein aufmunterndes Wort, das sah sie ganz deutlich. Aber sie war gerade so schön im Schreibfluss.

«Mhm», stimmte sie kurz angebunden zu, guckte schnell wieder weg und tippte emsig weiter. Michael, der nun auf seine Frau zuging, wusste sehr wohl, was sie damit ausdrücken wollte. Dieses *Mhm* stand für: *Wenn es etwas Wichtiges ist, musst du es mir später noch mal erzählen, und jetzt störe mich bitte nicht weiter, du siehst doch, dass ich arbeite!*

Aber Michael scherte sich nicht um dieses Wissen und ließ nicht locker. Auch er hatte einen harten Arbeitstag hinter sich und musste zu allem Überfluss einmal mehr seine wertvolle Abendarbeitszeit den Gute-Nacht-Geschichten für die Kinder opfern. Während seine Frau es wieder mal schaffte, sich nicht nur gedanklich, sondern auch real erfolgreich davor zu drücken, den Kindern vorzulesen. Sie verschanzte sich einfach hinter ihrem Schreibtisch und schottete sich gegen alle möglichen Störungen von außen ab.

Er verstand ja, dass sie in den letzten vier Jahren klaglos wegen der Kinder Elternzeit genommen hatte und nun darauf brannte, wieder an ihrer Berufskarriere zu basteln. Aber musste sie deshalb gleich den gesamten Montagabend in ihrem kleinen Arbeitsraum neben dem Schlafzimmer verbringen, der bis zu Vanessas Übersiedlung ins eigene Zimmer als Gerümpelzimmer gedient hatte? Wann hatte sie die Sachen eigentlich umgeräumt, und warum so schnell? Manchmal kam er mit ihrem hohen Lebenstempo und ihrer enormen Entschlusskraft nicht schnell genug mit. War er zu weich oder zu nachgiebig, ließ er sich zu viel von ihr gefallen? Er schüttelte Kopf und Schultern, um diese überflüssigen Gedanken loszuwerden. Er stand in der Gefahr, Sandra unrecht zu tun. Schließlich waren es bisher immer die Frauen, die ihre Lebenszeit den Kindern geopfert haben; sollte er als

Mann da jetzt nicht großzügig sein? Andererseits: Wenn es unrecht war, dass Frauen so viel ihrer Lebenszeit den Kindern geopfert hatten, dann war es doch auch unrecht, wenn die Männer das nun tun sollten. Und was hatte überhaupt die Vorgängergeneration von angeblich oder tatsächlich unterdrückten Frauen mit ihnen als Ehepaar zu tun? Es war doch irrsinnig, zu glauben, man könne das den Frauen angetane Unrecht durch neues Unrecht gegenüber den Männern irgendwie gutmachen! Jedes Aufrechnen gegeneinander schuf doch neues Unrecht, oder? Wenn das unerträgliche Aufrechnen zwischen den Geschlechtern gewollt war: dann war es die ganze Zeit während des Emanzipationskampfes ja gar nicht um echte Gleichberechtigung gegangen. Sondern nur um eine zeitliche Verschiebung von Unrecht-Tun. Aber insgesamt hieße man Unrecht-Tun damit gut, oder etwa nicht? Michael war zutiefst davon überzeugt, dass Kindererziehung und Elternzeit in keinster Weise Unrecht-Tun ist. Aber wie sollte er ihr bloß seine umfangreichen Erkenntnisse und Befürchtungen dazu verklickern? So verklickern, dass sie beide sich nicht gegenseitig die Verantwortung zuschoben, sondern gemeinsam nach dem richtigen Weg suchten? Klar war: nicht heute, nicht jetzt jedenfalls. Anderes war wichtiger:

«Lass die Arbeit doch mal für einen Abend liegen und komm ins Bett», schlug Michael liebevoll vor, indem er seine Frau von hinten um die Taille fasste und ihr einen Kuss in den Nacken gab.

Sandra versteifte sich:

«Michael, bitte …», wehrte sie ihn mit einer Beiläufigkeit ab, die auch den abgebrühtesten Ehemann schmerzen musste. Michael ließ die Hände von seiner Frau und blieb enttäuscht und ein wenig verloren noch einen Moment lang reglos hinter ihr stehen. Er schwieg, weil er keinen blassen Schimmer davon hatte, wie er richtig reagieren sollte. Was von Sandra aber weder kommentiert noch überhaupt zur Kenntnis genommen wurde. Längst war sie wieder in ihre eigene Welt abgetaucht. Michael ging die paar Schritte zum Schlafzimmer und ließ sich von dem mutlosen Gefühl überfluten, dass unendliche Müdigkeit wie ein Monster sein Knochenmark aufzufressen begann. Einen letzten Versuch wagte er:

«Ich dachte, der Artikel sei dir viel zu läppisch ...», stellte er sie kurz vor Verlassen des Raumes schließlich noch einmal zur Rede, sprachlos über seine eigene Sprachlosigkeit und in dem untrüglichen Gefühl, dass er, egal was er sagen würde, nur als Verlierer dastünde. Erfreut und überrascht merkte er, dass er mit dieser Aussage Sandra dazu brachte, sich umzudrehen – zumindest ganz kurz.

«Wir haben doch darüber gesprochen», wies sie ihn zurecht. «Meine Abteilungsleiterin Helga hört zum Jahresende auf. Das heißt, in den kommenden vier Monaten muss Heiko eine neue Abteilungsleiterin ernennen. Und das heißt für mich ...»

«... mehr Geld und mehr Verantwortung für gleich viel oder für noch mehr Arbeit», beendete Michael schlagfertig ihre angefangene Erklärung. Er wollte ihr zeigen, dass er sich nur allzu gut an die unzähligen Male erinnern konnte, wie sie exakt über dieses gleiche Thema mit exakt den gleichen Worten wieder und wieder diskutierten. Er spürte, dass er dabei war, sich in Selbstmitleid zu verlieren, sich die unbeschwerte Studienzeit und die Zeit vor den Kindern zurückzuwünschen. Und das, obwohl ihm ein Leben ohne Lukas und Vanessa sinnentleert vorkam. Etwas lief hier nicht mehr gut. Aufkeimender Ärger besiegte das Selbstmitleid. Erwartete sie etwa jetzt von ihm, dass er sie um ein bisschen Zweisamkeit anbettelte, oder was? Kommt nicht in Frage ...

«... dass ich derzeit vermehrt ranklotzen und meine Aufstiegschancen gut im Blick behalten muss», fügte Sandra belehrend hinzu. «Denkst du, es macht mir Spaß, mir irgendwelche idiotischen Geschichten über Königshäuser und andere C-Prominenz aus den Tasten zu lügen? Um weiter aufzusteigen, dorthin, wo ich endlich mal über wirklich relevante, wirklich große Dinge schreiben darf, muss ich es in dem Metier erst einmal zur Abteilungsleiterin bringen. Und nur jetzt, wo unsere Abteilungssirene eine ganze Woche auf Fortbildung ist, kann ich ungestört zeigen, was ich so draufhabe! Da muss ich auch Sklavenarbeit in Kauf nehmen – und du Rücksicht auf mich!»

Michael mochte es nicht, wenn sie über ihre Kollegen als Krokodile oder als Abteilungssirene sprach. Aber das jetzt abzumahnen, wäre auf jeden Fall das verkehrte Thema. Am liebsten würde er laut aussprechen, was er dachte, nämlich: Unsere Familie IST etwas Großes und Relevantes. Da registrierte er ihre wie zum Sprung angespannte Körperhaltung und gab sich geschlagen.

Wie immer in solchen Fällen drückte er das mit einem bestätigenden stummen Nicken aus. Für Sandra gab er damit grünes Licht, damit sie die kommende Nacht in Ruhe durcharbeiten konnte. Für ihn, Michael, bedeutete dies gleichzeitig die Verpflichtung, etwaige Störungen durch ihren gemeinsamen Nachwuchs abzufangen und vor ihr abzuschirmen. Na gut, er hatte sich entschieden, und da er vergeblich nach einem klugen und eindrucksvollen Abschlusswort suchte, fiel ihm ein: «Michael ist großzügig und nicht nachtragend!» Seine Klassenlehrerin in der 1. Klasse schrieb ihm das ins erste Zeugnis, und seither war er mehr oder weniger erfolgreich so geblieben – dank Opa Karl. Wie sehr er den vermisste. Warum hatte er versäumt, seine Fragen zu stellen, solange er noch lebte? Egal – Opa Karl würde auch jetzt sagen:

«Mach das Beste draus, Junge, das Allerbeste, wenn du kannst! Und verhalte dich im Zweifelsfalle immer großzügig, damit du nicht verbitterst!»

Er entschied sich. Er liebte Sandra sehr:

«Denke aber bei allem Arbeitseifer bitte daran, dass wir morgen Abend beim Geburtstag deiner Mutter sind und du schon um 16 Uhr Feierabend machen wolltest. Deine Mutter wünscht sich ein gemeinsames Kaffeetrinken und Abendessen», rief Michael ihr noch schnell in Erinnerung und ging ins Bett.

Diese Worte machten Sandra mit einem Schlag klar, dass sie den ungeliebten Artikel tatsächlich in dieser Nacht fertigstellen musste, um ihn morgen Vormittag an Heiko übergeben zu können. Mit der Maus fuhr sie an die untenstehende Service-Leiste, um die Uhr aufpoppen zu lassen:

21:23 Uhr.

Sie brauchte dringend Kaffee.

«Michael?», fragte sie, während sie sich suchend umdrehte. Michael war bereits verschwunden.

8

Bei Gudrun

«Wann kommt Mama denn endlich?!» Das Gemaule der Kinder wollte kein Ende nehmen, sie vermissten ihre Mutter.

Inzwischen war es 17:45 Uhr, und von Sandra fehlte noch immer jede Spur. Michael wich deshalb der Quengelei seines Sohnes aus. Er hatte ja selbst schon dauernd suchend aus dem Wohnzimmerfenster geschaut und ahnte schon, dass sie nicht rechtzeitig kommen, ihr Versprechen einmal mehr brechen würde. Er zog sein Handy aus der Tasche und versuchte wider besseres Wissen nochmals, sie wenigstens telefonisch zu erreichen.

Wie meistens, wenn er nicht weiter wusste, kam ihm seine Schwiegermutter zu Hilfe:

«Ich bin sicher, sie kommt jeden Moment. Wer möchte denn noch ein Stück Kuchen?» Gudrun sprang gewohnt souverän in die Bresche und rettete mit ihrer Frage die fröhliche Geburtstagsstimmung. Unisono erntete sie ein *«Ich!»* seitens ihrer Enkelkinder. Sie war einfach die beste Oma der Welt – und sie feierten heute ihren Geburtstag.

Michael steckte das Handy wieder ein. Seine Frau meldete sich immer noch nicht. Er öffnete sein Adressbuch, um die Nummer von Holger Bauges herauszusuchen. Holger war Sandras einziger männlicher Kollege, und in dem Haifischbecken ihrer Abteilung, in dem Neid und Missgunst das Verhältnis zwischen den elf Redakteurinnen bestimmte, war Holger so manches Mal die einzige Chance, an seine Frau heranzukommen, denn er saß immer an seinem Schreibtisch. Das wäre ein unangenehmes letztes Mittel, denn auch Holger würde ein Gerede aus der Suche nach Sandra machen. Wie keine andere Frau brachte die seine es fertig, ihren eigenen Festnetzanschluss im Büro ebenso zu ignorieren wie ihr Smartphone. Er schätzte den Rat seiner Schwiegermutter sehr und wollte gerade seinen Holger-Bauges-Plan mit ihr beratschlagen, als es an der Tür klingelte. Lukas und Vanessa ließen ihren Schokoladenkuchen stehen und sausten unter wildem Gerangel zur Tür. Mittendrin im Gewimmel ihre Großmutter, die schwungvoll die Haustür aufriss: Dreistimmiges lautes Freudengeschrei empfing Sandra. Über die zwei Kinderköpfe hinweg streckte Sandra lachend ihre beiden Hände nach Gudrun aus:

«Happy Birthday, Mama! Es sind zwar keine 58 Stück, aber ich hoffe, sie gefallen dir trotzdem!» Ein Strauß herrlicher roter Geburtstags-Rosen versperrte Gudruns Sicht.

«Oh, vielen Dank, die sind sehr schön.» Gudrun liebte Blumen, am meisten liebte sie Rosen.

«Am besten guckst du ihr gar nicht erst ins Gesicht: Sandra hat bis in die Puppen an ihrem Artikel gesessen», erklärte Michael, der betont langsam und deshalb erst als Letzter in den Flur geschlendert kam.

«Mama muss viel arbeiten, damit sie befördert wird», krähte Lukas und sah strahlend seine Oma an, er wusste schließlich Bescheid. Dabei umklammerte er selig den Oberschenkel seiner Mutter.

«Komm doch erst mal rein, setz dich und ruh dich etwas aus! Es gibt Kuchen, und wenn du noch willst, einen Kaffee dazu», bot Gudrun ihr liebenswürdig an.

An Michael vorbeikommend, gab Sandra ihm einen Kuss auf den Mund, legte ihre Jacke ab und verabschiedete sich mit einem «Bin sofort wieder da» in das weitläufige Nebenzimmer, das Gudrun Heidrich noch genauso gelassen hatte, wie es war, als ihr Mann, Sandras Vater, vor inzwischen sieben Jahren gestorben war.

In schreckhaften Minuten malte sich Sandra immer aus, wie ihre Mutter, die ihrem Job als Pflegekraft inzwischen nur noch in Teilzeit nachging, das Haus plötzlich verkaufen müsste. Es war immer noch nicht komplett abbezahlt. Ein Verkauf würde aber bedeuten: Mit diesem Haus würde auch das alte Arbeitszimmer ihres Vaters für immer verschwinden, das Sandra seitdem als heiligen Rückzugsort nutzte. Die scheinbare Nähe zum Vater half ihr, dann wieder klar Schiff zu machen, wenn sie nicht mehr weiterwusste.

Auf dem Friedhof fühlte sie sich ihm nicht annähernd so nahe. Sieben Jahre lag sein Tod nun zurück, sie war damals 26 Jahre alt und noch mitten im Studium der Medien- und Kommunikationswissenschaften.

Was sie nicht wusste: Ihre Mutter hatte längst begriffen, welch großen Stellenwert Sandra dem alten Arbeitszimmer beimaß, und sie schränkte sich deshalb lieber noch mehr ein, bevor sie daran denken wollte, sich von dem Haus zu trennen.

Sandra ließ sich in den abgewetzten Ledersessel fallen, der vor dem schweren Schreibtisch aus dunkelbraunem Eichenholz stand. Alles hier drin war alt und zeigte deutliche Gebrauchsspuren, aber es hatte Stil. Vaters Stil.

Die originale rot-lederne Schreibunterlage, auf der noch immer die uralte Lexington-Schreibmaschine aus den 1920er Jahren stand. Sie war der große Stolz von Walter Heidrich gewesen, obschon auch in seinen letzten Jahren manche Tasten nicht mehr so recht funktionierten. Auch das Farbband bewegte sich nicht mehr richtig und war eigentlich nicht mehr zu gebrauchen, aber Gudrun hegte und pflegte diese Lexington trotzdem liebevoll. Wie den Rest des Raumes. Sogar die Messingknöpfe der massiven Schubladengriffe schien sie noch regelmäßig zu polieren, sie glänzten jedenfalls wie in ihren besten Zeiten.

Sandra seufzte zufrieden und kuschelte sich in die rechte Sesselecke. Es mochte vielleicht vom Eigengeruch des Leders herrühren, aber irgendwie bildete sie sich ein, es rieche heute immer noch leicht nach der väterlichen Zigarre. *Wünsch mir Glück, Papa,* murmelte sie und genoss das tröstliche Fingerspiel mit dem vertrauten Zigarrenbohrer, während sie ins Wohnzimmer zurückging. Vanessa turnte dort gerade auf Michael herum, während Lukas anscheinend entschlossen schien, den Kuchen ganz allein zu verputzen.

Gudrun schaute ihre Tochter freundlich an:

«Ist dein Artikel denn inzwischen fertig?»

«Jepp! Fertig! Abgenommen und veröffentlicht.» Die Erleichterung darüber war herauszuhören.

Sandra bugsierte ein großes Stück Kuchen auf ihren Teller, derweil Michael die glucksende Vanessa auf dem Fußboden herumwirbelte und sie an den Füßen kitzelte, so dass deren glockenhelles Kinderlachen den ganzen Raum ansteckte. Sie lachte aber auch zu schön und brachte alle dazu, mitzulachen. Man konnte gar nicht anders.

«Veröffentlicht? So schnell?», wunderte sich Gudrun.

«Ja. Sobald er abgenommen, also freigegeben worden ist, muss die Abteilungsleiterin bloß einen Knopf drücken, und schon steht er online.»

«Das soll mal jemand verstehen», staunte Gudrun, während sie ihrer Tochter eine Tasse Kaffee einschenkte. «Und worum ging es in deinem Artikel?»

«Um Untreue im spanischen Königshaus.»

«Oh! Das klingt aber spannend! Erinnerst du dich an die Frau Rüttger von nebenan?»

«Wie könnte ich sie vergessen?», scherzte Sandra.

«Die interessiert sich doch so sehr für all die herrlichen Königshäuser! Frau Rüttger kann dir aus dem Stegreif alle Verwandtschaftsverhältnisse sämtlicher europäischer Königsfamilien aufsagen. Kannst du mir deinen Artikel nicht mal mitbringen? Ich würde ihn ihr gerne zeigen, ich bin doch so stolz auf dich!»

«Aber Mama, ich habe dir doch schon oft erklärt, dass du meine Artikel nicht in Zeitschriften abgedruckt findest, sondern sie nur dann lesen kannst, wenn du dir die entsprechende App auf dein Handy oder deinen Laptop herunterlädst», entgegnete Sandra leicht angenervt, weil es inzwischen schon zur Regel geworden war, dass sie ihrer Mutter immer wieder die gleichen Dinge erklären musste.

Andererseits konnte sie es ihrer Mutter nicht verdenken. Ihr Mann war schließlich zu seinen Lebzeiten noch ein klassischer Journalist vom alten Schlag gewesen, der seine Artikel bis zum Schluss handgeschrieben abgab oder auf seiner alten Schreibmaschine abtippte und sie so bei der Chefredaktion einreichte. Dennoch konnte Sandra nicht verstehen, warum ihre Mutter, die heute immerhin erst 58 Jahre alt wurde, nicht dazu bereit war, die Digitalisierung der Welt als Kommunikations-Medium unserer Zeit zu akzeptieren.

«Ach Sandra, du weißt doch, dass ich mir nichts aus Apps mache, ich finde das Wort schon gruselig! Kannst du mir deinen Text nicht mal herunterladen, damit ich ihn Frau Rüttger zeigen kann?»

«Das könnte ich tatsächlich tun, sobald du dich dazu entschließt, dein Steinzeit-Handy einzumotten und endlich das Smartphone zu nutzen, das wir dir zu Weihnachten geschenkt haben.» Sandra blinzelte ihre Mutter vielsagend an.

«Ach Kind, du weißt doch, dass ich davon nichts verstehe. Kannst du es mir bitte einrichten, damit ich es benutzen kann?», fragte Gudrun, und Sandra überlegte kurz, ob sie ein *Ich weiß* oder *Dann frag doch bitte nicht jedes Mal aufs Neue* anfügen sollte, verwarf den Gedanken aber wieder. Ihre Mutter hatte heute schließlich Geburtstag, deshalb begnügte sich Sandra damit, zu schweigen und verständnisvoll zu nicken. Das Handy einzurichten, konnte sie ohnehin aus Zeitmangel nicht übernehmen. Gudrun hätte doch auch wirklich selbst genug Zeit, damit in den nächsten Handy-Laden zu gehen. Dort würde man das für sie gerne erledigen.

Eine etwas ungute Stimmung hatte sich eingeschlichen, aber Gudrun wusste auch jetzt damit umzugehen:

«Hauptsache, deine Arbeit hat sich gelohnt und du bekommst heute Nacht etwas mehr Schlaf. Deine Augen sehen ganz rot und überreizt aus, Liebes», sagte sie, während sie mit der rechten Hand ihrer einzigen Tochter über den Arm schubberte.

Das hoffte Sandra auch. Beides. Zumindest der Stelle als Abteilungsleiterin dürfte sie heute einen kleinen Schritt nähergekommen sein. Das hatte sie jedenfalls Heikos zustimmendem Nicken und seiner kritiklosen Entgegennahme ihres Artikels entnommen.

So ätzend er manches Mal den Umgang mit seinen Mitarbeitern handhabte, so sachlich blieb er bei den Texten: Keine Kritik zu äußern und nichts am Artikel zu verändern, galt bei dem gebürtigen Schwaben nach dem Motto *Ned gschimpft is scho gnuag globt* definitiv als ein Zeichen großer Anerkennung.

Und da Heiko in etwa so häufig Lob verteilte, wie ihre Mutter das neue Smartphone benutzte, besagte das schon allerhand. Sandra blickte hoffnungsvoll auf den verheißungsvollen Stuhl in der Abteilungsleitung.

9

Sieben Monate vorher ...

Die Magnolien, die Ulrich für Lisa besorgt hatte, brachten eine wunderschöne Atmosphäre in das karg eingerichtete Hotelzimmer. Er hatte noch einen Zweig Jasmin und drei Rosen dazu stecken lassen – das sah prachtvoll und irgendwie luxuriös aus. Neben dem weißen Doppelbett und den beiden spartanischen Nachttischen, die den TV-freien Raum zusammen fast vollständig ausfüllten, gab es leider nur noch einen kleinen Tisch mit zwei Stühlen. Das Hellbraun des billigen Tischfurniers verstärkte den unwirtlichen Eindruck, den leider dieses Mal ihre Unterkunft machte.

Umso überwältigender waren der Duft und der Effekt, den der prachtvolle Blumenstrauß auf den Raum ausübte. Lisa hatte notdürftig das für die Zahnbürsten im Badezimmer bereitgestellte Glas mit Wasser befüllt und auf den Tisch gestellt, damit der Strauß wenigstens heute noch seine Pracht zeigen konnte, ehe er in kürzester Zeit zwangsläufig alle Blütenblätter abwerfen würde. Das Wasserglas war viel zu klein. Die zurückliegende Nacht hatte der Strauß jedoch in erstaunlicher Frische überstanden, und verschwenderisch verströmte er nun am Morgen seine kostbaren Düfte.

Viel zu früh war Lisa wach geworden, deshalb drehte sie sich leise zu Ulrich herum und fragte sich, wie lange das wohl noch so gehen würde.

Ulrich spürte Lisas Atem auf seiner Brust, und als könne er Gedanken lesen, beruhigte er sie:

«Nur noch zwei Jahre», murmelte er schläfrig in ihr Ohr.

Das war in den zurückliegenden fünf Monaten zu ihrer beider Durchhalteparole geworden: In zwei Jahren würde sein Vertrag in Potsdam endlich auslaufen. Mit der begründeten Hoffnung, sich innerhalb von Radego Entertainment nach Stuttgart versetzen zu lassen, hielten sie ihre Sehnsüchte auf ein gemeinsames Leben mehr schlecht als recht über Wasser. Zwei Jahre noch, und dann konnten sie sich daran machen, eine bessere Zukunft aufzubauen und alles Versäumte nachzuholen.

«Ich will nicht mehr so lange warten. Du fehlst mir schon jetzt wieder», jammerte Lisa in traurig-trotzigem Ton, den Kopf im Kissen vergraben.

«Es lässt sich nun einmal leider nicht ändern», erinnerte er sie sanft an die harten Tatsachen, die es zu bewältigen gab und denen sie nicht ausweichen konnten.

«Und wenn ich doch nach irgendeinem Job bei dir in der Nähe Ausschau halte?», fragte sie.

Kaum ausgesprochen, hätte Lisa sich am liebsten auf die Zunge gebissen. Schon vorletztes Mal war das Gespräch über eine gemeinsame Zukunft zu einem furchtbaren Streit zwischen ihnen ausgeartet. Und das, obwohl es nur einen einzigen sinnvollen Plan gab, nämlich den, die zwei kommenden Jahre irgendwie auszusitzen.

Beim letzten Treffen war er wegen der hässlichen Eskalation dann sonntagmorgens schon zwischen Frühstück und Checkout zornig abgerauscht. Den ganzen Tag über machte sie sich schreckliche Vorwürfe, ihn so in die Sackgasse gedrängt zu haben – und leider ließ er Lisa das spüren. Erst spät am Abend kam endlich seine erlösende SMS:

tut mir leid, verzeih mir,
dein Ulrich

Lisa weinte damals fast die ganze Zug-Rückfahrt über, woraufhin der Fahrkartenkontrolleur, der insgesamt neun Mal ihren Waggon durchquerte, ihr freundlich einen Kaffee brachte, auf dessen Becher er «*Es wird schon wieder …*» zusammen mit einem lachenden Smiley geschrieben hatte.

Und jetzt sagte sie schon wieder die falschen Worte zur falschen Zeit, warum nur konnte sie nicht mit Druck umgehen? Das musste sie beruflich doch auch tun, und dort gelang es ihr ganz selbstverständlich. Zu spät, jedenfalls für heute. Ulrich war schon abrupt aufgestanden.

«Fängst du jetzt schon wieder damit an? Geht das jetzt schon wieder los? Meinst du etwa, mir fällt das leicht?», verlor er mit einem Mal den liebevollen Flüsterton, den Lisa so anziehend an ihm fand.

«Es tut mir leid … es ist nur …», begann sie, stoppte aber, weil sie nichts Gefährliches mehr sagen wollte und weil ihr bewusst wurde, dass ihre extrem hohe Stimmlage in dieser Verfassung nur alles verschlimmerte. Ehrlich: Sie konnte sich gerade selbst nicht ausstehen.

«Nur was?», hakte Ulrich hart nach, und die beiden kurzen Worte klangen deutlich mehr gebellt als gefragt.

Lisa zögerte und mahnte sich innerlich zur Ruhe:

«Ich vermisse dich einfach in meinem Alltag. Es ist schwer, alleine zu leben, obwohl wir zu zweit sind. Es ist schwer, das viele Hin- und Herfahren durchzustehen, weil ich mir im Zug alle möglichen blödsinnigen Sachen ausdenke.» Sie machte eine bewusste Pause, in der sie sich die größte Mühe gab, alle Liebe, die sie für ihn empfand, in einen möglichst sehnsüchtigen Blick zu werfen …

«Ich fühle mich manchmal wie eine Wochenendaffäre. Ich weiß, dass du das als Unsinn bezeichnest. Aber es fühlt sich für mich so an. Und so will ich mich einfach nicht mehr fühlen. Irgendwie, wie soll ich es dir begreiflich machen? Mir geht's nicht gut damit.»

Nun war es endlich ausgesprochen. Lisa hielt nach einer Reaktion in Ulrichs Mimik Ausschau und biss, auf das Schlimmste gefasst, die Zähne zusammen. Doch ihr liebevoller Blick schien seine Wirkung nicht verfehlt zu haben. Unversehens glätteten sich seine Stirnfalten, während er sich wieder zu ihr aufs Bett zurückfallen ließ. In seinen Augen stand Mitgefühl:

«Ich bin eigentlich immer davon ausgegangen, dass du mehr Verstand hast, Liebes. Du bist keine Wochenendaffäre, weißt du denn das wirklich nicht? Ich schwöre es dir! Was kann ich noch tun oder sagen, damit es dein Verstand fassen kann?» Sein ausgestreckter rechter Arm vollzog dabei eine umfassende Bewegung in den Raum hinein, während er in ihre Augen schaute und lächelte.

«Das ist doch keine Frage des Verstandes, sondern eine Frage des Gefühls, des Lebensgefühls, verstehst du?», parierte sie.

Darüber dachte Ulrich eine Weile nach, er nickte anerkennend:

«Stimmt! Es tut mir leid, du hast ja recht. Ich habe viel zu genervt reagiert, ich bin müde und überarbeitet. Weißt du, was? Ich nehme mir nächstes Wochenende frei für uns und komme das ganze Wochenende zu dir nach Stuttgart. Was hältst du davon?»

«Ja, das wäre schön», freute sich Lisa, überrascht von seinem liebevollen Einlenken. Sie drückte ihn fest an sich.

Insgeheim war ihr dennoch klar, dass es sich um ein aus dem Affekt heraus gegebenes Versprechen handelte, das Ulrich, dem im Außendienst kaum mal eine Verschnaufpause blieb, unmöglich würde einlösen können. Sie liebte ihn trotzdem. Allein schon dafür, dass er es zumindest versuchen wollte.

Am Ende würde es sein wie immer: Irgendwo in der Mitte Deutschlands trafen sie sich. Höchstwahrscheinlich an dem Ort, an dem er eben einen wichtigen Termin wahrnehmen würde, weil er den leider doch nicht so kurzfristig verschieben konnte.

Lisa nahm einen neuen Anlauf:

«Ich glaube, es sind einfach die Zugfahrten, die mich so unleidlich machen. Ich hasse die Bahn. Erst gestern hat mich so ein ekliger Typ die ganze Zeit ganz unverschämt angestarrt», erzählte Lisa ihm nun doch ihr unerfreuliches Bahnerlebnis.

Ulrich schwieg.

«Ich weiß nicht, ob du es dir vorstellen kannst, aber das war echt ätzend. Ich musste sogar das Abteil wechseln, um endlich Ruhe vor dem zu haben», fügte sie hinzu und überlegte, ob sie die Situation noch etwas dramatischer ausschmücken sollte, als sie sich tatsächlich abgespielt hatte.

Ihr vibrierendes Smartphone auf dem Nachttisch enthob sie dieser Entscheidung.

Der Wecker. Sie hangelte danach und stellte ihn ab. Ihre gemeinsame Zeit war ganz kurz vor dem Ablaufen. Sie hatten ihn am Vorabend auf 8:30 Uhr gestellt, um in jedem Fall noch einen Kaffee aus dem Frühstücksraum holen zu können, denn in diesem Hotel gab es selbst sonntags nur in der Zeit von 7:00 bis 9:00 Uhr Frühstück.

«Willst du auch einen Kaffee?», fragte Lisa fürsorglich.

«Wie wäre es, wenn wir dafür den Zimmerservice rufen?», schlug Ulrich vor.

«Ha», musste Lisa schrill auflachen, was dem eben ertönten Wecker in nichts nachstand. Ulrich ließ dieser Ton kurz zusammenschrecken: «Als ob die Absteige hier einen Zimmerservice hätte …», nörgelte sie herum.

«Na, dann lass uns das letzte bisschen Zeit, das wir noch übrig haben, hier auf dem Zimmer auskosten», schlug Ulrich vor. «Ich fahre dich nachher zum Bahnhof und trinke dort mit dir einen Kaffee, bis dein Zug kommt.»

Lisa hätte so gerne jetzt gleich einen Kaffee gehabt, wenn es schon fürs Frühstück nicht reichte, seufzte dann aber ergeben und blickte auf den eindrucksvollen Magnolien-Rosen-Strauß.

10
Im Büro …

Es fiel Sandra schwer, ihrem Ärger nicht freien Lauf zu lassen. Aus dem Foto, das Letizia mit ihrem Fitnesscoach zeigte, hatte sie echt das Optimum herausgeholt und es an passender Stelle im Artikel eingefügt. Heiko hatte ihn angenommen und online gestellt – und sie musste nun einen zügigen Weg finden, den bereits eingetroffenen Leserkommentaren endlich nachzukommen.

Nur: Wie?

Die Leser-Redaktion war die mit Abstand undankbarste, ja verhassteste Aufgabe, die man hier aufs Auge gedrückt bekommen konnte. Das lag nicht daran, dass heutzutage jeder Mensch zu jedem Thema seine ganz spezielle Meinung verbreitete, das war schließlich schon immer so. Sondern weil diese spezielle Meinung online anonym und ohne Schwierigkeiten in Sekundenschnelle abgeschickt werden konnte. Das früher übliche mühsame Briefeschreiben übte auf viele Leser eine abschreckende Wirkung aus, und so erhielten die Redaktionen nur noch sehr wenige Briefe per Post. Die weitaus meisten Online-Leser reagierten natürlich auch online. Das brachte für die Redaktion Konsequenzen: Durch die weltweite Vernetzung mutierte die Leserbrief-Abteilung für die Mitarbeiter vom ehemaligen Nebenjob zum stressigen Fulltime-Job. Genauer gesagt, zum am meisten gehassten Fulltime-Job.

99 Prozent aller Leser schrieben Unverständliches, viele davon gingen zudem am Thema vorbei. Hauptsache, schnell gepostet.

Und ärgerlicherweise gab es bei *Radego Entertainment* für alles eine Extra-Stelle, nur nicht für die Leserbrief-Redaktion. Bei der mussten sich die Abteilungen reihum von Woche zu Woche abwechseln. Dafür sorgte ein kindischer Auszählvers, der in dieser Woche Sandra getroffen hatte.

Schon als sie sah, dass sich die Abteilungssirene – Heikos unausgesprochene Nummer eins für die Nachfolge der scheidenden Abteilungsleiterin Helga – während dieser Woche in Fortbildung befand, beschlichen sie ungute Ahnungen. Lisa war ihre Hauptkonkurrentin, die es auszustechen galt. Lisa war weder verheiratet noch hatte sie Kinder zu versorgen. Somit verfügte sie über viel Arbeitszeit.

Mit anderen Worten: Sandra muss sehr viel Arbeit abliefern, um sie quantitativ und qualitativ ausstechen zu können. Folglich unternahm sie hektisch mehrere Versuche, dieser so verhassten «LeRa» zu entkommen. Schiefgegangen.

Dabei war sie der beinahe entkommen: Das Krokodil Hanna Gabler war zunächst «ausgezählt» worden. Aber sie meldete sich früh am Morgen wegen Unwohlsein von der Arbeit ab. Es war die erste von drei weiteren E-Mails, die am Ende erklärten, dass sie die gesamte restliche Woche ausfallen würde.

Und obwohl Hanna es auf immer gleiche Weise geschafft hatte, nun schon zum dritten Mal hintereinander dem Zeitfresser LeRa auszuweichen – natürlich rein zufällig –, waren Heiko als Chef die Hände gebunden. Sandra machte also keine große Sache daraus, als er ausgerechnet *sie* ganz beiläufig nach dem Montags-11-Uhr-Meeting an Hannas Stelle einsetzte. Ungerechterweise erhielt die Kollegin Isabel stattdessen jene Bilderserie, die eigentlich Sandra zustand und auf die sie sich schon gefreut hatte.

Ihre nun deutlich eingeschränkte Zeit war höchst hinderlich bei ihrem Vorhaben, mittels gehaltvoller, qualitativ hochwertiger und messerscharf recherchierter Artikel die Abwesenheit des Cheflieblings zu ihrem Vorteil zu nutzen. Wirklich sehr ärgerlich.

Du Arme, hatte ihr Isabel nach dem Meeting vorgeheuchelt, nur um dann zuckersüß hinzuzufügen, dass die beliebte Bilderserie ja nun in den denkbar besten Händen sei. *Schlange.*

Ganz Profi, schluckte Sandra ihre Empörung darüber, den Lohn für ihren eigenen Einsatz an Isabel abtreten zu müssen, glatt hinunter. Sie stand über der Sache. Nach vorne schauen, sich der Zukunft widmen, DAS hatte sie bei der Erziehung ihrer beiden Kinder nolens volens gelernt.

Wäre sie im Meeting wutentbrannt aufgestanden und hätte das vorgeschlagen, was ihr auf der Zunge lag – nämlich die Bilderserie *Chronik der Affären von Juan Carlos* bei ihr zu belassen und Isabel stattdessen die LeRa zu übergeben –, so hätte ihr das definitiv sehr geschadet. Heiko hätte ihr das schon aus Prinzip niemals gestattet. Der, das war klar, wollte sie um jeden Preis klein halten.

Stattdessen mimte sie die stressresistente Teamplayerin und wünschte Isabel gutes Gelingen beim Finden geeigneter Bilder und beim Texten der jeweils dazugehörigen Dreizeiler. Zufrieden mit ihrer gelungenen Selbstbeherrschung ging sie in ihr Büro zurück und atmete tief durch. Immer wieder.

«Gut, dass Sie wieder da sind, Frau Sieselbeck!» Magdalena Nowak stand hinter ihr und erklärte: «Wegen Ihrer klitzekleinen Krabbelkäferchen wurde vorhin hier angerufen, und ich soll Ihnen ausrichten, dass Sie dringend zurückrufen müssen!»

Die Kollegin mit dem stark polnischen Akzent, die das «ü» bei Süselbeck grundsätzlich wie ein «ie» (Sieselbeck) aussprach, war eine Art Phantom in der Firma. Obwohl sie Empfangsdame, Sekretärin und Telefonistin in einem war, war sie aus irgendeinem Grund so unauffällig, dass sie selten zur Stelle war, wenn sie mal dringend gebraucht wurde. Um dieses Kunststück wurde sie von vielen beneidet. Magdalena war außerdem die einzige Frau in der gesamten Firma, die mit allen Kollegen, vom Praktikanten bis hin zum Chef, beim Sie blieb. Magdalena war unbestritten eine Persönlichkeit. Und kompetent.

«Haben meine Krabbelkäfer denn gesagt, was sie wollen?» Sandra machte sich sofort Sorgen.

«Nein. Nur, dass es sehr dringend ist.»

«Und da sagen Sie mir erst jetzt Bescheid?»

«Der Anruf kam vor nicht einmal einer Minute. Ich habe mich sofort auf den Weg zu Ihnen gemacht», beschwichtigte Magdalena.

«Schon gut. Dankeschön!»

Beunruhigt wählte sie die Nummer der Kindertagesstätte, in der sie Vanessa vor nicht einmal vier Stunden in bester gesundheitlicher Verfassung abgeliefert hatte.

Die verantwortliche Erzieherin verkündete schließlich, dass

Vanessa ganz plötzlich unter sehr starkem Durchfall litt, mit akutem Erbrechen einhergehend, und unter diesen Umständen sofort abgeholt werden müsse, bevor sie die anderen Kinder anstecken könne. Die Vokabel «sofort» betonte sie dabei überdeutlich und wiederholte sie mehrmals.

O Mist! Das hatte Sandra gerade noch gefehlt. Sie bedankte sich bei der Kita-Leiterin und verabschiedete sich auf deren nachdrückliche Forderung, *sofort* und auf jeden Fall *so schnell wie möglich* vorbeizukommen.

Im Endeffekt war der Sachverhalt ziemlich krass: Würde sie sich nun für den restlichen Arbeitstag entschuldigen, könnte Heiko es ihr so auslegen, als wolle sie sich nun ebenfalls vor der LeRa drücken. Im schlechtesten Falle würde man ihr vielleicht sogar unterstellen, sie habe genau aus diesem Grund im Meeting so unbeeindruckt auf die Übertragung dieser scheußlichen Aufgabe reagiert. Nachdem sie am Montag zu spät zur Arbeit gekommen war und sich auch gestern wegen des Geburtstags ihrer Mutter etwas früher aus dem Büro gestohlen hatte, würde sie damit wohl auch den letzten Glauben an ihre Zuverlässigkeit beerdigen. Zuverlässigkeit war aber exakt jenes Zauberwort, das man bei einer Abteilungsleiterin nun einmal voraussetzte.

Es war ganz und gar nicht schön, was sie nun tun musste. Doch sie konnte einfach nicht anders.

Michael aber nahm es viel schwerer, als sie angenommen hatte.

«Wirklich?! Du schreibst nur die LeRa, und da kannst du nicht weg?!», stöhnte Michael. Er war zwar beruflich weitaus flexibler als Sandra, andererseits hing ein Großteil seines Gehalts als Versicherungsvertreter von variablen Provisionen ab. Um 11:45 Uhr von der Arbeit zu verschwinden, bedeutete für ihn, mögliche Kundentermine weder vorbereiten, geschweige denn sie wahrnehmen zu können. Folglich würde er auch kein Geld verdienen. Wie soll die Familie da überleben?

Heißer Zorn stieg in ihm auf, aber einmal mehr war Sandra schneller als er:

«Bitte, Michael! Halte mir den Rücken frei. Nur noch diese

eine einzige Woche. Bitte!» Unwillkürlich setzte Sandra ihr Bettelgesicht auf, das sie über acht Jahre Beziehung und fünf Jahre Ehe hinweg perfektioniert hatte. Und obwohl Michael sie nicht sehen konnte, schien es sich positiv auf ihn auszuwirken. Nach einer Gesprächspause, die in einer Telenovela wahrscheinlich als Cliffhanger zum Sprung in die nächste Folge gedient hätte, lenkte ihr Göttergatte schließlich ein. Uff, das war knapp. Zuverlässigkeit in Persona.

Zufrieden mit sich und Michaels großzügiger Einsatzbereitschaft, öffnete Sandra das Programm zur grafischen Übersicht über die Leserbrief-Redaktion. Das hätte sie besser nicht gemacht. Hatte sie nämlich gerade erst auf Kosten ihres Ehemanns das eine große Problem gelöst, so warteten nun gleich 683 neue Probleme auf sie, sprich: 683 User beauftragten sie zur Beantwortung, zum Kommentieren, zum Weiterleiten oder Moderieren ihrer Mails.

Mannomann!

11

Urlaub auf den Malediven, im Hotelzimmer, Teil 1

Als Lisa, ins flauschige Frotteehandtuch gewickelt, das Hotel-Badezimmer verließ, lag Romantik in der Luft. Zumindest weckte der Duft frisch angezündeter Kerzen diese Assoziation in ihr.

Ulrich lag auf dem Doppelbett und musterte sie träge. Während sie erst einmal duschen gegangen war, hatte er noch nicht einmal den Sand abgewischt, der reichlich an seinen Fußsohlen klebte. Das war eines der kleinen, aber wichtigen Probleme zwischen ihnen, die sie sehr störten. Sein Hygieneverhalten entsprach manchmal leider nicht ihren persönlichen Sauberkeitsvorstellungen. Nach einem langen heißen Strandtag musste es doch jedem Menschen ein inneres Bedürfnis sein, das auf Haut und Haaren festgebackene Meersalz, die Sonnencreme und den knirschenden Sand abzuduschen. Ulrich hingegen warf sich so, wie er war, auf das frisch bezogene duftige Bett. Überall verbreitete er Sandkrümel und Fettreste von der Sonnencreme. Die eben noch sauberen und glatten Bettbezüge sahen schon schmuddelig aus – und es störte ihn kein bisschen. Wo war die gerade eben noch greifbare Romantik abgeblieben?

Überhaupt: Hatte sie nicht deutlich genug gemacht, dass ihr schon den ganzen Tag lang übel war und sie aus diesem Grund früher als beabsichtigt aufs Hotelzimmer zurückgegangen waren? Dachte er denn ernsthaft, dass ihr jetzt danach sein könnte, mit ihm zu schlafen?

Der lüsterne Blick, mit dem er nun versuchte, den Knoten ihres Handtuchs zu lösen, sowie die einladende Geste verrieten Lisa schnell, dass es genau das war, wonach ihm der Sinn stand.

«Ulrich, mir ist wirklich total schlecht», versuchte sie seine Erwartungen so rechtzeitig auszubremsen, dass sie keinen Ärger bei ihm hervorrief.

«Jetzt setz dich doch erst mal zu mir her», lockte er.

«Nein, ich will jetzt ehrlich nicht. Ehrlich.»

«Du willst nicht sitzen? Na, dann kann es dir sooo schlecht ja gar nicht gehen», lachte er charmant ihren Widerstand weg.

Unter anderen Umständen hätte er sie damit zweifelsfrei auch besiegt. Nur krampfte es jedoch in ihrer Magengegend schon wieder derart heftig, dass sie noch nicht einmal dagegen ankämpfen musste, über sein Gewitzel zu lachen. Dieser Lachimpuls blieb von ganz alleine aus. Sie stöhnte leise. Ulrich sah sich der gleichen Mischung aus Ernst und Verzweiflung ausgesetzt, die ihm heute schon ein paar Mal unangenehm an ihr aufgefallen war.

«So kommen wir nicht weiter.» Etwas kleinlaut geworden, rutschte Ulrich zum Fußende hin bis zur Bettkante. Aufmunternd klopfte er auf die Matratze:

«Nein, wirklich. Setz dich doch mal her zu mir. Ganz ohne Hintergedanken», erneuerte er seine Einladung. Lisa setzte sich dazu.

Monatelang hatte sie sich darauf gefreut, mit ihm auf die Malediven zu fliegen – und das ganz ohne Flugangst, die bei ihr auf einmal wie weggeblasen war. Seitdem sie sich auf Ulrich eingelassen hatte, gab es so viele «erste Male» wie noch nie in ihrem gesamten Leben. Der erste gemeinsame Urlaub. Das erste Mal, dass sie länger als drei Tage am Stück gemeinsam verbrachten. Der erste gemeinsame Flug. Das erste Mal passiv miteinander Zeit verbringen, indem man einfach nebeneinander am Strand lag und las – jeder für sich, oder einer las dem anderen eine Passage vor. Und das erste Mal, dass sie gemeinsam miteinander die Zeit vollständig vergessen konnten. Es war ein so großes Geschenk, von jeglichem Zeitlimit befreit zu sein, nicht minutiös alles bis ins Detail durchplanen zu müssen. Und weder morgens noch abends den Wecker einzustellen, weil kein Hotel-Check-Out näher rückte. Aber eben auch das erste Mal, dass sie über einen längeren Zeitraum hinweg täglich miteinander schliefen – manchmal mehrmals täglich. Das ging ihr zu weit.

Konnten sie sich sonst nur die kurzen anderthalb Tage am Wochenende treffen, war Sex mit ihm für Lisa stets das Normalste der Welt gewesen. Aber hier im Urlaub war es ihr deutlich zu viel geworden. Er wollte ihn nach dem Aufstehen, zwischen Frühstück und Strand, nach der Rückkehr aufs Zimmer, nach der Flasche Wein beim Abendessen, und am liebsten auch noch mal irgendwann dazwischen. So ging das nicht weiter.

Nicht, dass sie ihre Übelkeit nur vorschob, ihr war wirklich unerklärlich übel, und sie spürte, dass sie seinem erneuten Verlangen unmöglich nachgeben wollte. Gut, neben ihm sitzen konnte ja nicht gleich alles Mögliche bedeuten.

Ulrich nahm vorsichtig Rücksicht auf ihre Schweigsamkeit:

«Sind bestimmt die Meeresfrüchte von heute Mittag», vermutete er, als sie Platz nahm und das große Frotteehandtuch zurechtruckelte.

«Nein, das glaube ich nicht, mir ist schon den ganzen Tag über nicht gut. Aber jetzt rumort es so richtig. Ich glaube, es wird immer schlimmer.» Lisa hatte große Mühe, nicht unvermittelt in Tränen auszubrechen.

Zum Glück schien Ulrich das nicht zu bemerken:

«Lass mal hören», sagte er, während er Lisas Oberkörper rückwärts aufs Bett beugte. Sie stützte sich mit den Unterarmen ab und geriet beinahe aus der Balance. Eine Bewegung, die es ihm ermöglichte, wie beiläufig ihr Handtuch zu lösen, um seinen Kopf auf ihren Magen zu legen.

«Absolut nichts zu hören», ließ er fachmännisch verlauten und drückte mit der flachen rechten Hand auf ihren Magen.

«Der fühlt sich auch nicht verhärtet an. Alles ganz weich, und alles gleichzeitig schön stramm», fuhr er dozierend fort, als sei er nicht mehr Ulrich Schalk, Mitarbeiter im Außendienst, sondern Dr. med. Ulrich Schalk, Allgemeinmediziner.

«Oder tut *das* weh?», fragte er, indem er etwas fester zudrückte.

«Nein», musste Lisa eingestehen, deren Unwohlsein unter seinen Berührungen tatsächlich etwas nachließ.

«Na, dann lass mich mal noch ein paar weitere Untersuchungen durchführen, um ganz sicher zu sein, dass nicht doch eine schlimme, schlimme Erkrankung vorliegt», flüsterte er, küsste ihren Hals und schob ihre Unterarme flach aufs Bett, damit sie gemeinsam darauf sinken konnten.

In 48 Stunden fliegen wir schon wieder weg aus diesem Paradies. Übelkeit hin oder her. Verbringen wir die Zeit, die uns bleibt, lieber in Harmonie als Paar, statt uns zu streiten, dachte sich Lisa nun und ließ ihn gewähren.

Leider wollte dieses anhaltende Gefühl von Unwohlsein auch danach nicht verschwinden.

12

Zurück in der Gegenwart …

«Es geht Vanessa wirklich nicht gut. Willst du deiner Tochter nicht wenigstens noch einen Gutenachtkuss geben?», forderte Michael energisch.

Es war eine seiner «geschlossenen» Fragen, die zwar unter dem Deckmantel einer Frage daherkam und dem Adressaten – in diesem Fall Sandra – scheinbar zwei Optionen in Form von *Ja* oder *Nein* offenließen, hinter der aber in Wirklichkeit eine ernste Forderung stand.

Wie üblich ließ sich Sandra auch dieses Mal nicht so leicht von ihren Arbeitsplänen abbringen.

Wohl wissend, wie sehr es ihn traf, wenn sie sich nicht einmal zu ihm umdrehte, reagierte sie betont gelassen:

«Sag es doch bitte einfach ganz direkt, wenn du möchtest, dass ich noch mal zu ihr gehe, und rede hier nicht so blöde um den heißen Brei herum.» Ihr war diese Art Fragestellung verhasst, deshalb wollte sie ihn beleidigen.

Michael kreuzte seinerseits das Schwert:

«Und ob ich das möchte. Was denkst du denn? Weißt du, was das Erste war, was Vanessa gesagt hat, als ich in der Kita angekommen bin?»

Er machte eine bedeutungsschwere Pause, die Sandras Blick vom Laptop weg und zu ihrem Ehemann hin zwang. Es gelang ihr nur mühsam, ihre Wut über seine Nötigung hinunterzuschlucken. Blitzschnell machte sie sich bewusst: Wenn sie sich ärgerte, wurde sie bald unlogisch, und dann war sie vom Punkt des Waffenstreckens nur noch einen ganz kleinen Schritt weg.

Michael machte weiter, denn sie schwieg:

«Vanessa war total verheult und verzweifelt und schluchzte mir entgegen: *Ich will zu meiner Mama!*», rief er jetzt richtig zornig, hob deutlich seine Stimme an und zeigte damit, dass er auf Krawall gebürstet war. Sandra schwieg immer noch und musste eine kleine Weile auf weiteren Nachschlag warten:

«Ich weiß, dass du irgendwie der Meinung bist, du müsstest in dieser Woche in der Firma punkten, aber der Preis, den du dafür zu zahlen bereit bist, ist zu hoch. Genau genommen zwingst du *uns*, den Rest deiner Familie, den Preis für dich zu zahlen! Du willst die Wahl haben, was und wie du dein Berufsleben organisieren willst – aber uns dreien lässt du keinerlei Wahl, uns zwingst du dein Muster einfach auf», fuhr er in gemäßigterem Tonfall fort.

Da war er wieder. Ganz der zornige und zugleich verständnisvolle Ehemann, der Streit und Disharmonie stets mit aller Macht auswich, aber der in der Not seine Meinung sagte, die er allerdings nicht stabil genug vertrat. Ein Charakterzug, den Sandra viel zu oft zu ihren Gunsten ausnutzte. Auch wenn sie sich gelegentlich selbst dafür verachtete. Es wäre jedoch höchst unklug gewesen, seine Freundlichkeit und sein Entgegenkommen überzustrapazieren, Michael war schließlich im Recht.

Sie wusste das.

«Es tut mir sehr leid», beschwichtigte sie. «Aber was soll ich denn machen? Mir bleibt doch nur noch diese eine Woche. Nächste Woche ist die Abteilungssirene wieder da und stiehlt mir die Show. Ich *muss* einfach jetzt in der Freizeit noch einen Kracher zu Papier bringen. Wenn Heiko sieht, dass ich trotz wochenfüllender LeRa auch im Feierabend noch vollen Einsatz bringe, habe ich zumindest eine reelle Chance, im Rennen zu bleiben. Ja, ich habe sogar Grund zur Annahme, das Rennen vielleicht sogar gewinnen zu können!»

«Das verstehe ich ja», gestand Michael ihr zu, «aber ich frage mich, wie reell diese Chance wirklich ist, wenn doch die Abteilungssirene, wie du sie nennst, so oder so Heikos Liebling ist.»

«Ach, Heiko schätzt doch nur an ihr, dass sie keinen Mann und keine Kinder hat. Sie ist wie die jüngere Version von ihm selbst: Sie ist noch total unverbraucht. Und großes Plus: Sie hat keinerlei familiäre Verpflichtungen am Hals. Und das heißt, jederzeit kann er ihr ‹Bei Fuß!› zurufen, und sie wird prompt bei Fuß kommen. Das zählt für ihn.»

«Du fühlst dich also verbraucht?», wollte er entsetzt wissen.

«Jetzt werde bitte nicht albern. Fakt ist, dass sie an Wochenenden so große Langeweile zu haben scheint, dass sie regelmäßig alle Artikel unserer Konkurrenten von vorne bis hinten studiert. Im Montagsmeeting profiliert sie sich mit neuen Vorschlägen, von denen sie die interessantesten dann gleich vorab ausgearbeitet hat. Und ich muss neidvoll eingestehen, dass sie einen guten Schreibstil aufweist. Sie macht ihre Arbeit exzellent.»

«Und du glaubst ernsthaft, dass du das innerhalb einer guten Woche wettmachen und sie sogar überholen kannst? Wach auf, Mensch! Du hast nun einmal Familie und sie die Berufs-Karriere. So what!» Diese Klarstellung wollte und musste Michael ihr jetzt so deutlich aufs Brot schmieren, es war ja kaum noch vernünftig zu reden mit ihr. Er fand es hirnrissig, sich als Teil einer Familie zu sehen und gleichzeitig eine berufliche Karriere anzustreben, die man nur ohne Kinder und ohne Familie erreichen könnte. *Das muss sie doch kapieren.*

Aber er hatte die Rechnung ohne den Wirt gemacht:

«Ja! Ich glaube, dass ich nun echt punkten kann, weil es schon eine Weile her ist, dass sie im Meeting die Oberstreberin hat raushängen lassen. Sie ist sich ihrer Beförderung mittlerweile zu sicher, scheint's. Jedenfalls hat ihre sonntägliche Arbeitsleistung deutlich nachgelassen. Und Heiko ist geschäftstüchtig und wird das objektiv sicher genauso bewerten. Erst recht, wenn ich ihm nun zusätzliche Argumente – also exzellente Arbeitsleistungen – liefere, die zu meinen Gunsten sprechen.»

Ob das ausreichte, Michael zu überzeugen?

Er nickte ein paar Mal.

Es war ein Nicken seines Aufgebens ihr gegenüber. Ihm fehlte nicht nur konkretes Fachwissen, um Sandras berufliche Situation ausreichend einschätzen zu können, er fand gegenüber seiner Frau auch keine Argumente mehr und fühlte sich ihr verbal unterlegen. Er hasste sich manchmal für seine Nachgiebigkeit und für ihre Überlegenheit. Er wusste: Sobald sie sich etwas in den Kopf gesetzt hatte, von dem sie felsenfest überzeugt war, nahm sie den Kampf gegen alle Widrigkeiten der Welt auf. Mit anderen Worten, ihm blieb nichts anderes übrig, als sie gewähren zu lassen – es sei denn, er würde hinnehmen wollen, dass sein Widerstand die Familie zerstörte. Das wollte er auf keinen Fall riskieren, da würde er schon eher weiterleben in der berechtigten Hoffnung, dass auch diese Krise eines Tages vorüber sein würde.

«Okay.» Michael ging auf sie zu und drückte ihr einen Kuss auf den Scheitel, ehe er im Hinausgehen noch hinzufügte: «Geh bitte trotzdem noch ganz kurz zu Vanessa rein. Sie *braucht* ihre Mama. Dringend. Lass mich bitte hier nicht so betteln, als wäre ich ein Stück Dreck für dich!»

Volltreffer.

Nachdenklich blickte Sandra von der leeren Tür zu ihrem aufgeklappten Laptop, auf dem sie gerade den neusten Promi-Klatsch im Netz sondierte. Klatsch, der uninteressant genug war, dass alle Konkurrenten, von *Bild der Frau* bis zu *Gala* ihn schon reichlich ausgeweidet hatten. Trotzdem blieb aber immer noch genug Potenzial übrig, einen kleinen Skandal hinzuzudichten – so konnte sie punkten, ohne dass sie allzu viel Zeit investierte. Denn Zeit war ihre kostbarste Ressource.

Sie verspürte wieder diesen Neid in sich hochsteigen, der sie gelegentlich packte, wenn sie an die große Freiheit dachte, mit der die Abteilungssirene ihr Leben gestalten konnte. Die Freiheit, einfach spontan Samstagabend auszugehen. Oder sogar die Freiheit, spontan in die Karibik zu fliegen, denn sie war nach der Fortbildung prompt noch eine weitere Woche nicht im Büro erschienen, weil sie spontan in Urlaub flog. Die Freiheit, ihre Karriere an erste Stelle zu setzen. Die Freiheit, ihre Ziele beliebig zu wechseln, wann immer ihr danach war. Wie eine grüne giftige Soße breitete sich der Neid weiter in ihr aus. Wenn die Kollegin wenigstens noch eine schlechte Texterin wäre …

Neid ist ein schlechter Ratgeber, sei vernünftig! – Es gelang ihr, sich zur Ordnung und zu ihrer Wirklichkeit zurückzurufen. Sie klappte ihren Laptop zu und stand auf.

13

Urlaub auf den Malediven, im Hotelzimmer, Teil 2

Während Lisa inzwischen sicher war, sich irgendeinen Virus eingefangen zu haben, schlief Ulrich neben ihr den Schlaf des Gerechten. Er schnarchte zwar nicht, wofür sie dankbar war. Jedoch produzierte er beim Ausatmen irgendwo zwischen Glottis und

Gaumensegel einen leicht knirschenden Ton, den er mit einem deutlichen Zischen beendete. Am ehesten erinnerte das Ganze an die Schlafgeräusche eines großen Hundes. Ihr Schäferhund Nathan aus Kindertagen stieß ganz ähnliche Töne aus, wenn er zufrieden mit sich und der Welt träge vor sich hin döste.

Konnte Lisa diesem eigenwilligen Ton bis vor kurzem noch stundenlang fasziniert und verliebt zuhören, so nervte er sie momentan so sehr, dass sie Ulrich immer wieder heftig anstupste, um das Geschnurpsel wenigstens für einen Moment zu unterbrechen.

Gerade war ihr jedoch nicht einmal danach zumute, weil ihre ganze Konzentration darauf gerichtet war, völlig bewegungslos zu liegen. Bloß keine überflüssige Bewegung mehr machen, sonst ist der Magen nicht mehr ruhig zu halten. Diese fürchterliche Übelkeit hatte sie den gesamten gestrigen Tag über begleitet und erlaubte ihr nicht, an etwas anderes zu denken. Mit Schaudern erinnerte sie sich an das zurückliegende Abendessen, bei dem sie mühsam gegen den anhaltenden Druck ankämpfte, laut aufstoßen zu müssen.

Nicht nur, dass es überaus peinlich gewesen wäre, in dem gut besuchten, feinen Restaurant unkontrolliert zu rülpsen – sie fühlte sich durch vieles dort gestört und gestresst: das luxuriöse Ambiente ebenso wie die gedämpfte indirekte Beleuchtung. Es störte sie sogar die dezente Hintergrundmusik, weil die in ihr unangenehme Gedanken an ein altes Computerspiel aus den 1990er Jahren wachrief. Ständig musste sie befürchten, dass ihr der lecker aussehende Salat mit den knusprigen Putenstreifen unfreiwillig wieder hochkäme. Dabei hatte sie sich extra nur mit diesem kleinen Imbiss begnügt, obwohl sie eigentlich recht hungrig war. Sie verstand einfach nicht, warum auch der allerkleinste Happen nur unter größtem Widerstand seinen Weg durch die Speiseröhre in ihren Magen finden wollte. Gleichzeitig bot sie alle ihre Kräfte auf, um locker und leicht dem Tischgespräch mit Ulrich zu folgen. *Mein Gott, war das anstrengend gewesen.* Unbewusst schüttelte sie den Kopf.

Erneut hielt sie sich den Handrücken vor den Mund, erstarrte in ihrer Haltung. Sie war davon aufgewacht, dass loderndes Sodbrennen ihre Übelkeit dominierte, während die Klimaanlage für einen angenehm temperierten Raum sorgte. Trotzdem wagte sie nicht, tief durchzuatmen. *Wer weiß, was dann passiert.* Sie versuchte, sich von dem drängenden Unwohlsein abzulenken, indem sie sich ein inneres Bild davon konstruierte, wie wohl die alten Römer mit sommerlicher Hitze umgegangen sein mochten. Die lagerten doch seinerzeit beim Essen in luftigen Gewändern auf Liegen, während mehrere Sklaven um sie herumstanden und mit den bedächtigen Bewegungen großer Straußenfedern die Hitze verscheuchten. Essen! Warum dachte sie doch schon wieder an Essen?! Sie flitzte aus dem Bett.

Gerade noch rechtzeitig erreichte Lisa das Badezimmer und registrierte zum ersten Mal dankbar, dass Ulrich wieder einmal konsequent unterlassen hatte, die Klobrille herunterzuklappen. Wie gut das jetzt war! Es wäre ihr sonst keinesfalls rechtzeitig möglich gewesen, sie schnell noch hochzuklappen. Trotzdem, dachte sie trotzig: Das Thema «hochgeklappte Klobrille» musste sie spätestens dann anschneiden, wenn ihrer beider Zusammenziehen konkretere Form annehmen würde. *Warum bin ich bloß auf einmal so zickig und so pingelig, mich stört ja die kleinste Fliege an der Wand,* fragte sie sich gequält. Aber aus naheliegenden Gründen war sie nicht in der Lage, sich diese Frage zu beantworten.

Die zum Glück obenstehende Klobrille stellte jedenfalls sicher, den Wettlauf gegen ihren sich aufbäumenden Magen zu gewinnen. Mit tränenverschwommenen Augen nahm sie lediglich noch Konturen um sich herum wahr und dachte reuevoll an das gestrige Mittagessen. Hätte sie doch bloß keine Muscheln bestellt (schon wieder dachte sie an Essen!). Schon als der aufsteigende starke Duft des überquellenden Tellers in ihre Nase stieg, hatte sie weiche Knie bekommen. Warum bloß hatte sie den Teller nicht zurückgehen lassen? Die Muscheln waren schlecht, so viel stand fest. Na ja, jetzt kam ja alles wieder raus, da würde es doch hoffentlich bald vorüber sein. Hoffentlich, hoffentlich, hoffentlich. Lisa sank neben der Toilettenschüssel auf den Boden.

Aber nur einige Sekunden, denn gleich scheuchte sie die Übelkeit wieder auf die Knie. Erst nach zwei weiteren schlimmen Übelkeits-Schüben spürte sie, dass es wohl vorüber war. Ein brennendes Gefühl in ihrer Speiseröhre ließ sie vor Erschöpfung weinen, sie begann zu zittern und zu schwitzen, und sie befand, dass sie der ärmste Mensch des ganzen Weltalls war. Gleichzeitig hoffte sie, dass ihre lauten und unangenehmen Geräusche nicht etwa Ulrich aufweckten.

Ulrich schien jedoch gar keine Notiz von ihrer elenden Misere zu nehmen. Darüber wunderte sich Lisa, denn im Eifer des Wettrennens war ihr nichts anderes übriggeblieben, als die Badezimmertür sperrangelweit offen stehen zu lassen. Beneidenswert, so ein Tiefschlaf. Ein deutlich hörbares Rascheln der Bettwäsche machte ihr kurzzeitig Hoffnung darauf, dass er aufstehen und zu ihr kommen würde. Dass er ihre langen blonden Haare zurückhalten würde, die inzwischen einiges abbekommen hatten. Dass er sie trösten, sie in den Arm nehmen und bedauern, einfach liebevoll für sie da sein würde, bis alle elenden Muscheln ihren Körper wieder verlassen hätten. So verschwitzt und hundeelend, wie sie sich gerade fühlte, war sie aber sicher nicht besonders attraktiv. Wollte sie denn, dass Ulrich sie in diesem hässlichen Zustand überhaupt ansieht? Andererseits – das kann er doch nicht übergehen, oder?

Stattdessen musste er sich einfach nur umgedreht haben und inzwischen wieder in seine Traumwelt abgetaucht sein. Ulrich schien sie neben sich gar nicht weiter zu vermissen.

Enttäuscht über Ulrichs Gleichgültigkeit und zugleich erleichtert darüber, dass er sie jetzt in ihrer Hässlichkeit nicht sah, richtete sie sich wieder auf. Das Schlimmste schien wohl endlich vorüber zu sein, und so betrachtete sie sich voller Selbstmitleid im grell erleuchteten Badezimmerspiegel, der die gesamte Wand einnahm. *Das heißt,* registrierte sie überflüssigerweise, *die Spiegelwand hier im Badezimmer ist größer als mein Kleiderschrankspiegel zu Hause.* Höchst unvorteilhaft, das. Denn das sichtbare Spiegelbild warf ihr vor, scheußlich und ungepflegt auszusehen und darüber hinaus einen unangenehmen Geruch zu verbreiten.

Sie würde gemächlich duschen und sich die Haare waschen – so viel stand fest. Zuvor galt es jedoch abzuwarten, ob es wirklich schon vollständig ausgestanden war oder ob da noch mehr käme. Sie liebäugelte damit, sich die Wartezeit mit Zähneputzen zu verkürzen, ließ aber ganz schnell von diesem Plan wieder ab, damit sie ihren Oberkörper nicht nach vorne zu beugen brauchte.

Was war nur los mit ihr? Sie hatte schon die ausgefallensten Speisen zu sich genommen, ohne jemals in einen solchen Ausnahmezustand geraten zu sein. Und das Essen, das man ihnen hier vorgesetzt hatte, war nicht etwa extravagant gewesen. Es war noch nicht einmal landestypisch, eher durch und durch europäisch, eben auf die Touristen abgestimmt. Hatte sie sich wirklich mit den leckeren Muscheln den Magen verdorben? Sie wusste, dass darin sehr viel eines bestimmten Proteins enthalten war und dass manche Menschen eine lange Zeit davon essen können – bis das Fass plötzlich zum Überlaufen voll ist und der Körper sich gegen dieses spezielle Eiweiß massiv zur Wehr setzt. Und zwar mit heftigster Übelkeit und starkem Durchfall. Das macht auch dem Unsensibelsten klar, dass er nie wieder Muscheln essen sollte, wenn er weiterleben will. Vielleicht gehörte sie nun plötzlich auch zu diesen allergisch reagierenden Menschen? Andererseits hatte sie keinen Durchfall. Sie nahm sich vor, nächste Woche im Internet der Sache mal gründlicher nachzugehen.

Oder? Oder könnte es etwa sein, dass …?

Nein, das war ganz und gar unmöglich. Oder vielleicht doch? Dankbar nahm sie wahr, wie sich mittlerweile ihre Übelkeit verzogen und auch das Zittern aufgehört hatte. Entschlossen griff sie zur Zahnbürste, und auch als sie sich dazu nach vorn beugte, geschah nichts. *Was für eine Erleichterung das plötzlich ist,* dachte sie glücklich.

14
Jacqueline und Ludmilla

Jacqueline war damit beschäftigt, die Keks-Packung auf einem Teller hübsch anzurichten, die sie nach der Mittagspause im Supermarkt besorgt hatte. Sie war aufgeregt, neugierig und beschwingt zugleich. In dieser Woche hospitierte sie nicht nur regelmäßig in allen Einzelgesprächen, heute wurde ihr zudem die große Ehre zuteil, den bevorstehenden Gesprächskreis persönlich leiten zu dürfen. Einmal pro Monat wurde der angeboten.

Zufrieden blickte sie auf die insgesamt 56 Gebäck-Stückchen (um sich ein wenig zu beruhigen, hatte sie die tatsächlich gezählt). Die sahen lecker aus, teils waren sie mit Schokolade überzogen, teils mit Vanillezucker bestäubt, teils aber auch einfach ohne große Extras. Appetitlich hatte sie sie auf insgesamt vier Teller verteilt. Ob sie reichen würden? Angenommen, es kämen zwanzig Kundinnen, so wären das schließlich weniger als drei Stück pro Kopf. Hm.

Und die Getränke, würden die ausreichend sein? Alkohol war selbstverständlich streng tabu, aber waren jeweils sechs 1,5-Liter-Flaschen stillen Mineralwassers und sechs weitere mit Kohlensäure vielleicht doch etwas zu stramm kalkuliert? Und was, wenn eine von ihnen doch richtigen Kaffee trinken wollte und nicht den koffeinfreien, den sie gekauft hatte? War der überhaupt noch heiß?

Prüfend legte Jaqueline ihre rechte Hand an die Kaffeemaschine: alles ok, schön heiß. Da passten immerhin stolze zehn Liter rein, die wollten erst einmal getrunken sein. Es würde ihr schon alles gut gelingen; am besten, sie machte sich keine unnötigen Sorgen.

Den Kontrollgriff an die für Tee mit heißem Wasser gefüllte zweite Maschine ersparte sie sich, zog dafür an den vielen verschiedenen Teebeuteln jeweils das Bändchen akribisch links nach oben, damit ihre Besucherinnen ihn leichter entnehmen konnten. Sie liebte es, die Details zu perfektionieren. Und da sie ausschließlich Frauen erwartete, ging sie davon aus, dass allen diese vorbereiteten kleinen Annehmlichkeiten gleich ins Auge fielen. Die Frauen würden es zu schätzen wissen. Schließlich war ein gutes Ambiente das A und O, nichts konnte den guten Eindruck der allerersten Sekunde ersetzen. *Wer in diesen Sekundenbruchteilen positiv auffällt, hat schon mehr als die Hälfte des Krieges gewonnen* – das war eine stehende Rede Ludmillas.

Jacqueline ging zur Tür und checkte von dort aus den Blick, den die Eintretenden in sich aufnehmen würden. Der Raum wirkte ein wenig zu dunkel, aber das war der Tatsache geschuldet, dass die Sonne schon vor einer Weile untergegangen war. Jetzt, um 20:00 Uhr, blieb vom hellen Tageslicht nicht mehr viel übrig.

Die elektrische Raumbeleuchtung erschien ihr angenehm. Nicht zu penetrant, nicht so scheußlich grell, aber auch nicht schummerig. Für ein Büro sah es einigermaßen gemütlich aus. Und schließlich ging es in der Gesprächsrunde ja um Gespräche, wie der Name schon sagte, und nicht um einen Schöner-Wohnen-Wettbewerb. Sich unterhalten war angesagt, sprechen und das rauslassen, was einen quält. Es würde an ihrem, Jacquelines, Geschick liegen, die Frauen zum gegenseitigen Austausch zu bewegen und vor allem den ersten Minuten die anfängliche Schwere zu nehmen. Auch war eine Magnettafel an der Ostwand des Raumes vorhanden, für die genügend Stifte in schwarz, rot und blau zur Verfügung standen, mit denen sie etwas anschreiben konnte, wenn das nötig war. Jedoch fiel ihr kein Grund ein, wieso sie davon Gebrauch machen sollte. Vielleicht, um ihren Namen schon im Voraus anzuschreiben?

Sie dachte kurz darüber nach, verwarf dann aber diesen Gedanken wieder. Jacqueline Dohr war erstens kein sonderlich komplizierter Name, und zweitens war es den Gästen vermutlich herzlich egal, wie sie hieß. Es ging heute wirklich nur um die Kundinnen, es ging darum, deren existenzielle Probleme zu besprechen, falls sie welche haben sollten. Sich auszutauschen und vor allem an den Reaktionen der anderen zu erkennen, dass man damit nicht alleine ist. Das würde jeder Einzelnen von ihnen weiterhelfen.

Wie viele der Frauen wohl ohnehin nicht ihren echten Namen nennen würden? Ob sie sich ihre geplante kurze Vorstellungsrunde zu Beginn also lieber ersparen und gleich Pseudonyme verwenden sollte? Sie erwog, Ludmilla danach zu fragen, falls sie das zeitlich noch tun konnte, bevor die ersten Frauen eintrafen.

Jacqueline war nervös, und dann zeigte sie sich noch penibler, als sie ohnehin schon war. Auf einmal passte ihr die Anordnung der Tische, die sie U-förmig vor der Tafel ausgerichtet hatte, überhaupt nicht mehr. Es wirkte unangenehm, wie ein Klassenzimmer. Und die wenigsten Menschen waren doch wirklich gerne zur Schule gegangen.

Ihrer Erfahrung nach war für die meisten Menschen die Assoziation, die sie mit ihrer ehemaligen Schule verband, eher negativer Art. Was hatte sie sich nur dabei gedacht, das Zimmer in so eine Klassenzimmer-Atmosphäre zu verwandeln?

Schon nach acht. Hektisch fing Jacqueline an, sämtliche Stühle im Zentrum zu einen Stuhlkreis zusammenzuschieben. Durch die richtige Anordnung der Tische wollte sie ihren Gästen die Chance geben, sich vielleicht das eine oder andere hilfreiche Wort auf mitgebrachten Schreibblöcken zu notieren. Genug Platz zu bieten, um das Getränk abzustellen, damit sie es nicht die ganze Zeit in der Hand halten müssten, war auch wichtig. Außerdem sollten sie sich mühelos an den Gebäckteilchen bedienen können oder gerne auch einen der gefüllten vier Teller mit an den Sitzplatz nehmen.

Kritisch prüfend nahm Jacqueline auf einem neu arrangierten Stuhl Platz. Bequem war anders. Aber grenzenlos waren die staatlichen Mittel leider auch für sie hier nicht. Sie drehte sich um und simulierte einen Handgriff zum nächstgelegenen Tisch, ehe sie den Stuhl etwas näher an diesen heranrückte. So würde es gehen. Sie schaute auf die Uhr.

Nun wunderte sie sich aber doch. Es war inzwischen 20:10 Uhr, und die Gesprächsrunde, die auf insgesamt nur neunzig Minuten, also bis maximal etwa 21:30 Uhr angesetzt worden war, hätte schon vor zehn Minuten beginnen sollen. Hatte sie etwas falsch gemacht? Konnte sie vielleicht von hier aus die Türklingel überhört haben?

Sie ging hinaus in den Flur, der zum Empfang führte, und befand, dass die Klingel laut und schrill war wie immer.

Als sie sich wieder umdrehte, sah sie Ludmilla, die ihren langen beigen Mantel bereits angezogen und sich eine Wollmütze aufgesetzt hatte, durch die sie um zehn Jahre gealtert zu sein schien – allerdings stilvoll gealtert, wie es nur wenigen Frauen vergönnt zu sein scheint.

«Ludmilla», machte Jacqueline auf sich aufmerksam, ehe ihre Chefin entschlossenen Schrittes die Beratungsstelle verließ. Halb verwundert, halb erschrocken, drehte die sich zu ihr um und blickte ungläubig auf ihre goldene Uhr am Handgelenk.

«Was machst du denn noch hier? Um die Uhrzeit ...»

«Ich leite doch heute den Gesprächskreis, hast du das vergessen?»

Ludmilla war zuerst verblüfft und musste dann laut lachen. Jacqueline wusste im ersten Moment nicht, ob ihre Chefin gerade über sich selbst lachte oder über andere. In derselben Sekunde schoss Jacqueline aber auch die Horrorvorstellung durch den Kopf, sie könnte sich im Termin vertan haben. Aber es war doch Donnerstag. Oder etwa nicht?

«Schätzchen», fing Ludmilla freundlich-gönnerhaft an. «Geh nach Hause, es ist schon spät.»

«Aber ...», stammelte Jacqueline, die mit dieser unerwarteten Wendung des Abends überfordert war und nun vollends zur Überzeugung gelangte, schon wieder einen großen Fehler begangen zu haben.

«Hast du denn wirklich geglaubt, dass jemand kommt?», fragte Ludmilla sie mit irritierter Miene.

«Ähm», fing eine immer noch wie neben sich stehende Jacqueline an, ehe sie von Ludmilla, die augenscheinlich gar keine Antwort erwartete, unterbrochen wurde:

«Schätzchen, es wird niemand mehr kommen. Es kommt nie jemand. Nie! Wir müssen hier nur den Schein wahren, falls in unserer Regierung irgendwo mal Langeweile ausbrechen sollte und jemand auf die aberwitzige Idee käme, einen Kontrollbesuch ausgerechnet bei uns zu machen.» Ludmilla nahm voll Mitleid wahr, wie mitgenommen Jacqueline wegen ihres Lachens und ihrer Aussage wirkte, und machte sich Vorwürfe. Sie hätte ihr vorher reinen Wein einschenken sollen, dann wäre Jacqueline nicht mit einer völlig falschen Erwartungshaltung an diesen Abend herangegangen. *Ich hätte es ihr auf jeden Fall vorher schon sagen müssen. Wo habe ich bloß meine Gedanken gehabt?*, hielt sie sich vor und entschuldigte sich angesichts der von ihr verursachten Verwirrung:

«Tut mir ehrlich leid, Jacqueline. Entschuldige bitte, ich habe dich in eine dumme Situation gebracht. Ich habe leider nicht daran gedacht, dir vorher zu sagen, dass niemand kommen wird, dass *niemals* jemand kommt. Ich dachte wirklich, das wäre dir sowieso klar gewesen», fügte sie zuvorkommend hinzu, während sie ihrer Mitarbeiterin tröstend eine Hand auf die Schulter legte.

«Das wusste ich nicht», flüsterte Jacqueline, die sich nun – womöglich auch wegen des Altersunterschieds von mehr als dreißig Jahren – wieder in ihre Kindheit zurückversetzt fühlte. Als ihr Vater es lustig fand, ihren lang gehegten Traum von einer Katze erst dann erfüllen zu wollen, wenn sie im Zeugnis ausschließlich Einser haben würde.

Obwohl sie eine recht gute Schülerin war, wusste er nur zu gut, dass das für die damalige Sechstklässlerin ein unerreichbares Ziel darstellte – tatsächlich hatte Jacqueline es niemals geschafft. Zwar entschuldigte sich ihr Vater später bei ihr, fragte aber mit der gleichen Selbstverständlichkeit wie gerade eben Ludmilla, ob ihr das nicht vorher klar gewesen sei?

Ludmilla blieb abwartend weiter bei ihr stehen, presste verständnisvoll ihre Lippen zusammen, um sie nicht weiter zu demütigen, und rieb immer noch sanft tröstend Jacquelines Schulter.

Jacqueline versuchte, Boden unter die Füße zu bekommen: «Aber *warum* kommt denn niemand? Ich meine … ich weiß gar nicht, was ich sagen soll … hier gibt es doch Hilfe …», klagte Jacqueline, die nichts mehr verstand. Sie hatte sich solche Mühe bei den Vorbereitungen gegeben, und sie wollte, dass die Kundinnen heute Abend erleichtert und frohen Herzens nach Hause gehen konnten – und sie, Jacqueline, wäre am Ende des Abends ebenfalls selbstbewusst und gestärkt nach Hause gegangen. Sie war grenzenlos verwirrt.

Ludmilla sah die große Enttäuschung der jungen Frau und versuchte zu helfen:

«Weißt du, die flicken ihre zerrissenen Seelen zusammen wie die Schneiderin ein kaputtes, aber noch benötigtes Kleid. Zerbrich dir darüber nicht eine einzige Sekunde lang den Kopf, das sind Naturgesetze. Mit Naturgesetzen meine ich: Frauen wollen unbedingt etwas haben, und wenn sie es dann bekommen haben, gefällt es ihnen nicht mehr!»

Sie, die immer auf alles genau die richtige und passende Antwort kannte, fand auch jetzt die richtigen Worte.

Manchmal kam das Jacqueline eine Spur zu abgebrüht vor, dann glaubte sie, hinter der selbstsicheren Fassade etwas anderes zu erkennen. Aber angesichts von Ludmillas großer Erfahrung war ihr klar, dass es am Ende auch die dankbaren Reaktionen der Kundinnen gleich nach der Beratung sein mussten, die sie so souverän wirken ließen. Was Ludmilla vermutlich zur Persönlichkeit werden ließ, war vor allem aber das Erreichen ihres großen gesellschaftlichen Zieles. Ludmillas Lebensziel bestand darin, zu erreichen, dass Frauen zu jeder Zeit selbstbestimmt darüber entscheiden konnten, ob sie schwanger bleiben wollten – oder nicht. Davon war sie zwar noch ein ganzes Stück entfernt, aber das bislang erreichte Prozedere war wenigstens ein gangbarer Kompromiss. Politiker stützten und förderten sie großzügig und nannten es «parteiübergreifenden Kompromiss».

Warum fällt mir das jetzt bloß ein? Und was redet Ludmilla da?

«Und hinterher, also nach dem Zusammenflicken des zerrissenen Kleides, sehen sie noch zerfledderter aus als vorher. Und DAS geht uns gar nichts mehr an. Und, ganz wichtig: Davon leben wir. Genau davon», beendete Ludmilla ihre kleine Vorlesung:

«Am besten, du begreifst das ganz schnell, dann geht's dir besser.»

Jacqueline sah sie mit großen Augen an:

«Du magst die Frauen, unsere Kundinnen, nicht, oder?»

Ludmilla lächelte und nickte: «Ich verachte sie, weil sie mit jedem Kerl, auch wenn es ihr Ehemann ist, ins Bett gehen, und wenn sie dann schwanger sind, jammern sie rum. Das nenne ich Versklavung. Und weil Frauen sich offensichtlich gerne versklaven lassen, sage *ich* ihnen eben, was sie jetzt tun sollen. Und dann tun sie es. Das ist unser Geschäft, verstehe das bitte.» Eine laute Stille stand nun lastend im Flur. Ludmilla hatte die Hand von Jacquelines Schulter genommen.

«Ich kann es auch so formulieren, wenn du willst: Es ist furchtbar, dass ich als Frau zur Welt kam, denn die Welt wird von Männern dominiert. Denen geht es deshalb auch besser, die haben viel mehr Vorteile, und wir müssen die Nachteile ausbaden. Mit meiner Arbeit hier kann ich zumindest einen Teil des Weltenlaufes konkret mitentscheiden und so den Frauen wenigstens auf diese Weise helfen. Auch dann finde ich richtig, was wir tun, wenn die Frauen hinterher das Rad zurückdrehen möchten, weil sie nun plötzlich einer anderen Laune nachgeben wollen. Frauen SIND launisch, und deshalb mag ich sie nicht und möchte am liebsten keine Frau sein. So! Verstehst du das jetzt alles besser?»

«Warum magst du sie denn nicht?» Jacquelines Stimme krächzte.

«Ich mag sie *vorher* recht gern. *Nachher!* Nachher mag ich sie nicht. Denn nachher erfinden sie alles Mögliche, alles ist ganz anders. Die meisten von ihnen schweigen aber darüber, das finde ich wiederum sehr gut.» Ludmilla blieb ruhig und besonnen wie immer.

Jacqueline nickte und fühlte sich entmutigend klein.

Ludmilla lächelte sie freundlich an und erwiderte das Nicken, ehe sie, ohne noch ein weiteres Wort zu verlieren, kehrtmachte und die Beratungsstelle verließ.

Jacqueline versuchte, sich zu sammeln, und sah noch eine kleine Weile die geschlossene Haustür an, hinter der Ludmilla in den Feierabend verschwunden war. Dann wandte sie sich wieder ihrem vorbereiteten Raum zu und ärgerte sich über die weggeworfenen Keksschachteln – wohin jetzt mit dem Gebäck? Genaugenommen sprach nichts dagegen, wenn sie die Kekse mit nach Hause nahm ... wenn ohnehin nie jemand kam, brauchte man sie auch nicht aufzubewahren. Kekse aß sie lieber als Chips.

15
Lisa auf der Heimreise

Wenn nicht jetzt, wann dann?, fragte sich Lisa, als nach der fortgesetzten Fahrt im ICE wieder ausreichend Privatsphäre herrschte.

Aus irgendeinem Grund war in Mannheim fast der komplette Waggon ausgestiegen. Verschwunden war nicht nur die vierköpfige Familie neben ihr, die wohl ebenfalls gerade aus dem Urlaub zurückgekehrt war, sondern auch der Anzugträger ihr gegenüber, der während der gesamten Fahrt von Frankfurt bis nach Mannheim die aufgeklappte und breit gefächerte *Financial Times* las, ohne auch nur ein einziges Mal umzublättern. *Meine Güte,* dachte Lisa belustigt, *lebte der überhaupt, so bewegungslos, wie der dasaß?*

Froh darüber, allein zu sein, erhob sie sich vorsichtig etwas aus ihrem Sitz, ließ ihren Blick umherschweifen und entdeckte etwa 15 Reihen hinter ihr einen einzelnen jungen Mann. Vielleicht Mitte zwanzig, den Blick nach unten gewandt. Mehr mit seinem Smartphone als mit seiner Umwelt beschäftigt. Der war harmlos und würde ihr keinesfalls zu nahe treten, auch sonst vermisste sie ihre üblichen Ängste kein bisschen. Ein sie angenehm ausfüllendes neues Reisegefühl sagte ihr, dass sie sowohl in prächtiger als auch aufgeregter Verfassung war. Schon wieder ein erstes Mal, das sie ihrem Ulrich verdankte.

Lisa atmete durch und suchte in ihrer üppigen Handtasche herum, bis sie jenes Tütchen herausfischen konnte, dessen Inhalt sie am Flughafen schnell an der Kasse bezahlt hatte, während Ulrich noch das riesige Spirituosenangebot nach möglichen Schnäppchen durchforstete.

Sie vergewisserte sich nochmals, dass sie weitestgehend alleine war, und das hübsche Tütchen gab seinen versteckten Inhalt frei: einen Schwangerschaftstest.

Seit vier Tagen kannte ihr Körper praktisch nur noch drei Zustände: Ihr war besonders morgens und abends speiübel – und wenn diese Attacken vorüber waren, fühlte sie sich so müde, als hätte sie sich mit dem Virus der Schlafkrankheit angesteckt. Wenn zufällig gerade keiner der beiden Zustände sie überfiel, musste sie dafür andauernd zur Toilette rennen: Spucken, todmüde sein und übermäßiger Toilettengang. Das sind alles Symptome, die – wie sie mittlerweile gegoogelt hatte – darauf hindeuteten, nicht nur schwanger zu sein, sondern den ersten Schwangerschaftsmonat vielleicht sogar überschritten zu haben. Das machte sie stumm.

Wie hielten andere Frauen diesen Zustand bloß aus? Ganze neun Monate lang?!

Ins Zeitfenster würde eine Schwangerschaft jedenfalls leider reinpassen, denn vor dem gemeinsamen Urlaub trafen Ulrich und sie sich regelmäßig jedes Wochenende. Ohnehin war es mittlerweile drei Monate her, dass sie ein Wochenende *ohne* Ulrich verbracht hatte. Danach folgten der Urlaub auf den Malediven, die angeblich schlechten Muscheln ... Außerdem, das ausschlaggebendste Argument schlechthin: Ihre Periode war schon länger ausgeblieben. In ihrer Glückseligkeit hatte sie das nicht realisiert.

Das allein – ihr klarer Verstand meldete sich zu Wort – wäre allerdings kein Indiz, denn weil ihre Tage ausgerechnet in die Malediven-Woche gefallen wären, hatte sie sich kurzerhand entschlossen, die Verhütungs-Pille einfach durchzunehmen. Das musste sie beim letzten Mal zwar mit umso heftigeren Menstruationsbeschwerden bezahlen, als ihre Tage wieder einsetzten. Angesichts der vor ihnen liegenden unbeschwerten Urlaubstage war es aber sinnvoll, die Pille keinesfalls abzusetzen. So kühl und so überlegen, wie es ihr möglich war, replizierte sie: *Da ich also brav die Pille durchgenommen habe: Wie sollte ich da schwanger sein?!* Da war es doch viel wahrscheinlicher, dass ihr Hormonhaushalt durcheinandergeraten war. Ganz klar war das sehr viel nahe liegender als eine Schwangerschaft, und die Muschelgeschichte bliebe davon unberührt und würde ihre Übelkeit während des Urlaubs problemlos erklären.

Lisas Blick auf die grün leuchtende Toilettenanzeige über der Tür ihres Zugabteils zeigte an, dass die Kabine frei war. Ihren Koffer würde sie für fünf Minuten ruhig auch mal zurücklassen können, fand sie *(schon wieder etwas Neues!)*. Eine bessere Gelegenheit würde sich vor ihrer Ankunft daheim jedenfalls nicht mehr ergeben.

Außerdem hielt sie es nicht mehr länger aus, im Ungewissen hängen zu bleiben. Sie war schließlich dermaßen angespannt und neugierig, dass sie sogar schon überlegt hatte, den Test während des Heimfluges zu machen. Sie entschied sich dagegen, weil sie die letzten Stunden mit Ulrich nicht durch einen möglicherweise auf sie wartenden Schock verderben wollte. Jetzt aber wäre die Gelegenheit günstig. Sie konnte ihre Ungeduld kaum noch zügeln. Jetzt oder nie.

Aber dann fiel ihr der meist unbeschreibliche Zustand der Zugtoiletten ein, die drangvolle Enge, die verdreckte Schüssel, das auf dem Boden herumliegende durchnässte Toilettenpapier, und überhaupt. Es gab auch keinerlei Ablageplatz für den Teststreifen, einen Becher besaß sie auch nicht, und so …

Zwar müsste sie gerade jetzt definitiv aufs Klo gehen, aber ihre inneren Bilder schreckten sie wirkungsvoll ab. *Nein, lieber noch hinauszögern, den berühmt-berüchtigten Spannungsbogen aufbauen und nicht vorher nachgeben.* Obwohl, sie müsste sich zum Test ja nicht unbedingt auf die schmutzige Toilettenschüssel setzen, sie könnte auch halb stehend, halb hockend, einen Tropfen Urin auf das Feld im Stäbchen fallen lassen, irgendwie würde es schon gehen. Oder?

Dermaßen in Details verloren, bedachte sie eine ganze Weile die zahlreichen Für und Wider. Letztlich widerstrebte ihr die Vorstellung, im übelriechenden winzigen Raum zu warten, bis die auf der Packung aufgedruckten ‹*just two minutes*› abliefen, in denen sich ein bestimmtes Muster abbilden würde – oder eben nicht.

Die Waggontür vor ihr glitt schleifend zur Seite, und der Fahrkartenkontrolleur startete einen weiteren Durchgang. Sein Erscheinen führte zur Entscheidung gegen den Toilettengang. Hastig ließ Lisa den Schwangerschaftstest samt Tüte wieder in ihrer Handtasche verschwinden. Der Mann schaute sie an, erkannte sie und lächelte freundlich, nickte und ging weiter, die Fahrkartenkontrolle bei ihr hatte er vor einer Stunde schon erledigt.

Lisa war wieder alleine.

Stell dich nicht so an. Steh auf und geh zur Toilette, verlangte Lisa von sich selbst, während ihr Herzschlag sich erhöhte und sie in einen Zustand versetzte, der zumindest ihr enormes Schlafbedürfnis gänzlich unterdrückte.

Andererseits hatte sie die unerfüllte Spannung nun aber schon einen fast zehnstündigen Flug sowie die Zugfahrt bis hierher ausgehalten. In spätestens anderthalb Stunden würde sie zuhause sein und könnte den Test unter weitaus hygienischeren und vor allem unter intimeren Umständen ganz in Ruhe machen. Was änderten diese neunzig Minuten schon?

Sie holte das Tütchen wieder hervor.

Einiges würde sich dramatisch ändern, dachte jener Teil in ihr, der endlich Klarheit haben wollte. Nach einem letzten skeptischen Blick durch den Waggon wickelte sie dann aber doch den Test wieder fest in die kleine Tüte ein, und dort blieb er endlich unangetastet liegen.

Mit ihrem Labello, der ihr beim Suchen zwischen die Finger geraten war, befeuchtete sie sich schließlich ihre schmerzenden Lippen und zog anschließend ihren heiß geliebten Reise-Krimi hervor.

Bald bin ich zuhause, dachte sie.

Und allmählich fielen ihre Augen zu.

16
Zurück in der Gegenwart

Michael schlief auf dem Bauch liegend tief und fest, sein Kopf war von Sandras Seite des Ehebettes abgewandt. Er hörte nicht ihre leisen Schritte, und er spürte auch nicht, dass seine Frau ins Bett kroch.

«Schatz, bist du noch wach?», flüsterte sie ihm direkt ins Ohr, während sie sich anmutig an ihn kuschelte.

Er ächzte vernehmlich: «Mhm. Jetzt schon.»

«Tut mir leid, wenn ich dich geweckt habe», log sie, «ich habe etwas wirklich Großartiges gefunden für meinen nächsten Artikel. Glaub mir, *das* wird ein Hit!»

«Mhmhm», kommentierte Michael die Nachricht seiner aufgekratzten Frau, die er im Halbschlaf zwar hörte, jedoch nicht wirklich wahrnehmen, geschweige denn verarbeiten konnte. Die Nacht wurde vom Vollmond erhellt, der auch das Schlafzimmer ausleuchtete. Schlaftrunken grapschte Michael nach seinem Handy, das zwischen mehreren Büchern, Zetteln, Schriftstücken und Kugelschreibern auf dem Nachttisch lag.

Was er dort sah, ließ ihn auffahren:

«2:15 Uhr!», rief er entsetzt.

«Kommst du etwa jetzt erst ins Bett?!» Er war mit einem Schlag hellwach.

Statt einer Antwort nickte Sandra stumm. Verblüfft erkannte sie in Michaels schlaftrunkenem Zustand genau denselben Gesichtsausdruck ihres Sohnes, wenn sie ihn dabei ertappte, wie er vor dem Abendessen heimlich eine Handvoll Gummibärchen aus dem Süßigkeitenschrank mopste.

Auf seinen Rücken zurückrollend, rieb sich Michael heftig die Augen, ohne dass es ihm gelang, die Sterne in seinen Augen zu eliminieren. Sandra nutzte augenblicklich ihre Chance, legte ihren Kopf auf seine Brust und fing an, seinen Bauch zu streicheln.

«Lass mich schlafen», murmelte er gequält.

Mit seinen Zeigefingern rieb er sich beide Augen gleichzeitig und versuchte, das bisschen Restschlaf, der sich noch darin befand, in seine schmerzenden Augäpfel zurückzuholen.

Er wollte nichts als weiterschlafen. Was ihm auch gelang. Schon atmete er wieder tiefer ein.

Sandras Handgriffe wurden allerdings forscher.

«Bitte! Ich meine es ernst», wurde Michael nun deutlicher. Er nahm seine Arme zu Hilfe, um für noch mehr Nachdruck zu sorgen, umfasste dabei ihre Handgelenke und drückte sie von sich weg.

«Du weißt schon, wie lange es her ist?», fragte sie nun sichtlich betroffen.

«Oh Mann, Sandra, es ist mitten in der Nacht! Weißt du eigentlich, was für einen Tag ich heute hinter mir habe?»

Sandra schnappte nach Luft.

Ohne eine Antwort zu geben, drehte sie sich weg – sie schmollte, war sauer.

«Hey», stupste Michael sie nun seinerseits an, bekam aber nur ein leise-wütendes «Lass mich in Ruhe!» zu hören.

Wieder war er wacher, als ihm lieb war:

«Was erwartest du eigentlich von mir?», verteidigte er sich. «Ich muss morgen, das heißt, heute, um 4:30 Uhr aufstehen, weil ich um 6:30 Uhr den wichtigen Termin mit Dr. Piscaro habe, der wegen seiner Sprechstundenzeiten nun einmal entweder ganz früh morgens oder nur ganz spät abends Zeit hat. Grundsätzlich hätte mir das Aufstehen auch um 5:45 Uhr gereicht, aber ich muss vorher noch mal ins Büro, um zumindest ganz kurz sein Portfolio zu checken. Das hätte ich liebend gerne gestern Nachmittag schon gemacht, aber ICH musste ja Hals über Kopf meinen Arbeitsplatz verlassen, weil DU nicht von der LeRa wegkonntest, über die du sonst doch immer nur am Jammern bist. Dann war ich mit Vanessa beim Arzt, habe Lukas abgeholt, für die beiden gekocht, unsere erschöpfte und kranke Tochter im 15-Minuten-Takt gewickelt und anschließend noch mit Lukas gespielt. Der ist die ganze Woche über schon viel zu kurz gekommen. Jetzt wegen mir beleidigt zu sein, weil ich zumindest noch ein kleines bisschen Schlaf bekommen möchte, ehe es morgen wieder rundgeht, das ist nicht fair von dir.»

Atemlos brach er ab. Unversehens hatte er sich in Rage geredet, während in Sandras Gesicht heimlich eine Träne des Erschreckens über ihre eigene Gleichgültigkeit die Wange hinunterlief.

Er hat recht. Entschuldige dich bei ihm, sagte die gute Stimme in ihrem Kopf, und obwohl sie wusste, dass es das Richtige wäre, fiel es ihr unheimlich schwer, den Mund aufzubekommen. Kein Laut kam.

Michael, der inzwischen wieder aufrecht im Bett saß, sah sich gezwungen, den Rücken seiner Frau anzustarren. Er schnaufte hörbar und fand sich damit ab, dass sie auf seinen ungewohnt langen Vortrag wohl keine Antwort geben und schon gar kein Verständnis zeigen würde.

Als er sich mit der Frage quälte, wie er nun die restlichen zwei Stunden schlafen sollte, und sich dabei wieder hinlegte, geschah es dann aber doch:

«Es tut mir leid», flüsterte Sandra, «sehr leid sogar!», und streichelte, immer noch halb von ihm weggedreht, seinen linken Arm.

«Ist schon ok», sagte er friedlich und umschloss fest ihre Hand. «Lass uns einfach nur schlafen, ja?»

Sandra nickte. Andächtig hielten sie noch ein paar Minuten Händchen, ehe sich Vanessa über das Babyfon meldete.

«Ich geh schon», erklärte Sandra und stand auf. «Bin sowieso wach.»

Als sie im Zimmer ihrer weinenden Tochter ankam und das kleine Seitenlicht anknipste, erschrak sie. Und zwar über die Wanduhr in Form eines süßen Kätzchens, dessen nach unten hängender Schwanz im Sekundentakt das erbarmungslose Voranschreiten der Zeit anzeigte. Diese kitschige Uhr dokumentierte: 2:34 Uhr!

17
Lisa zu Hause

2:31 Uhr zeigte inzwischen auch das Handy-Display von Lisa an, die wegen des ungewohnten Jetlags nicht in den Schlaf fand.

Vor einer guten halben Stunde hatte sie es schließlich aufgegeben, sich mit sinnlosen Schlafaufforderungen durch die Nacht zu quälen. Nach geschlagenen drei Stunden Hin- und Herwälzens war es vernünftiger, aufzustehen. Auf ihrem Sofa sitzend, rang sie nun mit sich, ob – und wenn ja, mit welchen «richtigen» Worten – sie Ulrich schreiben könnte, was los ist. Sie *musste* es loswerden, es ihm mitteilen.

Da er sein Handy nahezu immer ausgeschaltet ließ, war die Gefahr, ihn durch die SMS mitten in der Nacht versehentlich zu wecken, wohl eher gering. Dennoch musste sie unbedingt behutsam vorgehen, denn spätestens wenn er diese Nachricht lesen würde, las er natürlich auch die unmögliche Uhrzeit ab. Er könnte sich vielleicht belästigt fühlen. Ulrich war in letzter Zeit ziemlich schnell aufbrausend. Wie um Himmels willen sagte man so was per Handy, gab es dafür einen Kodex? Sollte sie googeln und sehen, was andere Frauen in ihrer Situation taten? Nein, das war zu kindisch.

Aber bloß ein schlichtes *Wir müssen reden*, das würde ihm doch gleich zu Beginn einen gänzlich falschen Eindruck vermitteln. Ein *Können wir uns am Wochenende doch noch mal kurz sehen?* klang wiederum zu schwach und zu nichtssagend. Er hatte sie schließlich längst wissen lassen, dass er von Freitag bis einschließlich Sonntag dringend ins Büro müsse, um seine Termine für die Folgewoche festzumachen. Und er hatte auch erklärt, wie er dabei den Kunden um den Bart gehen, ihnen Zeit schenken musste, indem er auf ihre jeweilige persönliche Situation einging. Dabei musste er, um überzeugend zu sein, persönliche Details erwähnen und nachfragen, was daraus geworden ist. Für diese wichtigen scheinbaren Detail-Nebensächlichkeiten legte er eigens ganze Aktenordner an. Darin notierte er akribisch beispielsweise besondere Vorlieben oder Abneigungen des Kunden. Vor jedem Telefonat und jedem Kundenkontakt konnte er dort vorher alles noch mal nachlesen, um sich entsprechend gut vorzubereiten. Zeit für eine Fahrt zu ihr würde er also wirklich nicht haben.

Aber vielleicht: Wenn sie ausnahmsweise mal zu ihm fuhr?

Derart ermutigt, fing sie an zu schreiben:

Hallo Liebling.
Ich kann gar nicht schlafen und bin immer noch ganz verzaubert von unserem Urlaub auf den wunderschönen Malediven. Darf ich ganz spontan am Samstag zu dir nach Potsdam kommen? Bitte sag ausnahmsweise Ja, es wäre soooo wichtig für mich, für uns.

Noch ein paar Mal las sie den Text durch und versuchte sich vorzustellen, wie sich die Nachricht aus Ulrichs Sicht wohl ausnahm.

Dann löschte sie die beiden Worte *ganz spontan* wieder heraus und kontrollierte ihren Text erneut. Sie nickte. Ja: Gut, dass sie die beiden Worte gelöscht hatte. Ulrich war nicht der spontane Typ. Ganz gewiss nicht. Bei ihm musste alles minutiös geplant sein. Abweichungen wie ein zu spät eintreffender Zug oder eine Situation wie die, als Lisa ihn nach der Nacht in Köln mit einem Frühstück und anschließender Besichtigung des Doms überraschen wollte, hasste er abgrundtief und reagierte entsprechend grantig darauf.

Je mehr sie darüber nachdachte, desto schlechter fand sie ihre Idee – also löschte sie schließlich den gesamten Text. Ach du meine Güte, da verfasste sie täglich lange Artikel und scheiterte an einer so simplen Aufgabe. Sie seufzte laut. In Momenten wie diesen wünschte sie sich, es stünde nicht solch eine unerträglich große räumliche Distanz zwischen ihnen. Es war höchste Zeit, die endlich zu überbrücken und den nächsten Schritt zu wagen: Nägel mit Köpfen mussten gemacht werden. Das Leben zeigte einem immer wieder, dass der nächste logische Schritt der richtige war. Wenn man davor zurückschreckte, geriet man immer tiefer in eine Sackgasse, aus der es nur schwer ein Zurück gab.

Nein, entschied sie, sie würde sich Ulrich nicht aufdrängen, nur weil ihr eigener Spannungsbogen zu kurz war. Weil sie ihn mehr liebte als sich selbst, würde sie darauf warten, bis er ihr zum Wochenstart Bescheid geben würde, wo und wann sie sich das nächste Mal treffen würden. Bis dahin blieb ihr ausreichend Zeit, sich zu beruhigen und sich auf dieses wichtige Treffen gut vorzubereiten. *Und dann auch nicht gleich mit der Tür ins Haus zu fallen,* ermahnte sie sich. Erst würden sie sich lieben, obwohl ihr seit der Schwangerschaft der Sinn gar nicht mehr nach Sex stand.

Wann aber könnte es am geschicktesten sein, ihm davon zu berichten, wie sich ihr Körper auf für sie geradezu beängstigende Weise veränderte? Wie es sich anfühlte, wenn das manchmal unangenehme Ziepen ihrer Brust sagte, dass sie offensichtlich um mindestens eine Körbchengröße wuchs? Und erst recht das immer wiederkehrende kurze Ziehen im Unterbauch, was sollte das bedeuten? Wie widersprüchlich dann ihre Gedanken waren, denn halb hoffte sie, das vertraute Unterbauchziehen kündige ihre Tage an … Bei all diesen Überlegungen wurde ihr plötzlich bewusst, dass sie sich schon alle möglichen Szenarien in allen Einzelheiten vorzustellen versucht hatte. Aber dass ihr seltsamerweise die Vorstellung, mit ihm eine gemeinsame Zukunft zu schmieden, am schwersten fiel. Das war es doch aber, was sie die ganze Zeit wollte. Sich die schönen Stunden auszumalen, wie sie etwa zusammen auf Möbelsuche gingen – irgendwie gelang ihr das mit einem Mal nicht mehr. Aber es *musste* gelingen, weil Liebe immer einen Weg findet. Jeder weiß das. Ulrich, sie und das ungeborene Kind, von dem sie noch nicht sicher wusste, ob sie sich darüber freuen oder ob sie unglücklich sein sollte, brauchten einen stabilen Plan. Jeder Mensch trägt das stille Wissen in sich, dass wahre Liebe immer einen guten Weg gefunden hat. Das war immer so, und das wird immer so bleiben. Sie sollte endlich aufhören, sich mit Nichtgelingendem herumzuschlagen. Ulrich würde das alles viel vernünftiger bewerten, dessen war sie sicher. Trotzdem sah sie sich im eigenen ständigen Hin- und Herschwanken eingekerkert. Und eben das war auch ungewohnt für sie, das kannte sie von sich gar nicht, und es machte ihr Angst: *Ich schaffe das nicht!* Mal bekam sie den untrüglichen Instinkt dafür, dass die Schuhe, in die sie hineinsteigen sollte, viel zu groß für sie waren – ein anderes Mal war es derselbe Instinkt, der ihr sagte, dass der Mensch am Ende alles schaffen kann, wenn er nur will.

Wenigstens gab es zwischenzeitlich einen unübersehbaren Lichtblick: Ihre Übelkeit war deutlich besser geworden, an deren Stelle stattdessen ein ständiges Verlangen getreten war: Essen! Essen in sich hinein zu schaufeln, erschien ihr zwanghaft das Allerwichtigste zu sein – und sie gehorchte widerstandslos. Danach übermannte sie regelmäßig heftigste Sehnsucht nach Tiefschlaf, sogar im Stehen könnte sie dann einschlafen. Bei diesem Stichwort gähnte sie herzhaft und legte das Handy beiseite. Glücklich und mit einem zufriedenen Lächeln auf den Lippen, weil es ihr gelungen war, Ulrich nicht zu belästigen und sich selbst einen längeren Spannungsbogen zu erarbeiten.

Stolz darauf, wieder zu ihrer eigenen Stärke zurückgefunden zu haben, schlüpfte sie ins Bett zurück, die betenden Hände auf ihrem Bauch gefaltet *(wann hatte sie DAS zum letzten Mal eigentlich gemacht?)*. Über sich selbst verblüfft, schlief sie schließlich fest ein.

18

Der darauffolgende Montag, im Redaktionsbüro: 8:59 Uhr …

Gerade noch rechtzeitig schaffte Sandra es heute in die Redaktionsräume von *Radego Entertainment* und konnte so die Wiederholung einer unschönen Standpauke in buchstäblich letzter Sekunde vermeiden. Der Zeiger der großen Eingangsuhr sprang just in jenem Moment auf die Ziffer Neun, als sich die Tür hinter ihr wieder schloss. Bingo!

Dabei standen die heutigen Vorzeichen zunächst nicht gut, denn genau wie am vergangenen Montag machte Lukas auch heute wieder «schöne» Probleme, als Sandra ihn im Kindergarten abliefern wollte. Es gelang ihr nur mühsam, ihn wieder auf Linie zu bringen. Als sie endlich ihr Auto Richtung Büro lenkte, fragte sie sich, ob Michael vielleicht recht hatte, wenn er anmahnte, dass Lukas wegen ihrer neuen anstrengenden Berufsphase in seinen Bedürfnissen viel zu kurz kam – dass *er* womöglich das bezahlen musste, was *sie* erreichen wollte. Er war doch noch so klein. Ungerufen schossen ihr Tränen in die Augen.

Während sie nämlich auch während des zurückliegenden Wochenendes nonstop an Artikeln arbeitete und Vanessa den Großteil von Michaels Aufmerksamkeit beanspruchte, war Lukas ein paar Mal zu ihr ins Arbeitszimmer geschlichen, obwohl sie ihm streng verboten hatte, sie zu stören.

In solchen Situationen lagen ihre Nerven blank. Es fiel ihr dann schwer, den aufsteigenden Unmut zurückzuhalten, und so blaffte sie ihren Sohn jedes Mal ungeduldig an, sobald er in der Tür erschien. Entschuldigt hatte sie sich dafür bei ihrem Sohn auch nicht. *Wie sollte er da gesund heranwachsen, wenn sie sich so falsch verhielt?*

Zu allem Übel setzte sie ihr gestriges Verhalten heute fort, indem sie ihn vorhin beim Kindergarten ziemlich barsch aus seinem heutigen «Theater» herausgerissen hatte. Okay, heute Abend würde sie es wiedergutmachen, sie gelobte Besserung. Versprochen. Jetzt musste sie aber schnellstmöglich ihre Aufmerksamkeit auf die bevorstehende Redaktionssitzung richten, schließlich war ihre größte Rivalin ab heute wieder im Büro. Es galt nun, sie im Meeting mit ihren eigenen Waffen zu schlagen. Und zwar, indem Sandra es war, die heute nicht nur ein interessantes Thema präsentierte, sondern den dazugehörigen Artikel auch gleich mit ablieferte. Heiko würde sehr positiv überrascht sein.

In vorausschauende Gedanken versunken, hätte sie beinahe Antonia übersehen, die plötzlich vor ihr stand und den Weg versperrte. *Auch das noch.*

«Na, auch schon da?», ließ sich Antonia spitz vernehmen, und um an Sandras chronische Unpünktlichkeit zu erinnern: «Mach's dir nicht zu bequem. Du weißt ja, die Abteilungssirene ist heute wieder zurück, und sie teilte Heiko mit, dass sie irgendeine Ankündigung machen will – weswegen unser heutiges Meeting *sofort jetzt* startet.»

Ein freudiger Schreck durchfuhr Sandra. Für einen kurzen Moment durchlebte sie dieses «Gerade noch mal gut gegangen»-Gefühl, dass sie es trotz des stressigen Morgens pünktlich ins Büro geschafft hatte.

Das Butterbrot war tatsächlich mal auf der richtigen Seite auf dem Fußboden aufgeschlagen. Aber das wurde im gleichen Moment durch ihren unpassenden Geistesblitz getrübt, dass sie den Fußboden zu Hause übrigens schon viel zu lange nicht mehr gewischt hatte. Das heruntergefallene Butterbrot konnte demnach keiner mehr essen.

Keine Zeit für Selbstmitleid, sagte sie sich und schob ihre lästigen Putzgedanken energisch beiseite, denn ihr war eingefallen: Wenn die Abteilungssirene (den Spitznamen bekam sie wegen ihrer hohen Stimme) etwas derartig Wichtiges anzukündigen hatte, dass sogar das heilige Meeting vorgezogen wurde – was konnte das anderes sein als wieder einmal einer ihrer hervorragenden Kracher-Artikel?! Das war eine schreckliche Erkenntnis. Sandra wurde schlecht. War die ganze Mühe, der ganze familiäre Ärger, das schlechte Gewissen den Kindern und Michael gegenüber, etwa umsonst? Hätte sie ihre Zeit besser damit verbracht, mit den Kindern zu spielen und den Küchenboden zu putzen?

Wo war die noch gleich im Urlaub? Sandra versuchte, sich zu erinnern. Insgeheim befürchtete sie augenblicklich, Lisa habe dort nicht nur skandalös-interessante Exklusivfotos echter Promis schießen können, sondern auch gleich den dazugehörigen Super-Artikel geschrieben. Eine solche Fleißarbeit würde ihr jedenfalls ähnlich sehen, denn das Glück ist immer mit den Tüchtigen. Von schlimmsten Befürchtungen geplagt, warf Sandra hastig ihren Mantel über die Stuhllehne, klemmte sich ihren Notizblock unter den Arm und fischte ihren eigenen Artikel aus der Handtasche. Obligatorisch befingerte sie den Zigarrenbohrer und beschwor ihren Vater, ihr beizustehen.

Eigentlich brauchte sie dringend einen Kaffee, aber das würde leider warten müssen, denn im Flur bewegte sich der Mitarbeiter-Pulk schon auf den Meetingraum zu.

«Auf geht's, ihr Täubchen», spornte Holger alle im Vorbeigehen an und vollführte mit seinen Händen scheuchende Bewegungen. Was auch immer es war, was ihrer Kollegin da in den Schoß gefallen war – am Ende würden sich Sandra und alle anderen neben ihr wieder mit absoluter Sicherheit als kleine Lichtchen ausnehmen. In größter Geschwindigkeit schmiedete Sandra stumm Rettungspläne dagegen und kam leider zum niederschmetternden Ergebnis, dass es gegen diese Super-Top-Journalistin keine Rettung geben wird. Am besten war es daher, sie reden zu lassen und abzuwarten, bis ihre neue Superstory von Heiko häufig genug gewürdigt worden war. Dann würde sie, Sandra, sich sofort anschließen und dabei auf die wissenschaftliche Erkenntnis setzen, dass der Mensch das, was er zuletzt gehört hat, am leichtesten abspeichert. Ihren unter so harten Bedingungen erarbeiteten Blätterstapel in der linken Hand fest zusammenpressend, reckte sie selbstbewusst ihren Kopf hoch und setzte sich kerzengerade auf ihren Stuhl im Meetingraum nieder. Käsebleich.

Lisa war ebenfalls schon da. Strahlend thronte sie auf ihrem Platz neben Heiko und fackelte nicht lange. Das war neu, sonst wartete sie immer auf die richtige Sekunde. Ohne Begrüßung und ohne weitere Einleitung verkündete sie, dass sie die bald frei werdende Stelle als Abteilungsleiterin nicht antreten wolle. Der Grund sei, dass sich ihre private Situation fundamental ändere. Sie sei glücklich über ihre überraschende Schwangerschaft, und dieser Ausnahmezustand habe nun bei ihr und ihrem Partner absoluten Vorrang. Nichts sei ihnen beiden jetzt wichtiger als das Baby. Ihr strahlendes Gesicht sprach Bände.

Mit einem Schlag war es mucksmäuschenstill, niemand wagte mehr zu atmen. Diese ungeheuerliche Sensation wollte erst einmal verdaut sein. Auch diejenigen, die bis jetzt noch herumstanden, ließen sich vor Schreck auf ihre Plätze nieder. Noch bevor jedoch einer der Anwesenden etwas dazu sagen konnte, scheuchte Heiko unvermittelt alle wieder auf. Er war deutlich verärgert und zeigte das auch:

«Lasst uns bitte alleine», verlangte er herrisch in die traumatisierte Runde.

Alle zogen betreten wieder ab und warfen heimliche Blicke über die Schultern zurück. Hoffend, in den sehr unterschiedlichen Mienen der beiden Zurückbleibenden etwas lesen zu können. Vergeblich. Was war hier los?!

Mit wirklich allem hatte Sandra gerechnet. Was hatte sie sich nicht alles ausgemalt, zu ihren Ungunsten natürlich, aber niemals wäre ihr der Gedanke einer Schwangerschaft Lisas in den Sinn gekommen. Und nach der Heftigkeit des zwischen den anderen Frauen ausbrechenden Getuschels zu urteilen, schien sie mit ihrer Verwirrung nicht alleine zu sein. Um die Tratsch-Tante Nummer eins, Holger, flüsterten sie alle emsig herum – vor noch nicht einmal einer Minute hatte er sie tatsächlich wie Hühner vorwärts gescheucht, ohne dass sie sich das verbaten, jetzt verhielten sie sich sogar wie nervöses Federvieh. Auf Sandra wirkten sie eher wie erschrockene Gänse, die sich in der Not zusammenscharten und zischelnd drauflos schnatterten, was das Zeug hielt.

Immerhin, Gründe dafür gab es reichlich. Das eben war mit Abstand das kürzeste Montags-Meeting aller Zeiten – es war inzwischen gerade einmal 9:04 Uhr. In weniger als vier Minuten hatte Lisa die Redaktion auf den Kopf gestellt. *Okay, mir soll es recht sein.* Sandra beschloss, das Beste daraus zu machen, und nahm Kurs auf die Kaffeeküche. Isabel und Antonia trafen dort ebenfalls ein.

Sandra war noch mit ihren Überlegungen beschäftigt, ob das, was sie alle gerade zu hören bekommen hatten, wirklich von Lisa geäußert worden war oder ob es sich bloß um einen Hörfehler gehandelt haben könnte, als Isabel laut Vermutungen anstellte: «War die nicht in Afrika? Hat sich bestimmt dort einen Schwarzen angelacht», mutmaßte sie in Antonias Richtung. Wobei sie sich keinerlei Mühe gab, wenigstens höflich zu bleiben.

«Ja, stimmt», das war Helgas Stimme, «dort boomt der Sextourismus für die, die hierzulande keinen abbekommen haben. Was Thailand für die Männer, ist Äthiopien für die Frauen.»

Helga war die bald in Rente gehende Abteilungsleiterin, und Sandra staunte nicht schlecht darüber, dass ausgerechnet sie in solch böses Geläster mit einstimmte.

Obwohl sich auch Sandra nicht vorstellen konnte, was bei Lisa passiert sein könnte, beteiligte sie sich nicht an dieser Art von Verleumdung. Wenn ihre Kinder so über andere reden würden, dann würde sie ihnen die Ohren lang ziehen, und zwar so lange, bis sie die Ohren als Schal benutzen konnten. Das würden die nie wieder so äußern.

Immer noch nachdenklich fiel ihr im Nachhinein auf, mit welcher Euphorie Lisa ihre Schwangerschaft verkündet hatte, mit stolz geschwellter Brust nämlich, und wie sie ohne lange Ausflüchte den Pfeil mitten ins Schwarze setzte. Anvisieren, Zielen, Treffen – alles war eines. Obschon die Atmosphäre hier im Büro an manchen Tagen nur schwer auszuhalten war und sich das Betriebsklima dann in etwa auf dem Kältelevel einer isländischen Winternacht bewegte, strahlte Lisa heute starkes Selbstbewusstsein aus. Und noch etwas: eine Wärme, die man noch nie zuvor an ihr gesehen hatte. Sandra erinnerte sich daran, dass Lisa an mindestens zwei Stellen ihrer kurzen Ansage Freudentränen zeigte und ihre Stimme beinahe brach. Niemals zuvor zeigte sie Emotionen, immer war sie die Beherrschte, ihre undurchdringliche Maske trug sie bisher stets wie eine Siegestrophäe vor sich her. Und jetzt war sie so herausgeplatzt, so voller Vorfreude verkündete sie mir nichts, dir nichts die radikalste Kehrtwende ihres Lebens – und das sollte offensichtlich jeder mitkriegen. Von Zurückhaltung oder gar Vorsicht nicht die geringste Spur.

Das mochte möglicherweise zu einer verheirateten Frau passen, die schon lange vergeblich versucht hat, schwanger zu werden, und die nun nicht fassen kann, dass es endlich geklappt hat. Aber sicher passte es nicht zu einer Afrika-Sexurlauberin. Lisa war in Sandras Augen ohnehin zwanzig Jahre zu jung und – es fiel ihr schwer, das einzugestehen – viel zu attraktiv für so einen Sex-Schwachsinn.

«Mädels, Mädels, Mädels», versuchte Holger sich noch mit in die Küche zu zwängen und sich im Gewusel Gehör zu verschaffen. Er war offen homosexuell und gefiel sich in seiner Rolle als Klatschkönigin. Er schätzte sehr seine für ihn gefahrlose Rolle als Hahn im Korb, die er bei jeder sich ihm bietenden Gelegenheit gerne auslebte:

«Denken wir doch mal ganz rational: Warum erzählt uns die Abteilungssirene, die sonst so verschlossen wie eine Jakobsmuschel ist, an diesem heutigen Tag noch vor dem eigentlichen Meeting derart emotional von dem Braten, den sie in der Röhre hat? Na, warum wohl?»

Er genoss sichtlich die wirkungsvoll eingetretene Pause und blickte der Reihe nach von Gesicht zu Gesicht, ehe er die Lösung seines Rätsels lieferte:

«Na, es liegt doch auf der Hand, Mädels: H-e-i-k-o u-n-d s-i-e h-a-b-e-n e-i-n-e A-f-f-ä-r-e. Sie hat es nämlich gar nicht *uns* soeben erzählt, obwohl es so aussah, nein, nein, nein. Nicht *wir* waren die Adressaten: die Botschaft war alleine an H-e-i-k-o gerichtet …» Alle schnappten hörbar nach Luft, auch Sandra. Warum behauptete er so was? Als Mensch mochte sie ihn gut leiden, weil er immer noch Ideen heraussprudelte, wenn andere längst aufgaben, er war immer lustig und freundlich und landete selten unterhalb der Gürtellinie. Nicht nachvollziehbar. Pfff. Sandra ließ den inneren Rollladen runter, das ging ihr zu weit.

Damit war es innerhalb weniger Minuten schon zwei Personen gelungen, jeweils eine brennende Lunte an einer enormen Bombe zu zünden.

Während sich Holger über die seiner Meinung nach intelligenteste und naheliegendste Lösung freute und darüber in schierem Wohlgefallen badete, verschlug es den Frauen die Sprache. Nach einer Schrecksekunde redeten alle gleichzeitig:

«Aber ist der nicht verheiratet?!»

«Wieso haben wir von dem Seitensprung überhaupt nichts gemerkt?»

«Was wird jetzt wohl aus Heikos Frau?»

«Darüber sollte mal jemand von uns einen Artikel schreiben.»

Helga sah dem bunten Treiben noch eine kleine Weile zu und mischte sich endlich energisch ein:

«So, das reicht jetzt aber. Alle wieder an die Arbeit, auf der Stelle!»

Gehorsam machten sich alle marschbereit, möglicherweise weil allen Anwesenden nach und nach dämmerte, was diese unerhörte Nachricht für jeden von ihnen bedeutete: Die Karten um Helgas Nachfolge würden nun komplett neu gemischt werden, jeder von ihnen konnte sich darum bewerben. Beflügelt stoben sie auseinander, jeder in sein Arbeitszimmer, um die eigenen ungelegten Eier auszubrüten.

Sandra wollte endlich ihre Kaffeetasse füllen.

Das *«Oh, so ein Pech»* von Antonia, die sich spitzbübisch darüber freute, dass Sandra erst einmal den Kaffeesatz-Behälter leeren musste, verdarb ihr ebenso wenig die Laune wie die Tatsache, dass das Display sie anschließend auch noch aufforderte, Bohnen und Wasser nachzufüllen.

Für Sandra kein Grund, sich zu ärgern. Seit 9:04 Uhr weiß sie, dass sie heute eine wunderbare Nachricht erhalten hat. Etwas Besseres konnte ihr gar nicht passieren, oder? Völlig unverhofft würde sie den Lohn für ihre Mühen eventuell doch noch ernten können. Zwar anders als gedacht, aber ihre große Rivalin war durch die Schwangerschaft nun definitiv aus dem Rennen. Bingo!

Stumm bedankte sie sich liebevoll bei ihrem Zigarrenbohrer und nippte an ihrer Kaffeetasse. Dann nahm sie ihren Artikel aus der Tasche und wartete auf den günstigen Augenblick, um ihn ihrem Chef Heiko vorlegen zu können. Dazu musste er notgedrungen an der kleinen Küche vorbeikommen, und dabei konnte sie ihn mühelos abfangen. Denn, das war schon mal sicher, der kam jetzt ordentlich in Bedrängnis, was die Nachfolge der Abteilungsleiterin anging: Zu viele ungeeignete Mitarbeiter würden sich nun bei ihm bewerben wollen, und seine bisher einzige Favoritin war von einer Sekunde zur anderen ausgefallen. Er tat ihr leid. Ein bisschen.

19
Heiko mit Lisa allein im Meetingraum

In der Zwischenzeit saß Heiko mit Lisa allein im Meetingraum und rang nach angemessenen Worten, die sich irgendwo in seinem hintersten Gehirnstübchen noch unsortiert auftürmten und nach «Ruder herumreißen!» verlangten. Heiko war in seinem Element:

«Lisa, lass uns für einen Moment vergessen, dass ich dein Chef bin und dass du meine Angestellte bist, und lass uns auf Augenhöhe vernünftig miteinander reden», begann er geschickt einen rettenden Ausweg anzusteuern, nachdem Lisa ihm zuvor der Reihe nach alles über die unerwartete Schwangerschaft erzählt hatte: von der Fortbildung mit Ulrich über ihre mal mehr, mal weniger regelmäßigen Wochenendtreffs und ihrem ersten gemeinsamen Urlaub («Eine wundervolle ganze Woche auf den Malediven, für uns alleine!») bis hin zur Tatsache, dass ihr Partner noch gar nichts von seinem Vaterglück wisse. Aber das würde überhaupt kein Problem darstellen, denn sie sehe jetzt so klar wie noch nie in ihrem Leben und tue jetzt, was richtig sei – und das hier (legte die Hand auf den Bauch) sei als nicht geplantes, aber schönes Ergebnis der ganz großen Liebe zwar spät, aber schließlich doch rechtzeitig eingetroffen. Sowieso sei eine gemeinsame Zukunft geplant gewesen, die verlege man nun nach vorne.

Heiko sagte nichts zu diesen Ergüssen, vor allem deshalb

nicht, weil ihm wirklich nichts dazu einfiel. Er fühlte sich ausgetrickst und überrumpelt, denn Lisa ließ keinerlei Zweifel darüber aufkommen, dass ihr der Kopf gerade am allerwenigsten nach beruflicher Karriere stand. Ja, sie schien entschlossen, ihr privates Glück an oberste Stelle zu setzen. Ganz spießig, aber in sich ruhend und selbstbewusst hieß sie ihre urplötzliche Veränderung willkommen.

«Also, die Sache ist dir ja bekannt», versuchte Heiko eine neue Landeschleife zu ziehen. «Helga wird uns in wenigen Monaten in ihren wohlverdienten Ruhestand verlassen. Du weißt, was das bedeutet, nicht wahr? Ich habe dich darüber nie im Unklaren gelassen ...», fragte er und sah Lisa mit seinem gestrengen Chef-Blick an, der ihr das Gefühl geben sollte, die Unterlegene zu sein.

«Nein», antwortete sie, seinem Blick standhaltend, und zeigte sich bewusst ahnungslos.

Sollte Heiko sich doch wenigstens jetzt mal richtig Mühe geben müssen, das konnte nicht schaden. Bisher war sie diejenige, die sich für ihn immer alle Beine ausgerissen hatte, aber das war jetzt vorbei, das war jetzt gegessen. Sie ließ ihn zappeln, auch als sie sah, wie er nach Worten regelrecht suchen musste, und sie begriff, dass er trotz aufgesetzter Strenge außerordentlich irritiert war.

Aber Heiko wäre nicht Heiko, wenn er aufgäbe. Er versuchte, mit geschmolzenem Honig neues Land zu gewinnen:

«Na, komm schon, Lisa. Du bist mein bestes Pferdchen hier im Stall. Jung, gebildet, alleinstehend, karriereorientiert und noch dazu sehr attraktiv. Was meinst du wohl, wer in Helgas Fußstapfen treten sollte?», sprach er ganz unverhohlen das aus, was bisher nur unausgesprochene Option war. Er stellte es so dar, als ob die Entscheidung um die zukünftige Abteilungsleitung für ihn längst feststand, und er tat überdies so, als wüsste Lisa selbstverständlich darüber Bescheid.

Das stimmte, natürlich war Lisa bisher davon ausgegangen, dass sie die einzige Mitarbeiterin war, die für ihn als Nachfolgerin in Frage käme, und die von der Firma bezahlte Fortbildung sprach ja auch dafür. Lisa bekam trotzdem große Augen, denn das hatte sie zwar die ganze Zeit gewusst, aber er schürte hin und wieder auch Zweifel daran, und sie hatte wirklich nicht geahnt, dass er sich längst definitiv für sie entschieden hatte. Von dem Hochgefühl, das sie im vorverlegten Meeting so wunderbar getragen hatte, während sie ihre privaten Neuigkeiten präsentierte, war auf einmal gar nicht mehr viel übrig geblieben. Im selben Maß, wie ihr die überaus verlockende Abteilungsleitung vor Augen stand, sickerte mehr und mehr Unsicherheit über Ulrich und die Schwangerschaft in ihre sich überschlagenden Gedanken ein. Sie fürchtete sich seit dem positiven Schwangerschaftstest am meisten vor der Geburt. Das fiel ihr gerade wieder ein.

Heiko nahm ihre Unsicherheit wahr, freute sich und bekam Oberwasser: «Ich sage dir jetzt etwas, was ich dir eigentlich gar nicht sagen dürfte, aber grundsätzlich war deine Karriere nicht nur wegen der Abteilungsleitung vorgezeichnet. Ich meine … wie soll ich sagen: Wie alt bist du jetzt? 36?»

«Erst 31», korrigierte Lisa ihn unwirsch.

«Himmel! Mädchen, du bist doch noch so jung. Du hast doch noch alle Zeit der Welt fürs Kinderkriegen. Es gibt doch gar keinen Grund für so eine überhastete Karnickelvermehrung», karikierte er die Situation seiner Lieblingsangestellten. Deren Alter kannte er im Übrigen selbstverständlich ganz genau.

Seine Wortwahl, von der hauptsächlich die Bezeichnung Karnickelvermehrung bei ihr hängen blieb, traf sie umso härter, als Lisa gerade selbst verspürte, wie sie mehr und mehr den Boden unter ihren Füßen verlor. Ihre Selbstsicherheit war dahin, und sie nahm an, dass er ihr das ansah – sie entschied sich daher zu schweigen und drehte den Kopf zur Seite, weil sie nicht wusste, ob sie ihm wegen seiner Karnickelbeleidigung in den Hintern treten oder ob sie ihm wegen seines Angebots zur Abteilungsleiterin und späteren Redaktionsleiterin um den Hals fallen sollte.

«Sieh es mir bitte nach», zog Heiko den schwierigen Karren Stück für Stück aus dem Dreck und wechselte seine Strategie:

«Ich habe dich einfach nur falsch eingeschätzt. Ich dachte, du bist jemand, die Karriere machen will, und ich bin auch davon ausgegangen, dass dir klar sein muss, welch großes Vertrauen ich dir angesichts der hier herrschenden Konkurrenz entgegenbringe. Es kann ja auch deiner Aufmerksamkeit nicht entgangen sein, wie ich dir jeden Montag eine exklusive Plattform im Meeting dafür geboten habe, damit du mit deiner Wochenendarbeit hier vor allen Kolleginnen einen großen Auftritt hinlegen konntest. Woche für Woche. Und ich habe jedenfalls deine diesbezüglichen Anstrengungen so interpretieren müssen, dass du ganz wild darauf warst, Helgas Nachfolge anzutreten.»

Lisa bekam ein immer stärkeres schlechtes Gewissen. Auch wenn sie sich manchmal über Heiko ärgerte, so protegierte er sie doch und hatte viel mit ihr vor. Sein Vertrauen war das Letzte, was sie verspielen wollte.

«Das will ich ja auch! Wirklich», gab Lisa also zu und ärgerte sich darüber, dass sie einerseits trotzig, andererseits aber auch zu kleinlaut klang. Wo war ihr Hochgefühl abgeblieben?

Heiko musterte sie aufmerksam:

«Nein, das *kann* ich nicht glauben. *Wenn* das, was du erzählst, tatsächlich die Entwicklung der Geschichte zwischen Ulrich und dir ist: Stuttgart … Potsdam … Schweiz … Malediven … Schwangerschaft … Mutterglück und, nicht zu vergessen, die ganz große Liebe. Das hat doch keine Zukunft! Das sind doch Klein-Mädchen-Träume! Ich kenne diesen Ulrich zwar nicht, aber ein fünfundvierzigjähriger unverheirateter Mann, der immer nur an den Wochenenden für dich Zeit hat … was soll denn das für einer sein?! Das kann doch nur ein Heiratsschwindler sein! Wach auf, Mädchen! Wo hast du deine Spürnase gelassen, wann hast du deinen Verstand abgegeben?!»

Lisa begann zu weinen. Geräuschlos und ohne Schluchzen liefen die Tränen aus ihren Augen. Ulrich war nicht so, wie Heiko ihn beschrieb. Je länger Heiko ihn schlechtredete, desto mehr glaubte sie an Ulrich. Altersunterschied hin oder her, der störte sie überhaupt nicht. Er war nun einmal eine ebenso einsame und unglückliche Seele wie sie selbst, und nur deshalb war er noch alleine. Als Heiratsschwindler hätte er zudem doch wohl alle bisherigen Kosten übernommen – aber die teilten sie sich redlich. Nein, da irrte Heiko, und das würde er schon noch erleben. Dass sie beide sich bei der Firmenfortbildung begegnet waren, sah sie als ein außergewöhnliches Geschenk des Himmels an. Das hätte auch genauso gut schiefgehen können. Umso wertvoller war doch aber ihre Verbindung mit Ulrich. Umso wichtiger für sie beide, dass sie sich jetzt endlich gefunden hatten. Kurz bevor es sowohl für sie als auch für Ulrich zu spät gewesen wäre, neu anzufangen. Dennoch trafen Heikos Worte sie mitten ins Herz.

Was diesem keineswegs verborgen blieb.

Und er legte nach:

«Die Wahrheit tut manchmal weh, liebste Lisa, aber du brauchst offensichtlich jemanden, der dir die Augen öffnet. Ich weiß, dass ich unsensibel bin, aber ich bin ehrlich zu dir. In ungefähr sieben Jahren darf ich selbst endlich in Rente gehen. Dann wärst du achtunddreißig», rechnete er ihr vor. «Zudem hättest du bis dahin Führungserfahrung als unsere Abteilungsleiterin gesammelt – falls du jetzt die Stelle wie geplant annimmst. Ich kann natürlich nichts versprechen, die Firmenleitung hat hier ja ein gewichtiges Wort mitzureden, aber ich wüsste niemanden, dem ich den Laden hier lieber übergeben würde als dir.»

Er machte eine kleine Pause.

«Aber mit einem Kind an der Backe …»

Wieder seine bedeutungsvolle Pause, in der er ihr intensiv in die Augen schaute.

Lisas Gefühle sausten eine innere Achterbahn entlang, ohne Gurt und ohne Sicherheitsbügel. Sie fühlte sich sehr geschmeichelt ob der Worte ihres Chefs, den sie eigentlich sehr schätzte, auch wenn er sich manchmal als Tier zeigte.

Der freie Fall, in dem sie sich befand, ließ rasend schnell die vergangenen Jahre Revue passieren, und mit einem Mal war ihr klar: Vom ersten Tag an hat sie auf diese offene Tür hingearbeitet. Abends, am Wochenende, an Feiertagen, nichts war ihr zu viel geworden. Im Gegenteil, sie hätte auch noch viel mehr geschafft. Bis Ulrich plötzlich ihr Leben veränderte. Und das entscheidende Bindeglied zu einer gemeinsamen Zukunft war zweifellos das Baby, das unterwegs war und das schon jetzt ihren Tagesablauf bestimmte. Die Firma hingegen war ihr bisheriges Leben, und es war diese Firma *Radego Entertainment,* die ihr finanzielle Sicherheit bot. Mit Ulrich hingegen wartete sie vielleicht noch ewig darauf, dass er sein oft wiederholtes Versprechen auf eine gemeinsame Zukunft einzulösen gedachte … Ja, es gab auch merkwürdige Momente, die glasklar gegen eine gemeinsame Zukunft sprachen. Gewissheit hier stand gegen Ungewissheit dort.

«Was soll ich denn machen?», klagte sie und sah ihren Chef an, als wäre er ihre wichtigste Vertrauensperson.

Heiko half. Zuverlässig und väterlich:

«Na ja, ich gebe zu, dass das Kind bereits in den Brunnen gefallen ist, Lisa. Aber es gibt doch auch jetzt immer noch gute Mittel und Wege. Heutzutage kann niemand mehr eine Frau zwingen, ein Kind zu bekommen, wenn das unpassend kommt.»

«Wie bitte?» Lisa kapierte nicht.

«Verstehst du, was ich meine?», fragte Heiko nach einer weiteren Pause, die er in fast allen Gesprächen geschickt einzusetzen verstand.

Lisa schüttelte stumm und genervt ihren Kopf:

«Keine Ahnung, was du meinst. Erklär's mir …» sagte sie, woraufhin Heiko gereizt seine Lippen zusammenpresste. Er schnaufte und sah aus wie ein Großvater, der seiner Enkelin nun erklären musste, dass es den Weihnachtsmann in Wirklichkeit nicht gab – und zwar genau mit diesen harten Worten, die keine Fehlinterpretationen zuließen. Frauen sind unmöglich konstruiert, dachte er erbittert, sie sind unmöglich zu verstehen, sie wollen alle angeblich in Führungspositionen – und wollen doch alle gleichzeitig an der Hand geführt werden. Es war zum Verrücktwerden.

Aber es half ja alles nichts, da musste er jetzt durch, er war nicht umsonst Chef hier:

«Also, ich sag's mal so. Wer keine Kinder möchte, der kann verhüten. Und wenn die Verhütung doch mal versagt – was ja immer mal passieren kann –, dann bleibt noch immer eine nachträgliche Verhütungsmethode übrig, und es ist doch gut, dass ihr Frauen da endlich nichts Illegales mehr machen müsst. Es ist doch gut, dass alles legal und seriös erledigt werden kann, und vor allem ist alles medizinisch sauber und sicher. Du brauchst also keine Angst zu haben, ich nehme dir nichts übel. Ich will dir helfen, wo ich kann, nur komm endlich wieder auf den Boden der Tatsachen zurück. Bitte, Lisa.»

«Du redest von Abtreibung?», vergewisserte sich Lisa leicht schockiert.

«Von was denn sonst?», fragte er ruhig zurück.

Lisa schwieg angesichts einer solch intimen Thematik.

Wieder half Heiko ihr, sie war ja schließlich ganz durcheinander:

«Herrgott, Mädchen, wir leben im 21. Jahrhundert und nicht mehr im Mittelalter. Wozu kämpft ihr Frauen eigentlich so lange um Gleichberechtigung, wenn ihr alle Karrierechancen, die sich für euch ergeben, gegen eine Plage eintauscht? Kinder bekommen heißt, dass sie euch neben dem Traumjob auch noch die besten Jahre eures Lebens kosten. Heißt, dass sie euren Körper auslaugen und ruinieren. Und es wird dieselbe Plage sein, die euch in etwa 15 Jahren anstelle von Dankbarkeit für euren edelmütigen Verzicht nichts weiter als Abneigung und Widerstand entgegenbringen wird! Pubertierende zeigen einem auf brutalstmögliche Weise, wie blöde man war, sie großzuziehen. Glaub mir, ich weiß, wovon ich spreche.»

Er trug es pointiert und wohlüberlegt vor, und er schlug sich dabei tapfer. Auch ihm fiel das Gespräch zusehends schwer. Er begriff nicht, warum sie nicht begriff.

Hätte Lisa sich nicht in einer psychischen Ausnahmesituation befunden, sie wäre wohl leicht zu dem Ergebnis gekommen, dass er einen solchen Vortrag in dieser oder ähnlicher Form schon einmal irgendwo gehalten haben musste. Das konnte nicht das erste

Mal gewesen sein. Zu gut und zu eloquent formuliert für eine spontane Auseinandersetzung. Aber Schwangerschaft ist eine Ausnahmesituation, und so übersah sie wichtige Details.

Heiko sprach die erlösende Idee aus:

«Lisa, weißt du, was? Ich mache dir einen Vorschlag: Willst du dir einfach mal die restliche Woche noch zusätzlich freinehmen und alles erst einmal sacken lassen?», bot er ihr an, als er realisierte, dass er aktuell mit keiner Antwort rechnen durfte. Er hatte etwas in ihr erwirkt, so viel war ihm klar. Am besten, er überließ sie jetzt sich selbst und ihren komplizierten Frauengedanken.

Lisa schüttelte sich. Sie hatte das Gefühl, aus einem himmelhochjauchzenden Schaumbad ins eiskalte Nordmeerwasser gestürzt zu sein. Sie fühlte gar nichts mehr. Nur, dass sie sich nicht befreit fühlte, sondern an allen vier Seiten von Käfigwänden umschlossen war. In ihre Niedergeschlagenheit hinein meldeten sich ihre ganz normalen körperlichen Grundfunktionen. Sie musste dringend aufs Klo:

«Ich muss mal raus.» Nur weg von hier und den Kopf freibekommen!

Heiko sah die Dringlichkeit und erneuerte deshalb schnell sein Angebot, ihr die restliche Woche gerne freizugeben, sie solle an dem heute auf 14:00 Uhr verschobenen Redaktionsmeeting teilnehmen und es sich bis dahin mit den zusätzlichen freien Tagen überlegen. Dann könne sie ab morgen tun und lassen, was sie wollte. Er vertraue ihr voll, und er erinnerte sie daran, dass sie in der zurückliegenden hervorragend guten Zusammenarbeit «immer richtig gehandelt» habe.

Penibel achtete er darauf, dass *er* es war, der Lisa aus dem Gespräch entließ. Und gentlemanlike ließ er sie vor sich aus der Tür treten. Während sie auf wackeligen Beinen schnurstracks und mit gesenktem Kopf in Richtung Toilette marschierte, lief Heiko zur Sekretärin:

«Frau Nowak, heute Morgen mussten wir aus wichtigem Grund das Redaktionsmeeting verschieben. Schreiben Sie bitte eine Rundmail an alle, dass es nun heute um 14:00 Uhr stattfindet und dass es keiner wagen soll, zu spät zu kommen.»

Zufrieden mit sich und der gemeisterten Krise ging er in sein Büro und stellte nebenbei fest, dass sich sowohl auf dem Flur als auch in der Kaffee-Küche ausnahmsweise keine Mitarbeiter aufhielten.

Nur Sandra stand, wie aus dem Boden gewachsen, auf einmal neben ihm und hielt ihm bedrucktes Papier hin. Er griff danach.

20
Lisa und Sandra im Waschraum

Kurz vor 14:00 Uhr traf Lisa auf Sandra im Toilettenraum.

Der halbe Meter Abstand, mit dem sich Lisa an ihr vorbei schleppte, reichte aus, um Sandras Alarmglocken anschlagen zu lassen. Mit Lisa war etwas ganz und gar nicht in Ordnung. Gleich würde das verschobene Morgenmeeting stattfinden.

Alle Euphorie, die die junge Streberin heute Morgen noch bei ihrem Zwei-Minuten-Auftritt durch das Verkünden ihrer Schwangerschaft versprühte, war wie weggeblasen. Und das, fand Sandra, war noch weit untertrieben. Wer Lisa ein wenig Beachtung schenkte, konnte mühelos erkennen, dass sie ziemlich fertig aussah.

Ob Holger am Ende doch recht hatte und das Kind von Heiko ist?

Sandra erwischte sich dabei, wie sie nun doch beim Gerüchtespinnen mitmachte – und stoppte sich sofort. Lisa war schwanger, und wenn sie Beistand brauchte, dann bekam sie den von ihr.

Ob ich sie fragen kann, wer der Vater ist, überlegte sie, obschon sie die Antwort kannte: *Natürlich frage ich das nicht.* Es wäre nicht nur anmaßend und neugierig gewesen, sondern ziemlich unverschämt. *Am besten ist, ich lasse sie einfach in Ruhe.*

Klar, sie waren sich nie besonders grün, eher so etwas wie Plus und Minus, Tag und Nacht oder gar wie Israel und Palästina. Die eine Frau, die ganz für ihren Job lebte (den sie sehr gut machte), und die andere, der ihre Bilderbuchfamilie mit kleinem Häuschen im Vorort wichtig war und der wegen Arbeitsüberlastung immer zu wenig Zeit übrig blieb.

Vielleicht waren sie sich dennoch ähnlicher, als sie dachten, immerhin wollten beide das Gleiche erreichen: Abteilungsleiterin werden, Karriere als lohnenswertes Lebensziel, und dabei Untergebene anweisen und insgesamt eben ihre Sache gut machen.

Sandra rätselte noch darüber, was Lisa in diesen schrecklichen Zustand versetzt haben könnte, der sie aussehen ließ, als würde gerade alles über ihrem Kopf zusammengebrochen sein. Wenn sie wirklich eine Affäre mit Heiko pflegte, was durchaus einiges erklären würde, dann gab ihr verschmiertes Augen-Make-up beredtes Zeugnis davon, dass der feine Herr Heiko Stoffgärtner über die Schwangerschaft nicht begeistert war.

Unversehens fühlte sie kalte Wut in sich aufsteigen.

Spring über deinen Schatten und bau sie wieder auf, verlangte Sandra von sich selbst, aber sie brachte es nicht fertig. Was hätte sie auch sagen sollen? Irgendetwas Inhaltsleeres wie *Alles wird gut?* Oder: *Kopf hoch, auch wenn der Hals dreckig ist?*

Beide Frauen machten sich auf den Weg zum Meeting.

Aus dem Augenwinkel heraus versuchte Sandra nochmals einen Blick in die Augen der ein Stückchen hinter ihr zurückbleibenden Lisa zu erhaschen, als sie beide das Ende des Flurs erreicht hatten. Die Tür zum Meetingraum war noch geschlossen, niemand war zu sehen. Noch vier Minuten bis zum Beginn. Sandra schaute Lisa direkt in die Augen, und tatsächlich: Selbst der flüchtigste Blick hätte ausgereicht, um zu sehen, dass Lisa dringendst einer Aufmunterung bedurfte. Sandra verspürte großes Mitleid mit ihr:

«Als mein Sohn vor vier Jahren auf die Welt gekommen ist, da war das für mich der glücklichste Tag meines Lebens», sagte Sandra schnell, in der Hoffnung, es hätte sich damit erledigt. Es klang aber nicht nur gezwungen, es klang auch wahnsinnig künstlich. Vielleicht auch deswegen, weil es genau das war. Künstlich, nicht echt.

Ja, der Moment, als Lukas ihr nach der Geburt auf die Brust gelegt worden war, blutverschmiert, die Augen noch immer fest verschlossen und durch den weit geöffneten winzigen Mund zum ersten Mal in seinem Leben mithilfe seiner eigenen Lungen Sauerstoff einatmend – da spürte sie wirklich ungemein großes Glück und große Kraft in sich strömen. Sie hatte eine Leistung erbracht, die in keinem Guinness-Buch der Rekorde stand, aber genau dorthin gehörte … Und sie fragte sich damals: *Wieso stand die Welt nicht für wenigstens einen Augenblick still, um vor dem neugeborenen Lukas niederzuknien?* Das wäre doch das Mindeste. Nichts dergleichen war natürlich geschehen. Aber die neuneinhalb Stunden davor, in denen die Wehen so heftig waren, dass sie sich sicher war, den Tag unmöglich überleben zu können, waren durch diesen tiefen Moment des Glücks nicht unvergessen gemacht worden, sie waren nur nicht mehr so wichtig. Aber das erzählte sie jetzt besser nicht.

Sollte sie ihr vielleicht stattdessen erzählen, wie problemlos dagegen Vanessas Geburt verlief und dass sie niemals gedacht hätte, wie sehr sich Geburten unterscheiden können? *Hm.*

Lisa blickte Sandra immer noch stumm an und ließ den gescheiterten Versuch einer freundschaftlich gemeinten Bemerkung unkommentiert stehen.

Sandra griff nach der rettenden Türklinke des Konferenzraumes, die nach außen zu öffnen war.

«Nach dir», hielt sie für Lisa die Tür auf, um die Schwangere zuerst eintreten zu lassen, und dabei rekapitulierte Sandra noch einmal kurz, wie sie ihren Artikel drinnen vorzubringen gedachte.

Lisa aber zögerte und schlug Sandras Einladung mit einer fahrigen Geste aus:

«Geh bitte du zuerst …»

Beide Frauen standen sich nun Auge in Auge gegenüber und schauten sich an. Eine Art Showdown. Nur dass Sandra keine Pistole, sondern die Türklinke in der einen und ihre Unterlagen in der anderen Hand hielt, während Lisa gänzlich unbewaffnet war. Sandra fiel absurderweise auf, dass die ansonsten so strebsame Redakteurin noch nicht einmal einen Notizblock mit sich trug. Eine nicht zu verzeihende Todsünde, für die Heiko schon mal eine Praktikantin nach Hause geschickt hatte.

Schließlich war es Sandra, die kurz nickte und als Erste durch die geöffnete Tür nach drinnen schritt. Lisas Zustand hin oder her, es war schließlich nicht an ihr, sie aufzubauen. Auch wenn sie einen noch so zerquetschten Eindruck machte, sie hatte mit ihr nichts, aber auch gar nichts zu schaffen.

Lisa folgte ihr stumm in den Raum, unfähig, mit Sandras Freundlichkeit umgehen zu können. Wie eine Ewigkeit kam es ihr vor, und doch war es gerade erst einen halben Tag her, dass man ihr anstatt mit Freude, positiver Anteilnahme und Glückwünschen nur mit Ablehnung, Unverständnis und Beileidsbekundungen zur verwirkten Karriere begegnet war. Ja, sogar eine Abtreibung als nachträgliche Verhütungsmethode legte man ihr nahe, und die Rede war von Karnickelvermehrung. Was heißt hier «man» – «man» war Heiko.

Das Leben ist grausam und roh, wie oft hatte ihr das ihre verbitterte und einsam gebliebene Mutter vorgekaut – und heute stellte sich heraus, dass sie recht hatte. Wie von einem Augenblick auf den nächsten alles rings um einen zusammenbrach, das war traumatisierend – noch traumatisierender empfand sie, dass alle von ihr erwarteten, sie solle so tun, als sei alles ganz normal. Was sollten sie aber auch sonst erwarten? Niemand wusste ja von dem Gesprächsinhalt mit Heiko.

Lisa war am Verzweifeln und wusste nicht, wie sie sich noch deutlicher von Sandra absetzen konnte – auch nur einen einzigen Schritt näher zueinander zu rücken, würde zwangsläufig dazu führen, dass sie auf der Stelle durchdrehte. Das musste sie unter allen Umständen vermeiden. Sie brauchte gerade alle verfügbaren Kräfte, um die souveräne Fassade notdürftig aufrechterhalten zu können.

Also biss Lisa die Zähne zusammen.

21

Jacqueline und Ludmilla

Einmal mehr quälte sich Jacqueline mit der Frage herum, ob sie unbemerkt schon wieder etwas falsch gemacht hatte, denn im ersten Gespräch des heutigen Tages durfte sie bei Ludmilla nicht hospitieren. Stattdessen saß sie an ihrem gewohnten Platz am Empfang und hielt noch immer die ärztliche Überweisung in der Hand, die die erste Kundin beim Hereinkommen an sie übergeben hatte.

Wenn der gestrige Abend nicht so ausgegangen wäre, wie er ausgegangen ist, dann wäre ihr heute der Überweisungsschein gar nicht aufgefallen.

Kurativ, dieses Kästchen hatte der Hausarzt mit einem X-Kreuzchen gekennzeichnet. Warum fiel ihr das ausgerechnet heute auf? Vermutlich deshalb, weil sie den Überweisungsschein erst heute so genau studierte – ihre Augen blieben in der Zeile *Diagnose* hängen:

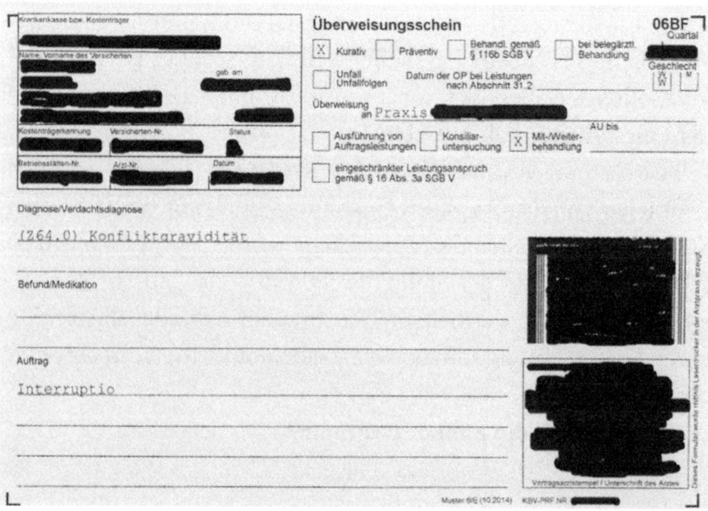
Krankenkasse bzw. Kostenträger
[redacted]
Name, Vorname des Versicherten
[redacted]
geb. am [redacted]
Kostenträgerkennung [redacted] Versicherten-Nr. [redacted] Status [redacted]
Betriebsstätten-Nr. [redacted] Arzt-Nr. [redacted] Datum [redacted]

Überweisungsschein 06BF

Quartal [redacted]

[X] Kurativ [ ] Präventiv [ ] Behandl. gemäß § 116b SGB V [ ] bei belegärztl. Behandlung

Geschlecht [W] [ ] M

[ ] Unfall Unfallfolgen — Datum der OP bei Leistungen nach Abschnitt 31.2

Überweisung an Praxis [redacted]

AU bis

[ ] Ausführung von Auftragsleistungen [ ] Konsiliaruntersuchung [X] Mit-/Weiterbehandlung

[ ] eingeschränkter Leistungsanspruch gemäß § 16 Abs. 3a SGB V

Diagnose/Verdachtsdiagnose

(Z64.0) Konfliktgravidität

Befund/Medikation

Auftrag

Interruptio

[redacted]

[redacted]

Vertragsarztstempel / Unterschrift des Arztes

Dieses Formular wurde mittels Laserdrucker in der Arztpraxis erzeugt

Muster 6/E (10.2014) KBV-PRF-NR [redacted]

Unzählige Male vorher hatte sie das nun schon gelesen – aber erst heute sprangen sie diese Worte an, wie ein Raubtier das Hühnchen anspringt. Auf Anhieb zu sagen, was genau sie daran störte, war Jacqueline jedoch nicht möglich. Aber nun war es in ihrem Kopf, sie würde dem später auf jeden Fall nachgehen und das für sich klären, das war sie sich selbst und ihrer Zukunft schuldig.

Aus Ludmillas geschlossenem Gesprächszimmer war hörbar das Scharren von Stuhlbeinen zu vernehmen. Der deutliche Hinweis auf ein baldiges Ende des Gespräches, und Jacqueline bedauerte es sehr, dass sie dieser Beratung nicht folgen konnte, obwohl sie ihr Ohr an die Tür presste und konzentriert lauschte. Ludmilla hatte ihr das grundsätzlich erlaubt, aber die beiden Frauen hinter der Tür sprachen so leise miteinander, dass es rein gar nichts zu erlauschen gab. Eigentlich hätte sie ja hospitieren sollen, aber Ludmilla hatte es sich anders überlegt – wegen gestern Abend vielleicht? Wie auch immer: Jacqueline würde nachher den Vorschlag machen, solche Gespräche am besten mit dem kleinen Diktiergerät aufzuzeichnen, damit sie es hinterher in Ruhe anhören und dann daraus lernen konnte. Auf diese Idee hätte sie wahrlich auch schon früher kommen können. Für diesmal half nur eines, nämlich sehr, sehr leise die Tür einen winzigen Spalt zu öffnen und auf diese Weise zuzuhören, ohne zu stören. Das klappte etwas besser:

«… gar nicht nötig. Sie müssen hier gar nichts reden, sehen Sie, ich habe schon alles für Sie vorbereitet …» Das war Ludmillas Stimme, und Papierrascheln war auch kurz zu hören.

Mehr als fünf Minuten waren seit Beginn des Gespräches noch nicht vergangen.

Ein leises Weinen war scheinbar die Antwort auf Ludmillas Trost, dem ein kräftiges Naseputzen folgte: «Wissen Sie, ich habe mir das reiflich überlegt, und ich würde das NIE machen, wenn nicht Volker so krass dagegen wäre, er hat mich ja so …» Weiter kam sie nicht, denn Ludmilla griff warmherzig wieder ein:

«Sie müssen hier wirklich niemandem irgendetwas sagen, Sie haben sich entschieden, und das ist genug. Gehen Sie heim und freuen Sie sich, dass ab heute alles so gut läuft, wie Sie sich das nur wünschen können. Und versuchen Sie, sich zu entspannen. Es geht jetzt alles seinen guten Gang.»

Dem folgten erneutes Schniefen und die Frage:

«Aber man liest doch so viel, dass es hinterher für die Frauen schrecklich werden könnte, meinen Sie, das geht mir auch so? Sie sind doch die Fachfrau, ich vertraue auf das, was Sie mir sagen. Ich brauche jemanden, der mir sagt, was richtig und was falsch ist.» Da klang echte Qual bei der Kundin durch, und Jacqueline fragte sich, wie Ludmilla darauf wohl reagieren würde.

Das ging zügig und überzeugend:

«Sie werden anschließend nichts dergleichen von all dem haben, was man so im Internet darüber liest. Das sind alles erfundene Horrormärchen selbsternannter Lebensschützer. Ich verspreche Ihnen, dass Sie hinterher erleichtert und sehr froh sein werden, alles überstanden zu haben, glauben Sie mir. Im Internet kann sich jeder ungehindert ausbreiten, und viele tun das natürlich auch. Aber alles, was Sie dort finden, hat doch überhaupt nichts mit Ihnen zu tun. Wenn ein Blinddarm entzündet ist, dann muss man den auch entfernen; ein solcher Vergleich passt auf Ihre Situation viel besser.»

Wie stets konnte sich Ludmilla sehr empathisch zeigen und übernahm wie gewohnt die Führung des Beratungsgespräches. Es würde ihr auch dieses Mal gut gelingen, die Kundin zu beruhigen und zu überzeugen.

Jacqueline konnte hören, wie Ludmilla sich erhob, ihre Besucherin blieb jedoch noch immer sitzen:

«Ja, aber», jammerte sie und weinte wieder, «was ist, wenn ich es hinterher doch bereue?»

«Sie werden gar nichts bereuen, liebe Frau Kleinert. Sie werden unter gar nichts leiden, das verspreche ich Ihnen hoch und heilig. Warten Sie nur ab. Und falls es später irgendwann doch noch Gesprächsbedarf geben sollte, haben wir dafür eine Extra-Sprechstunde eingeführt. Zu dieser Sprechstunde können Sie spontan kommen, Sie müssen sich nicht unbedingt anmelden.

Und sie findet immer erst um 20:00 Uhr abends statt, damit Sie an Ihrem Arbeitsplatz nicht ausfallen müssen. Ich verspreche Ihnen: Dann werden Sie sehen, dass Sie es nicht nötig haben, sich ein schlechtes Gewissen einzureden. Und Sie werden außerdem sehen, dass zu diesen Sprechstunden niemand kommt. Und zwar einfach deswegen nicht, weil keine Frau sie nötig hat. Das sollte Sie doch überzeugen, nicht wahr?»

Ganz bestimmt lächelte Ludmilla der Kundin jetzt aufmunternd zu, dachte Jacqueline, und tatsächlich war erneutes Stühlerücken zu hören.

Alle Achtung, dachte Jacqueline, denn ein kurzer Blick auf die Uhr bestätigte den ersten Eindruck: Ludmilla hatte das Gespräch in weniger als sieben Minuten durchgezogen. Kein Wunder, bei *der* Erfahrung und bei *der* Routine. Ludmilla war einfach ein tolles Vorbild für diesen Job. Leise ging Jacqueline wieder zu ihrem Schreibtisch zurück.

Ob ich dieses Level eines Tages auch erreichen werde?, fragte sich Jacqueline, als Ludmilla die Tür des Beratungsraums auch schon öffnete und Jacqueline direkt ansprach:

«Jacqueline, bitte geben Sie Frau Kleinert noch die Adressliste mit.» Ludmilla benutzte in Gegenwart Dritter immer das höfliche «Sie» statt des vertraulichen «Du». Ob man Seriosität und Kompetenz ausstrahlte, hing unter anderem auch von solch scheinbaren Kleinigkeiten ab.

Wie angewiesen, nahm Jacqueline die Kundin in Empfang und ging vor ihr her zu ihrem Schreibtisch.

Mit geübtem Griff holte sie dort die Liste hervor:

«Hier bitte», sagte sie freundlich lächelnd und überreichte sie an Frau Kleinert. Ihr fiel auf, wie angespannt deren Gesichtsmuskeln wirkten und wie verkrampft ihr leerer Blick war, mit dem sie an ihr vorbei sah. Vor nicht einmal zehn Minuten hatte sie mit fragenden Augen das Büro betreten, jetzt sah sie eher verbissen als erleichtert aus. Irgendwie … hart.

Frau Dagmar Kleinert-Berensen – Jacqueline kannte ihren Namen von der Überweisung her ebenso wie das Geburtsdatum, die

Adresse und sogar die Versichertennummer – nahm Jacquelines Liste entgegen und verstaute sie gemeinsam mit Ludmillas Beratungsschein und zwei weiteren Prospekten, die sie während des Gesprächs erhalten hatte, in ihrer Handtasche.

Daraufhin drehte sie sich um und verabschiedete sich per Handschlag von der hinzutretenden Ludmilla:

«Vielen Dank für Ihre Hilfe, Frau Malik. Danke für alles noch mal», sagte sie, als sie der älteren Beraterin die Hand schüttelte. Worte, die auf eine tiefe Dankbarkeit schließen ließen. Worte, die weder zum Gesichtsausdruck noch zur Körperhaltung von Frau Kleinert passten.

Jacqueline beschlich dasselbe ungute Gefühl wie vorhin, weil ihr unwillkürlich der Vergleich in den Sinn kam, dass eine Selbstmörderin ankündigte, sich erschießen zu wollen, und ihre Gesprächspartnerin verkaufte ihr für viel Geld die passende Waffe dazu – ja, mehr noch, die Selbstmörderin bat darum, den Abzugshahn durchzuziehen, weil sie das alleine nicht fertigbringe.

«Sehr gerne.» Ludmillas feste Stimme sorgte für Ordnung, und Jacqueline schüttelte schnell ihre dummen Gedanken ab, während Ludmilla für ihre Kundin die Haustür aufhielt. Sie warf Jacqueline einen auffordernden Blick zu, den die junge Kollegin sofort zu deuten wusste. Ludmilla, in deren Credo Effizienz und zeitsparendes Arbeiten besonders großgeschrieben waren, würde auf dem Rückweg in ihr Büro die Informationen über die nächste Kundin ausgehändigt haben wollen. Diese bestanden in der Regel aus Jacquelines handschriftlichen Notizen, die beim telefonischen Erstkontakt aufgeschrieben wurden.

Jacqueline legte Frau Kleinerts Überweisung zur Seite, um sie später abzuheften. Erneut blieb ihr Blick bei den Eintragungen auf dem Formular hängen. Und wieder stach ihr dieses seltsame Wort in die Augen, dessen achtzehn Buchstaben ihr vorhin eine echte Gänsehaut bescherten. *Konfliktgravidität.* Ob sie es wagen durfte, Ludmilla beiläufig darauf anzusprechen? Mechanisch griff sie zu den vorbereiteten Aufzeichnungen, damit Ludmilla sie dann gleich überfliegen konnte.

«Auf Wiedersehen», rief die schmale, schwarzhaarige Frau Kleinert nun über ihre linke Schulter zurück, woraufhin sich Jacqueline den Terminplaner schnappte, der hier noch mit Stift und Papier geführt wurde.

«Auf Wiedersehen», antwortete Ludmilla freundlich, ehe sie noch hinzufügte: «Ach, und Frau Kleinert …»

«Ja?» Sie blieb etwas überrascht stehen und drehte sich noch einmal fragend zu Ludmilla um.

«Alles wird gut, glauben Sie mir!» Ludmilla lächelte ihr liebevollstes Lächeln.

22

Der Freitag danach: Lisa will Ulrich informieren

Lisa hatte Heikos Angebot, die restliche Woche von Dienstag bis Freitag frei zu nehmen, angenommen. Nicht, weil sie tatsächlich Abstand und Ruhe brauchte, um sich zu sortieren, sondern weil Ulrich diese Woche erst von Freitag auf den Samstag Zeit gehabt hätte und sie sich deshalb auch nur in Jena hätten treffen können. Auch noch abends nach einem seiner Geschäftstermine. Das wollte sie wiederum nicht, dann lieber bis zum nächsten Wochenende warten. Sie sah sich aber außerstande, bis dahin die dicke Luft in den Redaktionsräumen länger zu ertragen, sie musste raus, konnte keinen Kollegen oder Chef mehr sehen.

Eigentlich entsprach es nicht im Entferntesten ihrer Art, sich unter vorgeschobenen Ausreden eine freie Woche zu erschleichen, aber sie wusste sich nicht anders zu helfen. Besonders widerwärtig fand sie, dass sie Heiko im Glauben ließ, sie wolle die freie Zeit dazu nutzen, um sich ihre Schwangerschaft noch einmal durch den Kopf gehen zu lassen, sprich: sie zu beenden, eine Abtreibung in der Zeit vornehmen zu lassen. Schließlich hatte er ihr ja exakt dafür den Sonderurlaub gewährt. Auch wenn sie nach Heikos Gespräch deutlich unsicherer wurde, so wollte sie dennoch nicht Heikos falsche Annahme richtigstellen. Einen solch entscheidenden Schritt konnte sie nicht tun, bevor sie mit Ulrich darüber gesprochen hatte. Seine Meinung dazu zu sagen (er würde sich hoffentlich sehr freuen!) – dazu hatte er alles Recht der Welt.

Insgesamt jedoch stimmte sie ihrem Chef Heiko zu. Vermutlich war es unter diesen Umständen das Vernünftigste, die Schwangerschaft auf später zu verschieben. Heiko war ihr immer ein zuverlässiger Ratgeber gewesen, wenn es darauf angekommen war, und so konnte sie eigentlich wieder nur gewinnen, wenn sie auch jetzt auf ihn hörte.

Trotzdem ... so einfach war das alles nicht. *Wieder das Hin und Her. Wenn das so weitergeht, kann ich mich bald selbst nicht mehr ausstehen.*

Sie zwang sich, an etwas anderes zu denken, und legte eine CD ein. Beethovens Liebeslieder sang sie zum Teil mit, und so schaffte sie es nach und nach, sich in Ruhe vor Augen zu halten, dass es ihr rückblickend gesehen gelungen war, eine Woche Aufschub und Neuorientierung zu erlangen.

Vielleicht hätte sie sich doch Sandra anvertrauen sollen, damit das Gedankenkarussell endlich aufhörte. Aber so viel Nähe war sie nicht gewohnt, und am Arbeitsplatz solche Nähe: Das erschien ihr höchst unpassend. Trotzdem, es endlich jemandem zu erzählen, täte ihr wahrscheinlich gut. Richtiger wäre natürlich, endlich Ulrich zu informieren.

Aber es Ulrich am Telefon zu erzählen, hatte in etwa so viel Stil wie ihr Großonkel Reinhold, der es fertigbrachte, zur Hochzeit seiner eigenen Schwester in knallrotem Hawaii-Hemd und Bermuda-Shorts zu kommen. Sie wollte und musste unbedingt zur eigenen Beruhigung und Entscheidungsfindung seine Freude und seine Überraschung (oder das Gegenteil davon?) direkt miterleben. Sie wollte sein Gesicht, seine Augen dabei anschauen. Es war von großer Wichtigkeit, ihm von den verblüffenden Veränderungen zu erzählen, die in ihr vorgingen: Keine Angst mehr beim Zugfahren. Und schneller als je zuvor sortierte sie aus, was ihr (!) wichtig erschien und was unwichtig war. Früher hätte sie zum Beispiel nie Heiko im falschen Glauben gelassen, dass sie seinen Erwartungen folgte, jetzt machte ihr das gar nicht mehr so viel aus. Sollte er ruhig denken, was er wollte – sie tat inzwischen das, was sie für richtig hielt.

Trotz des Hin- und Hergerissen-Seins registrierte sie cool, wie sie sich der Welt gegenüber in einer angenehmen Egal-Haltung befand. Oder erfuhr sie gerade das, was man echtes Selbstbewusstsein nennt? Es gab so viel Wichtigeres als die Erwartungshaltung der Menschen um sie herum. Lisa klammerte sich an den Hoffnungsstrahl, dass Ulrich sich darüber erfreut zeigen würde, Vater zu sein. Ganz bestimmt hatte er sich das sein Leben lang schon gewünscht. Seine positive Reaktion würde ihr wieder Mut zu dem umwälzenden Wagnis machen, das las man doch überall …

Andererseits lockte laut und vernehmlich die Abteilungsleitung. Sogar in etwa sieben Jahren die Redaktionsleitung. Traumhaft.

Heiko hatte in so vielem recht. Genau genommen reagierte sie aber ausgesprochen genervt über sich selbst: zum Beispiel darüber, dass sie ständig in dieses Hü und dann wieder ins Hott verfiel. Und wenn sie erst mal anfing zu grübeln, sah sie sowieso nur noch schwarz und wollte weglaufen. Vor allem weglaufen.

Wie dem auch sei, es war höchste Zeit, diese manchmal verwirrenden Gedankengänge beiseitezuschieben, denn am Dienstag waren ihr die vor ihr liegenden Tage noch endlos lang erschienen, und sie hatte sich ablenken müssen mit Fensterputzen, Schubladen-Umsortieren und Balkon-Schrubben. Und nun war endlich Freitag. Der heutige Abend und sogar morgen der ganze Samstag würden nur ihnen beiden gehören, sie musste dabei unbedingt für ein liebevolles Klima sorgen und dann den günstigen Zeitpunkt erwischen. Wenn sie wollte, dass er Rücksicht auf sie und ihre Gefühle nahm – wollte sie folglich zuerst Rücksicht auf seine Befindlichkeiten nehmen. Da wollte sie ihm ein Stück des Weges vorausgehen. Außerdem: Sie selbst hatte Zeit gebraucht, den Schock über die Schwangerschaft hinter sich zu bringen. Ulrich sollte erst recht Gelegenheit bekommen, seinen Schock überwinden zu dürfen. *Ob ich mich einfach schon mal freuen soll?*

Nun stand Lisa jedenfalls vor dem Hotelzimmer in der zweiten Etage mit den goldfarbenen Ziffern *201*, wie Ulrich ihr vor einer Dreiviertelstunde gesimst hatte. Vor ihr lagen schwierige Momente, die sie zu meistern gedachte. Wie schön, dass er schon da war, es würde alles gut werden, das fühlte sie. Und es war ihr ganz recht, dass er sie dieses Mal nicht vom Bahnhof abgeholt hatte. Direkt am Gleis empfangen zu werden, zauberte zwar jenen romantischen Flair, den man von französischen Filmen aus den 1980er Jahren kannte, allerdings waren die auch stets von Entfremdung und gescheiterten Liebesbeziehungen geprägt. Assoziationen, die Lisa auf keinen Fall gebrauchen konnte. Außerdem befürchtete sie, womöglich schon auf dem Bahngleis mit ihren spannenden Nachrichten herauszuplatzen, und sie war sich sicher, dass Ulrich sie dann ungehalten darauf hinweisen würde, *wie* ungeeignet Ort und Stunde wären.

Statt anhaltender Vorfreude auf Ulrich fand sie sich unversehens in tausend neuen Zweifeln wieder, immer noch vor der Tür stehend. Das war äußerst unangenehm, dass sie da immer wieder hineinrutschte. Seit dem Gespräch mit ihrem Chef Heiko betrachtete sie Ulrich jedoch mit Argwohn, und sie sah sich gezwungen, permanent gegen die von Heiko hervorgerufenen inneren Bilder anzukämpfen.

Was, wenn Heiko richtig lag? Ulrich war ja tatsächlich so viele Jahre älter als sie – er war ein Mann mit entsprechender Erfahrung, die sie nie aufholen könnte. Dieser Mann, der als Teenie sein erstes Bier getrunken, seine erste Zigarette geraucht und vielleicht sogar seine erste Liebe in den Armen gehalten hatte, während Lisa noch Windeln trug – wäre er wirklich dazu fähig, mit ihr ein falsches Spiel zu treiben? War ihm so etwas zuzutrauen?

Nein, das ist völliger Unsinn, es gab keinerlei Belege dafür. Und so rief sie sich streng zur Ordnung. Sie kannte Ulrich inzwischen zu gut. Seit einem halben Jahr waren sie nun ein Paar, das war genug Zeit, sowohl die Schatten- als auch die Sonnenseiten des anderen zu entdecken. Das Einzige, was wirklich zählte, war: Sie liebten sich und konnten ihr Glück manchmal nicht fassen.

Sich so unerwartet spät im Leben noch begegnen zu dürfen, das widerfuhr nur sehr wenigen Menschen. Und wären ihre beiden Arbeitsstellen in den so weit auseinanderliegenden Städten nicht gewesen, würden sie längst ein gemeinsames Leben mit allem Drum und Dran führen.

Jetzt, da gleich alles gut wird, würde ihre eigene Karriere bei *Radego Entertainment* wegen der Schwangerschaft sowieso ad acta gelegt werden, und nichts hielte sie dann mehr in Stuttgart. Die Zeit im Zug hierher hatte sie gut genutzt und sich auf verschiedene Weisen ausgemalt, wie Ulrich wohl reagieren würde. Gut, er war schon 45 Jahre alt, aber späte Väter sollen ja besonders liebevoll sein, auch das las man überall. Genau wie sie, war auch er bisher kinderlos. Wirklich gesprochen hatten sie über das Thema zwar nie, und Lisa bekam auch hin und wieder den Eindruck, er wich solchen Gesprächsthemen präventiv aus, noch ehe sie auf Kinder abdriften konnten. Aber trotzdem war es auch für ihn so etwas wie die letzte realistische Chance auf ein eigenes Familienleben, das er als Rastloser nie erlebt und bestimmt resigniert aufgegeben hatte. Jeder Mensch kam aus einer Familie und wünschte sich doch eine eigene Familie, oder etwa nicht?

Ihr gemeinsames Kind veränderte ohnehin mit einem Schlag alles. Das war so ganz und gar zwar nicht geplant, aber der Sohn/die Tochter würde ja bereits auf eigenen Beinen stehen, einen Job haben oder im Studium sein, während Ulrich dann noch im letzten Drittel seines Berufslebens stand. Somit war er der Berufs-Welt, wie sie sich in etwa 18 Jahren darstellen würde, noch längst nicht abhandengekommen. Rein theoretisch könnte er noch mal durchstarten, sein Leben genießen und Enkel abwarten. Und Lisa wusste, wie wichtig ihm das Leben war.

Ulrich wird sich freuen. Vielleicht würde er zuerst ärgerlich reagieren, aber dann mit großem Elan Zukunftspläne entwerfen. Minutiös genau. Er würde ihr präzise vorschreiben wollen, was sie zu essen und wie sie sich zu kleiden hatte, soviel stand fest. Kurzum, er würde sich freuen. Je länger sie darüber nachdachte, desto mehr verblassten Heikos Schreckensszenarien und wichen endlich einer gesunden Vorfreude. Wie das ein gutes Lehrbuch tat, so wiederholte auch sie: Vielleicht käme seine Freude wirklich nicht gleich im ersten Moment, vielleicht auch nicht schon im zweiten, das war auch ok. Männer sollen sich ja angeblich mit dem Gedanken an ihre Söhne/Töchter schwertun, aber definitiv käme seine Zufriedenheit nach reiflichem Überlegen zurück. Freude und Erleichterung zauberten ein Lächeln auf ihre Lippen. Sie durfte ihm keinesfalls überfallartig damit kommen, sie musste ihm ausreichend Luft lassen, und sobald er innerlich bei seinem neuen Dreierpaket angekommen war, würde er das Leben ehrgeizig anpacken, wie er es immer tat: voller Energie und strotzend vor Selbstbewusstsein.

Lisa klopfte endlich an und wartete auf sein «Herein», bevor sie eintrat.

Der Eingangsbereich des Zimmers war relativ groß, so dass sie erst nach ein paar Schritten um die Ecke schauen und den Mund vor Staunen nicht mehr schließen konnte. Ulrich lag, nur in Boxershorts bekleidet, auf dem Doppelbett, auf dem üppig einzelne rote und rosafarbene Rosenblüten ausgestreut lagen. Am Fußende des Bettes wartete verheißungsvoll ein verchromter Sektkühler mit einer bereits geöffneten Sektflasche darin, die, wie Lisa es mit flüchtigem Blick auf den Füllstand einschätzte, schon mehr als nur ein Mal herausgeholt worden war. Nun ja, er wartete ja auch schon geschlagene vierzig Minuten auf sie.

Alles kam nun auf sie an. Seit fast vier Tagen hatte sich Lisa damit beschäftigt, ihre einleitenden Worte geschickt zu setzen – geniale Worte natürlich. Sie hatte so lange geübt, bis sie ihr perfekt genug erschienen. Und nun reichte der Anblick des halbnackten Mannes, den sie wirklich liebte, und einiger Rosenblätter aus, nichts davon in die Tat umzusetzen. Kein einziges ihrer auswendig gelernten Worte konnte sie abrufen. Gehirnleere. Obwohl das, was er da vorbereitet hatte, fast schon eine Spur zu kitschig war, schlug ihr Herz vor Glück schneller. Zutiefst innerlich berührt, setzte sie sich zu ihm aufs Bett. Um etwas Sachlichkeit hineinzubringen, lobte sie die Möbel des Hotelzimmers, das eines romantischen Kurzurlaubs absolut würdig sei:

«Das hast du wunderbar arrangiert, so eine Überraschung!»

Ulrich fackelte nicht lange und stürzte sich auf sie.

«Warte», energisch schob sie ihren ungestümen Lebensgefährten, der ihr in Windeseile die Bluse geöffnet hatte, ein Stückchen von sich weg. Ulrich machte unbeirrt weiter. Sein Atem roch deutlich nach Alkohol, und seine Lippen schmeckten erkennbar nach dem vielen Sekt, dem er so großzügig gefrönt hatte.

Gegen ihren ursprünglich Willen genoss Lisa seine Berührungen nach der langen Abstinenz, die ihrer zurückliegenden ersten gemeinsamen Urlaubswoche gefolgt war. Eine ganze Woche war eben lang, zu lang. Aber dennoch war jetzt *sie* zuerst dran, fand sie. Er musste noch ein wenig warten. Sie startete einen weiteren Versuch, ihn von sich zu schieben. *Heute oder nie:*

«Ulrich, ich muss dir etwas sehr, sehr Wichtiges sagen.» Doch er hielt ihr Gesicht in seinen Händen und küsste sie.

«Kann warten», murmelte er kurz angebunden zwischen seinen Küssen. Er stieß die zwei Worte in etwa so zielstrebig aus wie ein Hobbytaucher, der kurz an die Oberfläche kommt, um Luft einzusaugen, und dann sofort wieder untertauchte. Und genauso wenig, wie man am Strand danebenstehen und sich bei einem Menschen unter Wasser Gehör verschaffen kann, konnte es ihr gelingen, Ulrich jetzt zum Zuhören zu bringen.

Ihr blieb also nichts anderes übrig, als sich von ihm mit unter Wasser ziehen zu lassen …

23

Sandra und Michael beim Versöhnungs-Essen

Es war nicht leicht gewesen, einen Tisch im Restaurant *Chez Charly* zu bekommen – erst recht nicht an einem Freitagabend. Dennoch war es Michael irgendwie gelungen. Das Lachs-Tatar zur Vorspeise ihres Vier-Gänge-Menüs würde zwar ein großes

Loch in die marode Haushaltskasse reißen, war aber ein regelrechter Geschmacks-Traum. Dass ein Mensch so ein wunderbares Essen zubereiten konnte, ließ Sandra und Michael höchst erwartungsvoll auf die bestellte Hauptspeise warten. Würde die delikate Vorspeise übertroffen?

«Zum Wohl», prostete sich das rundum glückselige Ehepaar mit den edlen Rotweingläsern zu, die ihnen vom eleganten Kellner mit samtweichem französischen Rotwein gefüllt worden waren.

Heute Abend stimmte einfach alles. Die Kinder waren begeistert davon, mal wieder eine Nacht bei Oma verbringen zu dürfen, aber das Beste an diesem Abend war, dass Michael und Sandra sich noch zu Hause aussprechen konnten – und das kleine Wunder war ihnen, wie immer nach Streitigkeiten, auch dieses Mal wieder gelungen: Sie hörten einander zu und schafften es, ohne Schuldzuweisungen zu antworten, was beide still genossen. Anschließend waren sie versöhnt ins piekfeine Restaurant aufgebrochen, ohne Hektik, ohne Hast und ohne quälende Gedanken an all das, was sie unerledigt zurückließen.

«Weißt du, was? Mir fällt gerade was ein: Bevor wir die Kinder hatten, konnten wir nie so richtig rundum abschalten wie jetzt in diesem Augenblick. Mir ist gerade klargeworden, dass wir echten Genuss erst durch unsere Kinder gelernt haben. Wenn die spielen, spielen sie nur, und sonst nichts. Alles andere ist dann vergessen …», witzelte Michael versonnen, und Sandra stimmte zu:

«Über so was habe ich noch nie nachgedacht! Aber du hast recht, die zwei haben uns ganz schön umerzogen, aus uns beiden ‹Hans-Dampfs in allen Gassen› wurden lösungsorientierte, demokratisch handelnde Erwachsene. Unsere Kids können echt stolz auf ihre Erziehung sein …»

Neugierig sah sich Sandra um und genoss sehr, was sie sah.

Das schöne Restaurant und die kostbaren Tischdecken ebenso wie die echten Stoffservietten. Und die zuvorkommenden Kellner. Das alles bildete genau den stimmigen Rahmen, um den Anlass entsprechend zu feiern.

Noch war zwar nichts in trockenen Tüchern, aber nachdem

Sandra von Heiko wegen ihres fertig mitgebrachten Artikels als der «neue Rettungsanker der Abteilung» gewürdigt wurde, war auch der Rest der Woche absolut mustergültig verlaufen. Sehr zum Leidwesen aller neidischen Kolleginnen, die leider ebenfalls zu dem Schluss kommen mussten, dass Sandra ihnen binnen weniger Stunden die Show gestohlen hatte. Als dann schließlich noch Lisa überraschend zusätzliche freie Zeit nahm und Heiko für den kommenden Montag ein Gespräch unter vier Augen mit Sandra anberaumte, um *über ihre Zukunft in der Firma zu sprechen,* war alles klar. Sandra stand kurz vor genau jenem Ziel, auf das sie – sehr zulasten ihrer Familie – in den letzten Wochen und Monaten hingearbeitet bzw. hingeschuftet hatte.

«Wer hätte das letztes Wochenende noch gedacht?», fragte Michael, erwartete aber nicht wirklich eine Antwort darauf. Er wirkte gelöst und entspannt wie lange Zeit nicht mehr, was bei Sandra eher gemischte Gefühle wachrief. Für sie deutlich sichtbar, war von Michaels Schultern derart viel Druck und Ballast abgefallen, dass ihr jetzt erst so richtig bewusst wurde, wie viel sie ihrem meist geduldig-nachgiebigen Mann in letzter Zeit zumutete.

Schmerzhaft wurde ihr bewusst, dass sie sowohl das Zeug als auch die Macht dazu hatte, ihren Mann fertigzumachen. Das durfte sich nie mehr wiederholen, sie musste mehr Rücksicht auf ihn nehmen, denn ohne ihn zu leben, war für sie unvorstellbar.

Heute Abend waren sie sich einig: Sie wollen alles Schwierige der letzten Wochen vergessen und die Tatsache vorfeiern, dass ihr beim kommenden Montags-Meeting die Stelle als Abteilungsleiterin angeboten würde. Selbstverständlich würde Sandra annehmen; dann waren ihre finanziellen Probleme Vergangenheit.

Es waren Momente wie dieser, in denen sie das Glück und ihr familiäres Zusammenwachsen fast körperlich spürte. Obwohl sie sich selbst als streng rational handelnd beschrieb und der Meinung war, ihre Emotionen gut im Griff zu haben, war ihr vor lauter Sentimentalität nach Weinen zumute. Am liebsten würde sie einfach hemmungslos drauflos heulen. Es war völlig verrückt, aber danach war ihr.

«Ich liebe dich», sagte sie angesichts ihrer sich überschlagenden Gefühle zu Michael, während sie ergriffen auf ihren Teller starrte und den Kloß im Hals hinunterwürgte.

«Ich liebe dich auch», antwortete er fröhlich, ehe sie in friedlicher Übereinstimmung schwiegen und über der Mitte des Tisches Händchen hielten wie zwei frischverliebte Teenager. Es war unerhört gut.

«Alle Ehe-Ratgeber betonen ja immer wieder, WIE gut es ist, wenn die Eltern sich regelmäßig Zeit als Paar nehmen und die Kinder währenddessen mal woanders unterbringen. Was hältst du eigentlich davon?»

Michael brannte das Thema wohl unter den Nägeln, seit er die Kinder bei Gudrun abgab und er wieder einmal mit eigenen Augen erfasste, warum Kinder ihre Großeltern brauchten – und umgekehrt.

«Ach, na ja – was soll ich darauf sagen? Unser Abend heute ist ganz wunderbar, und ich fühle mich, als wäre ich gerade erst 22 Jahre alt – es könnte immer so weitergehen», schwärmte Sandra.

«Und wo ist das ‹Aber›? Ich habe es genau herausgehört, weil ich zugehört habe.» Michael konterte gut.

«Es gibt kein Aber, außer …», sie machte eine Pause, weil sie noch nicht wusste, wie sie das formulieren sollte.

«Außer dass es halt verrückt ist: Kaum sind die Kinder da, nerven sie einen bis aufs Blut mit ihren ewigen Streitereien und den dreisten Streichen, die sie so aushecken. Aber das ganz große Aber heißt doch: Kaum sind sie weg, vermisst man sie und mit ihnen ihre unangenehmen Seiten. Wie soll ich das erklären? Das war schon so, als ich die Kinder stillte. Während sie tranken, dachte ich, *hoffentlich ist das bald zu Ende, sie saugen mich leer.* Kaum WAR es dann zu Ende, vermisste ich ihre Nähe und ihr Saugen, das mir dann ganz und gar nicht mehr unangenehm vorkam. Was ich dann wollte, war genau dieses glucksende Geräusch, wenn sie die Milch hinunterschluckten, und diese Dichte an Beziehung …» Sandra verhaspelte sich.

«Mannomann, bin ich froh, dass du das sagst. Mir geht's nämlich genauso. Ich habe die Racker heute bei Gudrun abgeliefert, und es fährt einem wie ein Stich ins Herz, wenn man sieht, mit welcher Freude sie in Gudruns Arme rennen und das Haus entern. Dann schließt sich hinter einem die Haustür, und man hört, wie sie drinnen vor Lebensfreude laut kreischen und jauchzen – und man realisiert, wie furchtbar es ist, dass man nicht dabei sein darf! Ich verstehe also genau, was du meinst!»

Michael bekam währenddessen Tränen in die Augen: «Meine Familie ist alles, wofür ich lebe. Alles könnte ich verlieren, aber nicht meine Familie», sagte er und schwieg eine kleine Weile, bevor er hinzufügte: «*Bevor* die Kinder da waren, hätte ich jeden Eid geschworen, dass das nur sentimentaler Quatsch ist. Nie hätte ich für möglich gehalten, dass es das echte pralle Leben ist ...»

«Solcherlei Erkenntnisse, mein Lieber, müssen wir aber hübsch für uns behalten, denn das ist ja total gegen den Mainstream, weil es ja voll die Wahrheit ist. Ich nehme mal an, dass es anderen Eltern auch so ergeht, ja, und dass es unseren eigenen Eltern auch so ergangen sein muss.» Sandra war ihrer Mutter Gudrun dankbar für ihre immer abrufbare freundliche Hilfe und das Glück, das sie Lukas und Vanessa schenkte.

Eigentlich mochte sie das gerne: gegen den Strom schwimmen. Aber sie war auch eine selbstbewusste Frau, die sich nichts vorschreiben ließ. Wie gut es tat, dass Michael in der gleichen Zerrissenheit stand wie sie.

«Weißt du», stimmte Michael zu, «es kommt noch schlimmer, wir müssen noch mehr vor dem Rest der Welt verheimlichen. Oft denke ich, dass meine und deine Berufstätigkeit zeitgleich gar nicht möglich wäre, wenn es nicht die ‹Generation Gudrun› gäbe. Ich bin dankbar dafür, aber da habe ich ganz viel schlechtes Gewissen in mir. Unsere Eltern haben genug mitgemacht, die Zeiten nach dem Krieg, sie haben ihre Kinder – also uns – in sehr schwierigen Zeiten erzogen, weißt du? Und sollen *dann* die Enkelgeneration auch noch mit aufziehen. Dabei hätten sie es verdient, das Ganze langsamer angehen zu können. Wären wir echt emanzipiert, würden wir Oma und Opa wirklich Oma und Opa sein lassen, aber stattdessen machen wir sie zu Mit-Erziehern. Das Allerschlimmste ist: Dabei tun wir ständig so, als wären *wir* die Helden, weil wir ‹alles gut organisieren›. Wahr ist: *Sie* sind die Helden. Das ist kräftemäßig eigentlich eine Nummer zu viel für sie! Meinst du nicht?»

Auf Michaels ungewöhnlich lange Rede folgte erst mal ein Schweigen.

Sandras Kopfkino spulte Szenen ab, die sie bisher noch mit niemandem teilte. Aber seitdem sie wusste, wie groß der Kraftakt von Kindererziehung einerseits und Berufstätigkeit andererseits ist, und seitdem sie wusste, dass beides eigentlich nur zusammen geht, wenn die Kleinen den Preis bezahlen, meldete sich ihr schlechtes Gewissen immer entschiedener zu Wort. Die Kleinen und die Großeltern: Niemand brachte das unter einen Hut.

Ob mal eines Tages jemand kam und dieses Rad der Geschichte zurückdrehte? Oder eine andere Lösung fand? Derzeit war das wohl kaum möglich. Es war doch meschugge, dass fremde Frauen Kinder von anderen Frauen großziehen sollen, damit diese bezahlter Arbeit nachgehen können. Und die fremden Frauen bekommen das bezahlt, nicht aber die Mutter der Kinder … Meschugge ist das. Wirklich – aber für diesen schönen Abend eindeutig zu viel Problematik, beschloss Sandra.

Nichts davon sprach sie heute aus, aber ein rascher Blick zu Michael bestätigte ihr, dass er genauso dachte. In einer guten Ehe muss nicht alles ausgesprochen werden, um es trotzdem gesagt zu haben.

In bestem Einvernehmen schlemmten sie ihre Teller leer und genehmigten sich noch eine der leckeren Nachspeisen.

24
Später am Abend im Hotel, Zimmer 201

«Was ich dir noch sagen wollte … wir bekommen ein Baby!» Probeweise übte Lisa mit ernster Miene vor dem Badezimmerspiegel und versuchte dabei, sich Ulrichs Reaktion vorzustellen, damit sie wiederum «richtig» darauf eingehen konnte. Ihr eigenes Spiegelbild sah mit gleicher ernster Miene zurück, so dass sie vor der trockenen Sachlichkeit ihrer Worte erschrak.

Nein, das geht noch besser, ich stelle mir ein Interview vor, das ich führen darf.

Lisa ärgerte sich darüber, dass Ulrichs hinreißende Vorbereitungen sie von ihrem Plan abgebracht hatten. Der war aber nun nicht mehr umzusetzen. Sie musste sich etwas Neues überlegen. Schnell.

Improvisieren war wahrlich nicht ihre Stärke. Nicht zuletzt deswegen nutzte sie bevorzugt die Wochenenden, um die Artikel für die Folgewoche vorzubereiten. Für alle Fälle hatte sie außerdem immer einen Plan B in der Tasche. Und jetzt? Den Plan B gab es nicht … sie hatte schlicht und einfach nicht damit gerechnet, dass ihre Vorbereitungen schiefgehen könnten.

Wie machen andere Frauen das? Leicht aufgeschreckt ging ihr bald auf, dass es auf Ulrich sehr seltsam wirken musste, wenn sie sich so lange ins Badezimmer zurückzog.

Komm schon, lass dir was einfallen, spornte sie sich selbst an und schaute der nackten Spiegel-Lisa ins Gesicht und auf den Bauchnabel. Nein, direkt sehen konnte man am Bauch noch nichts, stellte sie fest.

«Ach, übrigens, ich bin schwanger.» Sie konnte es nicht lassen, es vorher zu proben, und lächelte dabei gewinnend. Das gefiel ihr etwas besser, und so zügig dahergesagt klang es viel positiver als etwas auswendig Gelerntes.

Für einen kurzen Moment sah sie vor ihrem geistigen Auge, wie Ulrich einen Schluck Sekt trank und sich vor Schreck daran verschluckte, nachdem sie ihm die Sensation verkündet hatte. Sie schüttelte den Kopf:

Nein, so geht's auch nicht. Zu beiläufig. Der enormen Bedeutung nicht angemessen.

Draußen hörte sie es rumoren. Lisa befürchtete, dass Ulrichs Laune ungenießbar wurde, weil er längeres Warten verabscheute. Ob er am Ende gar zu ihr ins Bad reinkäme? Wäre ja auch nicht schlecht, dann könnte sie ihm ihren noch nicht vorhandenen Babybauch in natura zeigen, und so würde er es lustiger bewerten können.

Natürlich nicht, nein. Hereinkommen würde er definitiv nicht, das war bisher noch nie geschehen. Aber angesichts des bis zu ihr vordringenden Gepolters durfte sie ihn nun nicht mehr länger warten lassen. Lisa beschloss daher, sich keinem Plan folgend im nun kommenden Gespräch einfach treiben und von ihren Gefühlen leiten zu lassen. Eine schonende Art und Weise, es ihm mitzuteilen, gab es ohnedies nicht. Sie wickelte das großzügige weiße Handtuch um sich und ging zurück ins Zimmer, wo Ulrich es zum zweiten Mal binnen etwa dreißig Minuten fertigbrachte, ihr die Sprache zu verschlagen.

Er war inzwischen vollständig angezogen, was sehr hastig geschehen sein musste, da sein Hemd teilweise noch aus dem Hosenbund heraushing. Außerdem war es nicht bündig zugeknöpft, sondern einen Knopf versetzt, und seine Ärmel schlackerten lose um sein Handgelenk, weil die Manschettenknöpfe noch offenstanden. Von der fehlenden Krawatte ganz zu schweigen.

Hastig warf er alles, was herumlag und was an seinem chaotisch wirkenden Outfit noch fehlte, in seine schwarze Sporttasche. Von der wie angefroren verharrenden Lisa nahm er Notiz, indem er kurz aufschaute und dann verdrossen weitermachte:

«Tut mir wahnsinnig leid, Lisa-Liebling! Absoluter Notfall! Muss sofort los!», trug er im Telegrammstil vor. Die Erregung – oder war es Angst? – in seiner Stimme machte Lisa beklommen.

«Was ist denn passiert? Um Himmels willen, du bist ja ganz außer dir!»

«Lange Geschichte! Erzähl ich dir ein anderes Mal. Hab jetzt keine Zeit mehr.»

Lisas Gedanken schlugen Purzelbäume. Sie kreisten von tiefer Sorge um ihren Partner, über die Enttäuschung darüber, dass sein Vertrauen nicht ausreichte, sie in seine Probleme einzuweihen, bis hin zur pragmatischen Frage, was sie mit dem angebrochenen Abend nun machen sollte. Bestimmt war es schon nach 22 Uhr, wenn nicht sogar wesentlich später, und sie würde unmöglich noch einen Zug nach Hause finden können. Was sollte sie tun, alleine im Hotel?

Zu allem Überfluss machte sein überstürzter Aufbruch es unmöglich, ihm endlich die wichtige Neuigkeit zu überbringen. Berechtigter Zorn flackerte in ihr auf. Nein, sie wollte sich jetzt nicht schon wieder vertrösten lassen. Aber es ihm ausgerechnet jetzt aufzuzwingen, wo er ohnehin schon so hektisch und fahrig war?

Sie beschloss, sich stattdessen um ihn zu kümmern und allen Zorn zu verschieben: «Ulrich! Bitte! Was ist denn los, sag schon?» Sie fasste ihn am linken Arm, um seine Aufmerksamkeit zu gewinnen, sein Gesicht zu sehen und gegebenenfalls Rückschlüsse daraus zu ziehen.

Ulrich ließ sich jedoch nicht in die Karten blicken. Er schaute sie nur ganz kurz an und öffnete den Mund. Anstatt jedoch etwas zu sagen, stieß er nur ein kurzes «Pffffh» aus, zerrte mit einem Ruck den Reißverschluss seiner Sporttasche zu, der sich wieder und wieder im unordentlich hineingestopften Kleiderwust verhakte. Schon hechtete er in diesem erschreckenden Zustand an Lisa vorbei in Richtung Zimmertür.

«Schatz?!», rief Lisa noch einmal. Sie war den Tränen nahe.

«Ich mach's wieder gut! Versprochen!», rief er ihr zu. Und dann, mit der Hand am Türgriff:

«Und trink noch was von dem Sekt. Du hattest noch gar nichts davon, die Flasche war ordentlich teuer!»

Noch ehe Lisa zur Besinnung kam, war er von der Bildfläche verschwunden.

Wie vom Donner gerührt stand sie da und überlegte, was Ulrich so spät am Freitagabend in Aufruhr versetzte. Sie wusste weder, warum er so überstürzt weg musste, noch, wohin er aufgebrochen war. Zu einem Kunden? Jetzt? Warum war er dann so aufgeregt, ja sogar voller Angst?

Sie begann, nach einer Heimfahrtmöglichkeit zu suchen. Ein Blick auf ihre App bestätigte, was sie bereits befürchtet hatte, dass nämlich kein Zug sie mehr vor dem kommenden Morgen nach Stuttgart zurückbrachte. Und so wanderten ihre Sorgen wieder zu Ulrichs urplötzlicher Abreise.

Dass es etwas Berufliches sein könnte, musste sie fast ausschließen. Schließlich war er ja gerade erst hier in Jena im Einsatz gewesen. Hätte er wider Erwarten nachts doch einen Kundentermin hier in der Stadt gehabt, wäre es ja leicht gewesen, danach wieder hierher ins Hotel zurückzukommen. Nein, er musste irgendwo hingefahren sein, wo er auch übernachten musste, also weit weg. Da kam eigentlich nur sein Apartment in Potsdam infrage. Sie kannte allerdings nicht seine genaue Adresse, wusste aber, dass er sich oft darüber beklagte, mindestens 25 Minuten bis zur Autobahnauffahrt zu brauchen. Was war los?

Über solchen kummervollen Gedanken war der restliche Abend nur so vorübergeflogen, trotzdem war nicht an Schlaf zu denken, sie war wieder einmal hellwach.

Inzwischen war es 2:17 Uhr, und sie ließ das Navi berechnen, wie lange Ulrich für die Fahrt vom Hotel nach Potsdam wohl brauchte. Bei dem aktuellen Verkehr war das nicht weiter kompliziert, er müsste demnach bereits zu Hause angekommen sein – falls er denn dorthin aufgebrochen war. Ihrem Ermessen nach blieb das die einzig logische Erklärung.

Vorsichtshalber beschloss sie, noch mindestens eine halbe Stunde wach zu bleiben – und sich erst dann bei ihm zu melden. In solch einer Lage brauchte er sie doch ganz bestimmt dringend, und sie wollte ihm zeigen, dass sie ihm beistand, egal bei was. Sie prüfte kritisch den Text ihrer Nachricht an Ulrich, mit deren Ausfeilen sie die dreißig Minuten ausgefüllt hatte:

Liebster Ulrich, ich mache mir große Sorgen
Ich hoffe, bei dir ist alles gut? Hast mir etwas Angst gemacht.
Leider fährt heute kein Zug mehr nach Stuttgart.
Bleibe nun im Hotel – das Bett riecht noch so gut nach dir …
Wann können wir uns das nächste Mal sehen?
Muss dir dringend noch was Wichtiges sagen …
Bitte melde dich doch heute noch mal.
Auch wenn es nur ganz kurz ist.
In Liebe – Lisa

Daran war nichts auszusetzen, keine Vorwürfe, keine Anklagen und keine Schuldzuweisungen. Perfekt lehrbuchmäßig waren ihr lauter Ich-Botschaften gelungen und am Schluss die Bitte, sich zu melden. Sehr gut. Gesendet.

Gewiss, Ulrich war nicht der einfachste Mensch. Mit fünfundvierzig Jahren immer noch Single zu sein, ohne Ex-Frau, ohne Kinder, dazu noch ständig unterwegs, sich für seine Firma aufreibend – all das unterstrich diese Tatsache in Lisas Augen eher noch. Und auch wenn er manchmal alles andere als einfach war, so war er doch nicht so gemein, sie nun gänzlich im Regen stehenzulassen. Aus seiner Sicht gab es ja auch keinen Anlass dazu, denn er wusste überhaupt noch nichts von der Schwangerschaft. Aber er wusste andererseits viel zu gut, dass sie sich dauernd Sorgen um ihn machte, er hatte sie schließlich schon oft damit aufgezogen. Also würde er ihrer Bitte, sich zu melden, nachkommen, sobald es eben ginge. Da war sich Lisa sicher.

Nur was, wenn seine Nachricht am Ende doch ausbliebe? Und womit vertrieb sie sich unterdessen die langen Wartestunden? Auf ihren mitgebrachten Krimi konnte sie sich beim besten Willen nicht konzentrieren, und im Fernsehen lief ausschließlich Mist. Kein Wunder auch – welcher normale Mensch schaltete in der Nacht von Freitag auf Samstag um 2:00 Uhr die elende Glotze an?

Schon dutzendmal kontrollierte sie die Uhrzeit und erschrak: Seit einer geschlagenen Stunde hatte sie nun auf seine Antwort gewartet und dabei versucht, sozusagen telepathisch in Kontakt mit ihm zu treten, dadurch irgendwie seine Antwort zu forcieren.

Natürlich war das für einen aufgeklärten Menschen ausgemachter Quatsch. Trotzdem wollte sie das nicht einfach vom Tisch wischen, denn ihre Jugendfreundin Rebecca und sie hatten oft in exakt derselben Sekunde den Entschluss gefasst, sich gegenseitig anzurufen – erfolgreich. Das alles mit «Zufall» zu erklären, erschien Lisa zu simpel. Wahrscheinlich lag die Wahrheit irgendwo in der Mitte. Wenn sie also weiterhin ganz fest an Ulrich dachte und sich seine Resonanz nur dringend genug herbeiwünschte, so würde es auch gelingen.

Ähnlich hielt sie es auch mit der Religion. Sie war katholisch erzogen worden, und auch wenn sie schon lange nicht mehr ihr tägliches Leben danach ausrichtete, so bekannte sie sich trotzdem zu Gott und ging hin und wieder in die Kirche, nahm an der Eucharistie teil und ging einmal im Jahr sogar zur Beichte. Nicht, dass sie furchtbar viel gesündigt hätte oder so, aber sie fand es trotzdem richtig, zur Beichte zu gehen, weil sie dabei nichts zu verlieren, sondern nur zu gewinnen hatte. Da hielt sie es ganz nüchtern mit den diesbezüglichen Überlegungen von Blaise Pascal, den sie verehrte.

Würde es tatsächlich die im christlichen Glauben verankerte Vorstellung vom Jenseits geben, so gäbe es für sie nur wenig zu befürchten; richtig große Sünden hatte sie bisher nie begangen. Gott könnte sie höchstens dafür rügen, nicht noch häufiger gebeichtet und nicht oft genug den Gottesdienst besucht zu haben. Vielleicht gab es auch eine Rüge für die uneheliche Beziehung zu Ulrich und für das Baby, das womöglich ohne Eheschließung zur Welt kommen würde. Aber da setzte sie voll auf Gottes Gnade und Barmherzigkeit, die er nicht müde wurde zu betonen. Und was waren ihre paar Vergehen schon gegen die fernab vom Glauben lebende Mehrheit der Menschen? Nein, sie müsste gewiss nur wenig himmlische Sanktionen befürchten, wenn es das ewige Leben tatsächlich gab.

Und was wäre, wenn nicht? Dann ging ihr trotzdem nichts verloren, denn sie verrannte sich nicht blindlings in den Glauben, sie richtete ihr Leben nicht vollständig danach aus. Aber es war ihr gelungen, irgendwo in der Mitte zu bleiben. Damit konnte sie sich immer noch rechtzeitig zur einen oder anderen Seite schlagen.

Zuversichtlich über diese Erleuchtung öffnete sie ihr Handy. Für einen kurzen Moment fühlte sie sich Gott unerwartet nahe, als ihr die Bestätigung für ihren Glauben und ihre Überzeugungen prompt erwiesen wurde: Am linken unteren Rand des Nachrichtendisplays blinkten rhythmisch drei weiße Punkte auf. Das bedeutete, dass just in diesem Moment Ulrich sein Handy in der Hand hielt und eine Antwort an Lisa eintippte. Oder aber mithilfe von Siri eine Sprachnachricht vorbereitete. In wenigen Minuten dürfte sie die lesen …

Aller Gedankenkarusselle plötzlich entledigt, ließ sie sich erschöpft und sehr zufrieden ins Kissen zurücksinken. Alles wird gut. Damit alles seine Richtigkeit erhielt, faltete sie ihre Hände über dem Bauch und betete das Vaterunser. Mehrmals.

25
Bettina, Johannes und Sophie

Besorgt beugte sich Bettina über ihren Sohn, den sie zerbrechlicher als sonst empfand. Vielleicht lag das an der winzigen knöchernen Schulter, die aus seinem abgewetzten T-Shirt herausragte und noch die tiefen Kratzspuren seines nachmittäglichen Fußballspiels zeigten. Der Anblick seiner zartgliedrigen Schulter rührte sie zutiefst, und die Liebe zu ihm ließ sie beruhigende Worte finden:

«Kannst du jetzt wieder einschlafen? Was meinst du? Willst du es nicht noch einmal versuchen?»

Sein kleines spitzes Gesicht zeigte eine erschreckende Müdigkeit, was seine dunklen Augenringe noch auf die Spitze trieben. Aber wie könnte es ihn auch bei all der Aufregung um ihn herum im Bett halten? Solche Stunden möchte man seinem Kind unter allen Umständen ersparen. Es sollte in Harmonie und Geborgenheit aufwachsen – aber leider war das unmöglich, und so hielt sie aus, dass es Dinge gab, vor denen sie ihn nicht beschützen konnte, die er alleine ertragen und aus denen er lernen musste. Ganz alleine.

Tröstend strich ihre kühle Hand über seinen verschwitzten Haarschopf:

«Versuche, die Augen zuzumachen und den Schlaf herbeizuholen», flüsterte sie.

Johannes nickte ergeben, sah dabei aber so hundetraurig aus, dass Bettina es nicht übers Herz brachte, ihn alleine in seinem Zimmer zurückzulassen. Auch sie war erkennbar gezeichnet von den Ereignissen dieser scheußlichen Nacht. Sie musste aber jetzt endlich auch dringend nach Sophie sehen …

In Gedanken schon bei Sophie, kraulte sie Johannes' Ohrläppchen, das mochte er seit seinem ersten Lebenstag besonders gerne.

Er wird es schon schaffen. Wird wahrscheinlich schon eingeschlafen sein, ehe ich nachher an seiner Zimmertür angelangt bin, dachte sie sich, streichelte ihrem kleinen Prachtkerl über die erregten roten Wangen, die aus unbekanntem Grund seit seiner Geburt ganz aufgeraut waren, und stand langsam vom Bettrand auf.

«Mama?»

«Ja, Hase?»

«Was ist mit Sophie passiert?» Die Bröckeligkeit seiner Stimme verriet ihr, dass er nahe dran war, in Tränen auszubrechen.

Bettina atmete tief durch und suchte innerlich nach einer plausiblen Erklärung für ihn. Vielleicht fiel ihr sogar eine kleine Notlüge ein, mit der sie ihren Sohn vorläufig beschwichtigen konnte. Das Problem war nur, dass ihr einerseits nichts Passendes einfiel und dass andererseits Johannes ein aufgewecktes Kerlchen war, dem man nur selten etwas vormachen konnte.

Was sollte sie ihm bloß antworten?

Das einschießende Adrenalin half in letzter Sekunde:

«Die Pubertät!», antwortete sie und wusste bereits vor seinem verständnislosen Gesichtsausdruck und seinem fragenden Schweigen, dass er eine genauere Erklärung verlangte. Wie sollte sie ihm erklären, was sich heute Nacht hier abgespielt hatte?

«Weißt du noch, was ich zu dir gesagt habe, als Papa dir an deinem zehnten Geburtstag einen Whisky angeboten hat?»

«Dass Alkohol nur etwas für Erwachsene ist», zitierte er bänglich.

Bettina nickte ihm für diese bemerkenswerte Gedächtnisleistung lobend zu, dabei war sein Geburtstag schon ganze sechs Wochen her.

«Ja, genau», stimmte sie ihm zu.

«Und in der Pubertät denken kleine Jungs und kleine Mädchen, dass sie schon erwachsen genug sind, um Erwachsenendinge zu tun. Verstehst du, was ich damit meine?» Sie war dabei, sich in ein Dilemma hineinzureden. Aber sie unterschätzte wieder mal ihren Filius.

«Klar!», krähte Johannes entzückt, weil er verstanden zu haben glaubte: «Also hat Sophie Whisky getrunken?»

Bettina war stolz auf die Kombinationsfähigkeit ihres Sohnes. Immer schon gehörte er zu den altklugen Kindern, war wissbegierig und an einfach allem interessiert. Alles Eigenschaften, die ihre Tochter früher auch mal gekennzeichnet hatten. Vor der Pubertät, die alles in der Familie veränderte und die dazu führte, dass vor wenigen Stunden die Notaufnahme der Westbrandenburg-Klinik bei ihnen anrufen musste.

«So ähnlich», nickte Bettina zustimmend und versuchte, sich ein Lächeln abzuringen, während sie ihm über seine zerschrammte Hand streichelte und gleichzeitig seine Zudecke zurechtzupfte.

Übersprunghandlungen, mit denen sie ihre nach draußen drängenden Tränen zu unterdrücken suchte, obwohl ihre Tochter mittlerweile zu Hause nebenan war und laut schnarchend schlief. In Sicherheit. Sophie hatte – scheinbar um einem deutlich älteren Jungen zu imponieren – eine halbe Flasche Wodka getrunken. In einer «Bier-Bong», was auch immer das war. Zumindest sagte ihr das so Sophies beste Freundin am Telefon. Sie war es auch, die den Krankenwagen gerufen hatte, als Sophie jählings umkippte.

«Mit einer Alkoholvergiftung ist nicht zu spaßen», hatte der übermüdete Notarzt im Krankenhaus vorwurfsvoll zu Bettina gesagt. Als hätte sie dieses Desaster irgendwie verhindern können oder als sei sie als Mutter per se die Ursache dieses Übels.

Machten Verbote das Ganze nicht erst recht reizvoll?

Möglicherweise waren sie und ihr Mann aber doch zu liberal mit ihrer pubertierenden Tochter umgegangen. Bei genauerer Betrachtung versagte die «Alles ist erlaubt»-Methode, und erst recht schief ging die «Eltern sind beste Freunde ihrer Kinder»-Erziehung. Handfest erlebte sie mit, wie ihre einstmals kleine Sophie sich von einer Teenie-Unsicherheit in die nächste hinüberquälte. Mal ging es um ihre angeblich zu kleine Oberweite, dann wieder um ihre manchmal so unreine Haut. Dann wieder stellte sie unumstößlich fest: «Ich bin hässlich, nur die anderen sind schön!» Immer rastete sie sofort aus und war unfähig, mit ihrer angeblichen Hässlichkeit umzugehen. Sie wollte so aussehen, dass sie Justin Bieber gefiel, und wenn das nicht ginge, dann wollte sie sich wenigstens so stylen wie Shakira oder wie die alle hießen. Wie sollte sie als Mutter gegen solche idiotischen Vorbilder ankämpfen? Wie könnte es ihr nur gelingen, ihrer Tochter glaubwürdig zu sagen, dass sie ein sehr attraktives Mädchen war und dass die Pubertät eine Zeit ist, die alle Mädchen am Ende gut überstehen? Wie könnte sie ihr nur glaubhaft vermitteln, dass die besten Jahre unmittelbar vor ihr lagen und sie sich keine Sorgen darüber zu machen brauchte? Und wie, dass sie unbedingt aufhören musste, sich mit irgendwelchen Internet-Schönen zu vergleichen? Das unselige Handy, das unselige Internet und all die Unseligen, die sich dort tummeln … Für Sophie war es eindeutig eine Nummer zu groß, aber das würde sie niemals zugeben.

Dass sie die großen Pausen mit den sogenannten «Coolen» ihrer Klasse im Rauchereck verbrachte, war Bettina ebenfalls zu

Ohren gekommen. Und dass sie dabei nicht nur passiv danebenstand, erst recht.

«Darf ich mal kurz rüber zu ihr?», fragte Johannes und riss Bettina damit aus ihren sorgenschweren Gedanken. Sie stand ja immer noch in Johannes' Zimmer.

«Nein, mein Hase, sie schläft jetzt und wird so schnell nicht aufwachen. Und du solltest auch schlafen. Morgen ist auch noch ein Tag, ok?»

«Ok», gab er friedlich nach.

Er kuschelte sich in sein Bett und zog sich die Bettdecke über die Ohren. Bettina strich ihrem Sohn nochmals über den Kopf, gab ihm einen Kuss auf den verstrubbelten Scheitel und verließ sein Zimmer. An der Tür hielt sie noch mal kurz inne und blickte sich zu ihm um. Er war so herrlich unkompliziert. Die kindliche Naivität verlor sich zwar nach und nach, aber er war immer noch durch und durch unschuldig.

So wie Sophie «gestern» auch noch war, dachte Bettina schwermütig an die unbeschwerte Zeit mit ihrer Tochter zurück und wie es – sie beschloss, sich Mut zuzusprechen – hoffentlich auch bald wieder sein würde. Sachte zog sie die Zimmertür zu und drehte sich um.

Sie erschrak furchtbar über den Anblick ihres Ehemanns, der ebenfalls unmittelbar vor der Zimmertür stand. Wann war er in den ersten Stock gekommen? Sie hatte nichts gehört.

Dann erschrak sie gleich noch mal, denn kreidebleich, als habe er den nächsten Notarztanruf erhalten, stand er da und starrte ungläubig aufs Display seines Handys, dessen künstlich blaues Licht sein Gesicht zutiefst geschockt, ja regelrecht eingefallen und fratzenhaft verzerrt aussehen ließ.

«Was ist denn mit dir los?», flüsterte sie entsetzt und hoffte inständig, Johannes damit nicht wieder aufzuwecken.

Offenkundig ertappt und mit panischen Augen schielte ihr sonst so ruhiger Mann zu ihr hin. Als er hastig sein Handy sinken ließ, das er sich eben noch mit beiden Händen dicht vors Gesicht gehalten hatte, bemerkte Bettina, dass seine Hände zitterten.

Kein Wunder, diese unruhige Nacht hatte sie alle an ihre Grenzen geführt, vermutlich sah sie selbst auch so gespenstisch aus wie Ulrich.

Eigentlich war sie noch ziemlich sauer auf ihn, weil er sehr nach Alkohol roch, als er nach Hause gekommen war, was er wie immer mit extrastarken «Fisherman's Friends» zu vertuschen suchte. Aber seine erkennbare Notlage weckte unverzüglich ihr Mitleid. Sie fasste ihn am Arm.

«Uli, was hast du denn?»

«Nichts, ich muss nur dringend noch mal weg», beschwichtigte er sofort, und es verwirrte Bettina, wie sicher und gefestigt er klang, wo dies doch in krassem Gegensatz zu seinem Zittern und seinem grau-blauen Gesichtsausdruck stand. Irgendwelches Gestammel hätte besser zu seiner Körpersprache gepasst.

«Jetzt noch? Es ist fast 3 Uhr morgens!», entfuhr es Bettina, nun gar nicht mehr so leise flüsternd. Ulrich senkte seinen Blick und wandte sich seinem Arbeitszimmer zu, das gegenüber dem Zimmer seiner Tochter lag. Er und Bettina hatten Sophie gemeinsam vor etwa einer Dreiviertelstunde aus dem Krankenhaus abgeholt.

Bettina wusste nicht, was sie von seinem merkwürdigen Benehmen halten sollte. Was ging hier ab? Er war ihr verschlossener und oftmals rätselhafter Ehemann, von dem sie sich im letzten Jahrzehnt schleichend entfremdete, mit dem es aber seit einer mehrmonatigen Eheberatung endlich wieder gut lief. Sogar mehr als das. Sie hatten sich eindeutig wieder zueinander bekannt und nochmals gemeinsam ganz von vorne angefangen. Beiden war das schwergefallen, aber für die Familie war es die Rettung. Dass er wegen Sophie seinen Kundentermin mitten in der Nacht hatte sausen lassen und zu ihnen nach Hause eilte, um mit vereinten Kräften der Katastrophe zu begegnen, rechnete sie ihm sehr hoch an. Denn seine Kunden waren ihm heilig, da biss die Maus keinen Faden ab.

Aber manchmal wünschte Bettina dennoch, dass er sich seiner rebellischen Tochter mehr gewachsen zeigte, sich einmischte und ihr auf die Füße half. Er als Mann, als ihr Vater, konnte

Sophie glaubwürdig darin bestärken, was sie war und wie sie war. Ihr als Mutter standen zu viele Schranken gegenüber, alleingelassen mit diesem Pubertätswahnsinn wurde es oft zu viel für sie. Die Hand des Vaters war dringend gefragt, seine Einmischung war ungeheuer wichtig für Sophie. Wenn Ulrich nur öfter zu Hause sein könnte.

Warum nur hing er an seine häufigen Geschäftsreisen noch lange Zusatznächte dran? Ein beredtes Bild davon zeichneten die wachsenden Stapel von Kreditkartenabrechnungen: Hotelzimmer kreuz und quer durch Deutschland und die angrenzenden Länder. Da sie getrennte Konten führten, fehlte ihr ein genauerer Überblick.

Seine häufige Abwesenheit wäre für sie ja an sich kein Problem, wenn sie wenigstens vernünftig mit ihm darüber sprechen könnte. Das war jedoch schon aus Zeitmangel nicht möglich. Eine neuerliche Affäre konnte sie zwar ausschließen, denn dafür lagen zu viele Kilometer zwischen seinen jeweiligen Unterkünften. Und eine Frau in jeder Stadt? Sicher nicht Ulrich, zu solch großen Bemühungen hätte er keine Lust. Ihr Mann war immer noch sehr attraktiv, die Behauptung aber, Männer würden mit zunehmendem Alter immer interessanter aussehen, traf nicht auf ihn zu. Objektiv gesehen, verlor er eher an äußerlicher Anziehungskraft.

Außerdem hatte er sich lediglich vor acht Jahren ein einziges Mal einen Seitensprung geleistet, was in Bettina bitteren Hass hervorgerufen hatte. Aber die Eheberaterin, die wirklich jeden einzelnen Cent ihres hohen Honorars wert war, schaffte es, ihr eine Brücke zu ihrem Mann zurückzubauen. Sie hatte ihm vergeben und rührte das Thema seitdem nicht mehr an. Dennoch kam ihr die aktuelle Situation höchst merkwürdig vor.

«Was ist das überhaupt für ein Handy, das du da benutzt?», rief Bettina hinter ihm her, ehe er in seinem Arbeitszimmer verschwinden konnte.

Obwohl er ihr den Rücken zuwandte und nur das Mondlicht den dunklen Flur etwas erleuchtete, konnte sie sehr deutlich ausmachen, wie er sofort zusammenzuckte und dass seine Hände immer noch rastlos zitterten. Seit achtzehn Jahren waren sie inzwischen verheiratet. Sie kannte die Körpersprache ihres Mannes wie kein anderer Mensch. Und sie wusste auch, welche Handys er normalerweise benutzte – ein privates und ein geschäftliches. Das hier, erst jetzt realisierte sie es, war keines von beiden.

In ihre ahnungsvollen Gedanken hinein hörte sie ihn durch die Arbeitszimmertür rufen:

«Ersatzgerät! Muss ich wieder zurückgeben. Mir ist das Display gesprungen», log Ulrich und hoffte, dass er gelassen genug klang. *Keine große Sache draus machen,* diktierte er sich selbst.

Bettina schaute ihm nach. Sie überlegte, ob sie ihrem Impuls nachgeben sollte, ihn auf seiner privaten und anschließend auf seiner geschäftlichen Mobilfunknummer anzuklingeln. Wenn er sie gerade angelogen haben sollte, würde sie ihn wegen seiner Lüge sofort zur Rechenschaft ziehen. Sie unterließ das jedoch. Kein Ehemann hätte so was verdient. Nach so einer Nacht konnten sie nicht noch mehr Drama gebrauchen, und wenn sie einen wichtigen Punkt aus der Eheberatung gelernt hatte, dann war es der, ihm Vertrauen entgegenzubringen und ihm seine Freiräume zu lassen. Dezidierte Kontrolle kostete viel Kraft – und am Ende könnte es sein, dass die aufgedeckten Lügen einem nicht gefielen.

Völlig übermüdet fasste Bettina den Entschluss, seine Lüge im Falle eines Falles Lüge bleiben zu lassen. Was heute Nacht wichtig war: zu erfahren, was ihn in einen solchen inneren Aufruhr versetzte – und ihm dann zu zeigen, dass sie beide auch seine geschäftlichen Katastrophen gemeinsam überstehen würden. Das war sie ihm schuldig, denn wenn er aus einem wichtigen Konferenztermin nach Hause eilte, um die Krise wegen Sophie zu bewältigen, dann war es nur recht und billig, wenn sie ihm jetzt zur Seite stand. Sie ging zum Arbeitszimmer, um sich bei ihm für seine Hilfe zu bedanken.

Ulrichs Handy vibrierte. Zu dieser nächtlichen Stunde war es im gesamten Haus unangenehm kühl, trotzdem standen ihm Schweißperlen auf der Stirn, die er mit dem linken Hemdsärmel fahrig abwischte, während er mit der rechten Hand bereits das verräterische Handy aus der Hosentasche zog.

Eine SMS:

Bist du noch da? Was ist denn passiert?
Bitte antworte mir doch, jetzt bin ich ganz unsicher.
Bitte lasse mich dir helfen, zusammen schaffen wir alles.
Lisa

Ulrichs Herz pumperte in seiner Brust, er war derart durch den Wind, dass er sich erst noch mal den zurückliegenden Chatverlauf durchlas, weil er vorerst nicht mehr wusste, was er tun sollte. Konnte sie nicht mal Ruhe geben, verdammt noch mal?

Er scrollte hoch und fand die SMS, die sie ihm kurz nach seiner überhasteten Abreise sandte. Darunter seine Rückmeldung, dass er erst in zwei Wochen wieder Zeit habe und leider gerade in krassem Stress stecke. Dann ihre prompte Gegenrede, sie könne nicht mehr warten, sie müsse ihm etwas sehr, sehr Wichtiges sagen. Seine Frage, was denn so wichtig sei, dass es nicht zwei Wochen warten könne. Ihr Sich-Zieren. Sein Drängen und ihr mysteriöses «Eigentlich schreibt man so was nicht».

Sein erneutes Insistieren, weil die Unruhe in ihm trotz Sophie-Problem zunahm.

Und schließlich jene verhängnisvolle Nachricht, die ihn in der schlimmsten Freitagnacht seines Lebens total schockierte:

Wollen wir morgen vielleicht irgendwo noch zusammen frühstücken gehen?
Da gibt es jemanden, den ich dir gerne vorstellen würde …
Lisa

Noch während Ulrich das Schlimmste befürchtete, dass Lisa ihn nämlich abserviert und einen Besseren gefunden haben könnte, kam ein paar Sekunden zeitversetzt der weitaus schwergewichtigere Teil der zu übertragenden Datenmenge bei ihm an:

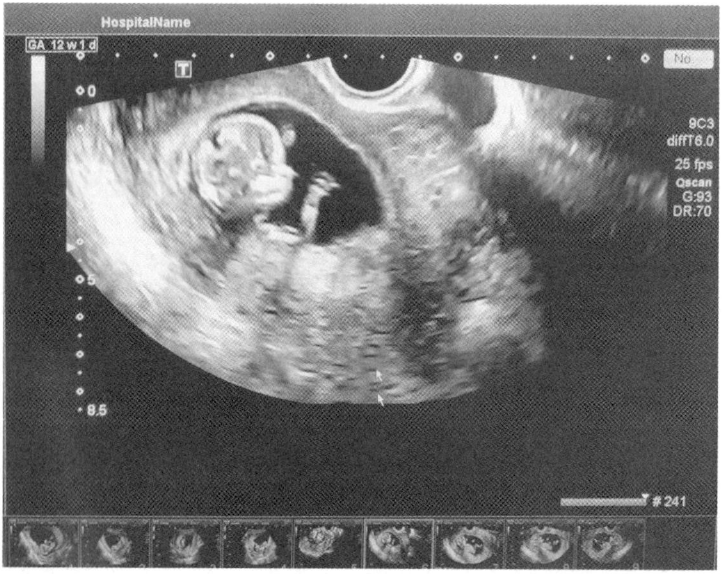

Er brauchte keine Sekunde, um zu begreifen, was das ist. Aber auch rasendes Rauf- und Runterscrollen führte ihn leider nicht dahin, sich einen adäquaten Gegenschlag zu überlegen – die Geschichte mit Sophie hatte ihn vollends ausgepowert, so schlecht und kaputt wie heute Abend hatte er sich noch nie gefühlt. Er war am Ende. Ja, er fing sogar an, alle Selbstmörder zu beneiden – für ihn käme das nie in Frage, dazu wäre er zu feige, aber er beneidete sie um ihren Mut, sich selbst zu töten. Das wäre jetzt sein augenblicklicher einziger Ausweg – aber dieser Weg blieb ihm verschlossen, nie könnte er Hand an sich selbst legen. So blieb ihm nur übrig, weiter auf seine zitternden Hände zu starren. Seine Augen füllten sich mit Tränen, und er musste erneut Schweißperlen von der Stirn wischen. Warum kann man nicht einfach tot umfallen, sobald man sich das innig herbeiwünschte? Warum nur gelang es ihm einfach nicht, einen Menschen zu finden, der ihn voll und ganz verstand?

«Uli-Schatz, darf ich bitte noch mal reinkommen?», klopfte es nun an der Tür seines Arbeitszimmers, die er zum Glück von innen zugeschlossen hatte, denn Bettina drückte zeitgleich mit ihrer Bitte die Türklinke nach unten. Er ließ das gesendete Ultraschallbild blitzartig im Handy-Papierkorb verschwinden. Dieses Handy hatte er sich eigens für die Kommunikation mit Lisa gekauft, und bis zu dieser katastrophalen Nacht konnte er es ein Jahr lang geschickt vor seiner Frau verbergen. Mit dem Unheil verkündenden Klopfen Bettinas ließ er das Gerät in seine Hosentasche gleiten.

«Ok», rief er bemüht optimistisch seiner Frau zu und sauste schnell zur Tür, um sie aufzuschließen, sich dabei zu sammeln und zur Ordnung zu rufen.

Bettina schien ziemlich vor den Kopf gestoßen:

«Warum schließt du denn die Tür vor mir ab?!»

Analytisches und schnelles Denken gehörte zu seinen großen Stärken. Als gut geschulter Versicherungsvertreter verstand er es außerdem, nicht nur in Windeseile das herauszufinden, was sein Gegenüber zu hören wünscht, sondern dieses Bedürfnis auch noch mit einer nahezu perfekten Wortwahl glaubwürdig zu befriedigen.

Er wusste genau, was er seiner Frau nun sagen musste. Aber er wusste auch, dass seine Körpersprache nun so kontrolliert sein musste wie bei einem der fiesesten Poker-Bluffs, den er bei seinen Skat-Kollegen einmal durchgezogen hatte, als er mit übelsten Karten in der Hand, aber mit total glaubwürdiger Gestik sein Gegenüber derart demoralisierte, dass dieser ganze drei Asse aufgab.

Auch jetzt hatte er weniger als nichts auf der Hand. Das wusste aber Bettina nicht. Jetzt kam es auf das genau passende Zusammenspiel zwischen Gestik und Worten an …

Er blieb ruhig, rieb sich müde die Augen und schüttelte den Kopf:

«Keine Ahnung, du, wahrscheinlich eine Freud'sche Fehlleistung.» Er machte einen zerknirschten Eindruck und fuhr sich mit beiden Händen über den Schädel, rieb seine Augen erneut, danach seine Ohren und gähnte herzhaft. «Ich glaube, ich wollte einfach die Welt hinter mir zuschließen. Diese schreckliche Nacht mit Sophie, wo ich dauernd dachte, sie wird sterben, wollte ich wahrscheinlich einfach wegsperren. Ach, was weiß ich, ich bin ja kein Psychologe, ich bin fix und fertig!»

Das war gut, sogar richtig gut – sie schmolz dahin vor lauter Mitgefühl und Zuneigung, und das tat ihm unendlich gut. Vielleicht fiel ihm später etwas ein, was er Lisa schreiben könnte.

26

Der Morgen danach …

«Sandra, Liebes, mache dir keine Sorgen. Mit den Kindern und mir ist alles bestens gelaufen. Bist du sicher, dass du die Kleinen schon wieder mitnehmen möchtest?», fragte Gudrun, und Sandra hörte sofort heraus, dass es ein als unverfängliche Frage formulierter Wunsch ihrer Mutter war, auch noch den Samstag mit ihren Enkelkindern verbringen zu dürfen. Wenigstens noch das Frühstück. Es war aberwitzig, aber auch sie und Michael vermissten ihre Kinder. So sehr sie die freie Zeit genossen hatten, so sehr wollten sie ihre Kinder zurückhaben. Ganz so, wie sie das gestern Abend festgestellt hatten – und heute war ihre Sehnsucht besonders groß, deshalb war sie so früh zum Abholen gekommen. Aber sie verstand auch Gudrun, wenn sie auch deren Enttäuschung sah.

Also nickte Sandra verständnisvoll und schlug vor, dass Lukas und Vanessa zwar nicht mehr den ganzen Samstag hierbleiben, aber gerne alle hier noch frühstücken könnten, sofern es auch für sie einen Kaffee gab. Zufrieden mit dem Kompromiss machte sich Gudrun an die restlichen Vorbereitungen.

Sandra ging ins Wohnzimmer, das am Ende des Flurs lag, und lehnte sich ermattet an den Türrahmen. Lukas spielte wieder laut mit seinem Playmobil-Feuerwehrauto, dabei imitierte er spielselig ein durchdringend auf- und abschwellendes Martinshorn, was Sandra an jedem anderen Morgen um den Verstand gebracht hätte. Heute nicht.

Vanessa stand ihm in nichts nach, sie jagte dem Feuerwehrauto auf kurzen Füßen hinterher, in der linken Hand ihre Puppe Nini, die sie immer wieder fallen ließ, wenn sie eine Chance witterte, sich Lukas' Fahrzeug zu schnappen. Jedes Mal aufs Neue zog sie den Kürzeren, heulte schrill auf und entdeckte dann ihre geliebte Stoffpuppe Nini wieder. Die stand bei ihr sehr hoch im Kurs, denn ihr Vater schenkte sie ihr erst vor wenigen Wochen, als er im Einkaufscenter zu viel Verschiedenes in zu kurzer Zeit erledigen musste – und Vanessa sich dabei vorbildlich verhielt. Und als er sah, wie seine Kleine sich nach der eigentlich hässlichen Stoffpuppe die Augen aus dem Kopf guckte, kaufte er sie spontan – und freute sich darüber, wie ihre kleinen schmutzigen Hände das wertvolle Puppenkind an ihre Brust drückten. So viel Glück konnte kein Erwachsener mehr zeigen. Aller Stress fiel von ihm selbst ab, während er dieses unschuldige Spiel betrachtete. Abends erzählte er Sandra von dem Kauf und versuchte, das erlebte Glück zu beschreiben.

Stolz und zufrieden sah Sandra ihrem kleinen Mädchen zu, das den großen Bruder so gut nervte, wie es konnte. Sie war die Prinzessin ihres Vaters, und Sandra erinnerte sich daran, wie Michael die sogenannte Heulwindel für sie erfand: Vanessa weinte als Baby viel und war dann oft nicht zu trösten, dabei wurde das Kopfkissen im Kinderwagen und im Kinderbett patschnass. Diese Nässe und ihre Tränen rührten ihn so, dass er über das Kopfkissen eine dicke Stoffwindel faltete, damit das Köpfchen trocken blieb – die Heulwindel war geboren. Und tatsächlich erfüllte sie, was ihre Bestimmung war: Anstandslos saugte sie jede Träne aus jedem Albtraum auf. Wenn dann der Papa-Ritter hinzueilte, um sie aus ihrem heulenden Elend zu retten, hob er nach ihr auch die Heulwindel hoch und säuselte dem Baby ins Ohr: «So viele Tränen hat mein kleines Mädchen in so kurzer Zeit geheult, das ist aber eine sehr nette Heulwindel, dass sie dir so beisteht, guck mal, die ist pitschepatsche nass, aber das Kopfkissen ist noch ganz trocken ...» Vanessa schluchzte und lachte dann zugleich und griff mit ihren Patschhändchen nach der verheulten Windel.

Und wenn Michael dann noch fragte: «Hast du denn gut geschläfelt?», waren sämtliche Elends-Viren schlagartig vernichtet. Vanessa wusste schon als Baby, wie sie ihren Papa nehmen musste – und umkehrt.

Bei Bruder Lukas zog Vanessas Masche leider gar nicht, und deshalb zeigte sie dort ein ganz anderes Verhalten. Statt frustriert heulend in der Ecke zu sitzen, hechelte sie ihrem Bruder (oder dessen Spielzeug) mit der Ausdauer eines Stöckchen holenden Hundes hinterher, immer in der Hoffnung, die begehrte Beute zu erwischen. Noch gab es dabei für sie nicht die geringste Gewinn-Chance, aber das konnte sich bald ändern.

Nachdem Sandra das ausgelassene Treiben ausgiebig genossen hatte, überließ sie ihre Kinder dem glücklichen Spiel und suchte das Arbeitszimmer ihres Vaters auf. Das war ganz offensichtlich wieder frisch geputzt, eine einzelne rote Rose prangte auf dem Schreibtisch – wie nett von ihrer Mutter Gudrun.

Gudrun selbst sah das nicht als Nettigkeit an, sie sah es als Therapie. Für ihre Tochter. Ein bisschen Kontemplation im alten Arbeitszimmer war eines der ganz wenigen Dinge, das ihrer neuerdings ständig unter Strom, Zeitdruck und Deadline-Forderungen stehenden Tochter als Seelenlabsal diente – Sandra ging gereizt und genervt hinein und kam gelöst und locker wieder heraus. Das wirkte sich dann auch auf ihre Umgebung aus, sie war wie umgewandelt. Gudrun würde also die Vokabel «nett» durch die Vokabel «klug» ersetzen. Außerdem zog Sandras «Stille Zeit» die bevorstehende Abreise noch etwas weiter in die Länge, und damit war Gudrun ganz einverstanden. Sie liebte es sehr, die beiden Kinder um sich zu haben, und sie waren wirklich gut erzogen – Oma sein war etwas viel Beglückenderes als damals, als sie selbst Mutter wurde und von einer Unsicherheit in die nächste stolperte. Jetzt ging ihr das alles leicht von der Hand. Am liebsten würde sie als Oma ewig leben. Sogar die Alt-Feministin Alice Schwarzer ließ vor kurzem ihren heißen Wunsch nach Oma-Dasein öffentlich bekannt werden – was Gudrun als besonders verrückt empfand: Wie sollte Schwarzer denn Oma werden, wenn sie niemals

Kinder geboren hatte und überdies Muttersein als unerträgliche Unterdrückung ansah? *Ohne eigene Kinder wird man nun mal nicht zur Oma, liebe Frau Schwarzer …*

Hoffentlich gefällt es Sandra noch recht lange im Vater-Sessel, das wäre schön.

Sandra saß dort entspannt, hielt innere Zwiesprache:

Abteilungsleiterin eines digitalen Klatschblattes … Ob du wohl stolz auf mich wärst, Papa?, fragte sie halblaut. Sie kuschelte sich noch tiefer in den alten Sitz, dessen ganz eigener Wohlgeruch ihr immer neu Zutritt ins kurzzeitig geöffnete Paradies bot.

Sie rubbelte ihren Zigarrenbohrer zwischen Daumen und Zeigefinger, und das wunderbare alte Spiel funktionierte unverzüglich: Sie vergegenwärtigte sich den Duft des Maduro-Deckblattes seiner Zigarren; die rauchte ihr Vater am liebsten, gehüllt in die dunkelsten Blätter, die es in Südamerika gab. Obschon der reinen Wortbedeutung nach das Wort *maduro*, das auf Deutsch so viel wie *reif* heißt, nicht zwangsläufig etwas über das gereifte Alter der Zigarrenblätter aussagte – niemals versäumte ihr Vater, ihr diesen kleinen Vortrag darüber zu halten, hunderte Male wiederholt. Natürlich hatte sie nicht wirklich verstanden, was er ihr sagte.

Eine Zeit lang saß sie so da, in die unsichtbare Gegenwart ihres Vaters versunken, und ließ ungebremst den altbekannten Schmerz darüber zu, wie sehr er ihr doch fehlte. Immer erst viel zu spät begreift man als Tochter, dass das Leben endlich ist und man die gemeinsame Zeit voll ausschöpfen sollte. Immer befand man sich als Mensch in dem fatalen Wahn, dass man ewig lebte. Warum war das so, und wie könnte man, wie könnte *sie* das ändern?

Es klopfte an der Tür. Möglicherweise Lukas oder Vanessa; sie musste zu ihnen.

Dabei entdeckte sie, dass sie gerne zu ihrer Familie zurückging. Kein bisschen vermisste sie heute ihre kinderlose Zeit. Ungerufen kam ihr ein Ratschlag in den Sinn, den eine Familientherapeutin ihr einmal sagte:

«Warum sollen Paare zwangsweise immer wieder feste sogenannte freie Tage oder gar Wochenenden einplanen, um die Ehe zu retten? Erstens sind es nicht die Kinder, die die Ehe zerstören, sondern die Arbeitsüberlastung, wenn beide Eltern arbeiten. Und zweitens, was ist das für ein Schwachsinn, wenn Eltern so tun sollen, als hätten sie keine Kinder, wenn sie doch aber Kinder haben? Das ist bestenfalls Wirklichkeitsverweigerung – ist also kindisch und weit weg vom Erwachsen-Sein. Man stigmatisiert Kinder als die bösen Ehezerstörer, das ist doch purer Blödsinn. Niemand kann diesen Schwachsinn ernsthaft glauben!»

«Ja, aber wie soll man denn dann glücklich werden?», hatte Sandra damals zurückgefragt und bekam prompt einen neuen Verweis:

«Mensch, Sandra, denk doch mal nach: Seit wann sind Kinder denn Gebrauchsgegenstände, die dazu dienen, dich glücklich zu machen? Sie sind eigenständige Menschen und haben es sich verdient, dass man sie gut behandelt. Kein anderer Mensch kann dich glücklich machen, das kannst nur du selbst. Das Paradoxon heißt: Mache andere glücklich, dann bist du glücklich. Aber alle Anstrengungen, zu dem eigenen Glücksgefühl zu kommen, das andere Menschen in dir hervorrufen sollen, sind von vornherein zum Scheitern verurteilt!»

Bingo. Das hatte gesessen. Bis heute erinnerte sie sich daran, obwohl das schon Jahre zurücklag.

Sandra würde diesen Themenkomplex irgendwann und irgendwie noch bearbeiten – zusammen mit Michael, der hatte immer zur rechten Zeit die richtigen Ideen …

27

Lisa und Ulrich, zweiter Versuch

«Tür ist offen», rief Lisa fröhlich aufs Klopfen an der Hotelzimmertür.

Aber nicht der Zimmerservice stand davor, sondern – sie ahnte es nicht, da sie ihn nicht sehen konnte – es war Ulrich, den sie erst viel später erwartete.

Ulrich hörte ihre gekünstelte Lockerheit heraus, und es kam ihm so vor, als lägen viele Monate zwischen gestern und heute. Und doch war es nur eine einzige Nacht. Ihre Stimme ließ ihn nach den Schrecken dieser Nacht unbeteiligt kühl. Das hier wollte er so zügig wie möglich hinter sich bringen.

Lisa hörte das leicht schabende Geräusch, das die Zimmertür verursachte, als sie über den Teppichboden geschoben wurde, und Ulrichs nach vorn gestreckter Kopf kam zum Vorschein.

«Oh, du bist es!», rief Lisa ihm verdutzt entgegen. «Bist du denn mit deinem Privatjet hierher geflogen, oder wie hast du es so schnell geschafft? Wo warst du denn heute Nacht?» – *Viel zu viel auf einmal, reiß dich zusammen.*

Ein kurzer Blick aufs Handy sagte ihr, dass er die Strecke eine Dreiviertelstunde schneller geschafft hatte, als das Navi bei günstigster Verkehrslage anzeigte. Ein enormer Kraftakt, denn auf diese Art die Autobahn entlang zu rasen, erforderte zu jeder Sekunde allerhöchste Konzentration und allerbeste Reaktionszeit. Ulrich wirkte dennoch kein bisschen erschöpft. Wie machte er das bloß? Aber noch ehe sie das wirklich zur Sprache bringen konnte, rief sie, vor Freude ganz außer sich:

«Ich habe beim Zimmerservice schon Speck mit Rührei bestellt – so, wie du es gerne magst. Und eine Flasche Sekt für dich ist auch dabei, aber nur ein Piccolo, damit du nicht betrunken wirst», flachste sie.

Ulrich hingegen schaute sie seltsam gleichgültig an, und das nahm Lisa endlich wahr. Weder stand er freudestrahlend im Türrahmen, noch waren Wut, Enttäuschung, Kummer, Sorge, Zukunftsangst oder eine andere negative Seelenlage in seinem Gesicht zu lesen. Genau genommen war keine irgendwie geartete Seelenlage erkennbar. Das ließ sich nicht gut an.

Jetzt sag's ihm, und zwar sofort, bevor du wieder nicht zum Zuge kommst – Lisas Hoffnung war zwar angesichts seines merkwürdigen Auftretens in sich zusammengefallen, aber sie war mutig:

«Ich hätte es dir ja gerne persönlich gesagt, Ulrich», begann Lisa hastig, und ihr Blick blieb auf Ulrichs Armen hängen. Die hielt er hinter dem Rücken verschränkt, während er betont langsam weiter ins Zimmer schritt. Vermutlich hielt er einen Strauß Blumen für sie verborgen. Das war sehr lieb von ihm. Deshalb sprach sie schnell weiter:

«Aber du bist gestern Abend so plötzlich weggefahren, dass ich keine Möglichkeit sah, es dir persönlich zu sagen, obwohl ich mich darauf sooo gut vorbereitet hatte. Du ahnst nicht, wie ich mich damit herumgequält habe …», fuhr sie fort und lächelte.

Ulrich schwieg.

«Ich hoffe, du freust dich jetzt wenigstens ein bisschen über die aufregende Neuigkeit in unserem Leben? Mich hat es anfangs heftig gebeutelt, aber dann fing ich an, mich zu freuen. Dir geht es sicher nicht anders? Und hast du dir überhaupt Zeit zum Schlafen genommen?», wollte sie wissen. – *Wieder viel zu viel auf einmal.*

Warum sagte er denn nichts?

Ulrich blickte sie nur unbewegt an, seine wenigen kurzen Schritte führten ihn noch nicht gänzlich ins Zimmer. Neben der Badezimmertür blieb er stehen. Noch immer war kein Wort über seine Lippen gekommen, derweil er mit seinen Augen ihre Augen die ganze Zeit festhielt. Dann drehte er sich zur noch halb offenstehenden Zimmertür zurück und trat heftig mit dem rechten Schuh dagegen. Um möglichst viel Schwung zu holen, winkelte er dabei seine Arme zur Seite hoch, und seine irritierte schwangere Freundin entdeckte, dass seine Hände leer waren. Keine Blumen, keine Überraschung. Die Tür knallte zu. Der Teppichboden konnte die Wucht des Aufpralles nur sehr bedingt aufhalten.

Wieder einmal überschlugen sich Lisas Gedanken.

Fühlte er sich vielleicht von ihr unter Druck gesetzt? Oder befürchtete er, eine bestimmte Erwartungshaltung erfüllen zu müssen, die er nicht erfüllen konnte oder wollte? Bloß: Warum sagte er noch immer nichts?

Sie musste ihm aus der Sprachlosigkeit heraushelfen:

«Das mit der Abteilungsleitung hat sich jetzt für mich erledigt, das kannst du dir ja denken. Hör mal, ich will dich gar nicht damit überfallen, aber ich habe mir überlegt, zu dir nach Potsdam zu ziehen – wäre das gut?» Sie formulierte es am Ende gerade noch rechtzeitig zu einer Frage und erhoffte sich endlich eine positive Reaktion. Irgendetwas *musste* er dazu doch zu sagen haben.

Deshalb legte sie nach:

«Bitte sag mir, was du darüber denkst! Eigentlich werden unsere Pläne ja nur zeitlich etwas nach vorne verschoben», versuchte sie ihm über die Brücke zu helfen, weil seine gewohnte Sprachgewandtheit immer noch auf sich warten ließ.

Ulrich, immer noch stumm, ging noch zwei Schritte weiter und kam nun endlich vor dem Bett zum Stehen. Lisa war im selben Moment zum Fußende gerutscht und realisierte ganz langsam, dass hier etwas grässlich schief zu laufen drohte. In keinem Film, in keinem Gespräch, in keinem Roman wurde einem erklärt, wie man sich jetzt richtig verhalten musste. Nur das grausame und rohe Leben selbst brachte es einem bei.

Einerseits war sie dazu bereit, auf ihn zuzustürmen, um sich ihm im wahrsten Sinne des Wortes an den Hals zu werfen, damit er sich endlich mitfreuen konnte. Andererseits verblieb sie in aufmerksamer Hab-Acht-Haltung, ohne genau sagen zu können, weshalb.

Er öffnete seinen Mund, und es kam Lisa so vor, als bewegten sich seine Lippen in Zeitlupe. Als saugte er, während er vor dem Sprechen tief einatmete, die gesamte Luft des frischgelüfteten Hotelzimmers ein, in dem noch ein Hauch von Lisas «Vanille & Cocos»-Duschgel hing. Und dann verließen die Worte doch noch seinen Mund – und sie bewirkten, dass Lisa schwarze Pünktchen durch den Raum fliegen sah. Ein kurzes Flimmern ihrer Herzkammern zeugte vom Schock. Er sagte nur acht Worte, aber die ergossen sich mit derartiger Gewalt über sie, als hätte er Kanonenkugeln auf sie abgeschossen:

Du kannst dieses Kind auf keinen Fall bekommen!

Er sagte diese schrecklichen Kanonenkugel-Wörter scheinbar beiläufig daher und mit absurder Ruhe in der Stimme, als habe er ihr gerade eröffnet, dass er Spinat verabscheue.

«Was? Wie bitte?», fragte Lisa, während die Welt um sie herum zwar immer noch genauso aussah wie vorher, doch in dieser Welt kam sie sich jetzt so fremd vor, wie ein orthodoxer Jude sich in einer Moschee fühlen musste.

«Wie konnte das überhaupt passieren?!», fragte Ulrich mit kalter Ruhe und ohne überhaupt auf ihre Frage einzugehen. Dabei schaute er sie dermaßen böse an, dass ihr übel wurde.

War das noch der gleiche Mann von gestern? Was mache ich falsch? Ihr Kopf weigerte sich, zu begreifen, was ihre Seele längst begriffen hatte, und sie verlangte vergeblich von sich, jetzt etwas Kluges zu erwidern, damit sich das hier als lächerlichster Irrtum des Jahres herausstellen konnte. Es war ihr Verstand, der sich durchsetzte und der sie zu ihrem Entsetzen das lesen ließ, was in seinen Augen stand: nicht Wut, nicht Abneigung, nicht Hass, sondern Raserei. Jene Art von Raserei, die Menschen dazu verleiten wird, die gesamte Einrichtung in Stücke zu schlagen.

Lisa verstummte augenblicklich.

Sie merkte nicht, dass sie weinte.

Ulrich aber sah es:

«Heul hier nicht so rum, du!», zischte er sie unbeherrscht an.

Und ehe noch Lisa ihre Tränen abwischen konnte, setzte er nach:

«Bist du dir überhaupt sicher, dass es meins ist?»

Giftig und bösartig spuckte er ihr das ins Gesicht und bemerkte zufrieden, dass Lisa erneut zu weinen begann.

Die räumliche Distanz zwischen ihnen betrug höchstens ein paar Zentimeter, und dennoch fühlte es sich so an, als sei ihr Ein und Alles, ihr Schicksalspartner, der einzige Mann in ihrem Leben und nun auch der Vater ihres ungeborenen Kindes, weiter von ihr entfernt als sämtliche in diesem Sonnensystem erreichbaren Planeten. Sie fühlte eine tiefe Ohnmacht aufsteigen, die ihr komplettes Reaktionsvermögen lähmte.

«Ob es meins ist, will ich wissen!», packte er sie nun mit beiden Händen an ihren Oberarmen und schüttelte sie heftig auf dem Bett hin und her. Das letzte bisschen Sicherheitsabstand war aufgezehrt.

Der neuerliche Schock ließ sie unerwartet zu Atem kommen:

«Ja! Natürlich ist es deines! Was denkst du denn?», heulte Lisa direkt in sein zur hässlichen Fratze verzogenes Gesicht. Seine Nase berührte fast die ihrige, und sie nahm die Mitesser darauf wahr. Ob es diese Antwort war oder ihr unvorteilhaftes Krächzen – Ulrich ließ jedenfalls von ihr ab und wich ein paar Zentimeter zurück. Und da Lisa sich unwillkürlich ein wenig zur Seite drehte, fiel ihre Aufmerksamkeit auf den Ringfinger seiner rechten Hand: Da prangte goldglänzend und kaum abgenutzt ein Goldring. Ulrich trug einen Ehering – er war verheiratet!

Ehe sie durchdrehen konnte, kamen wie zum Hohn die kleinen schwarzen Punkte wieder zurück, als Ulrich sie erneut schüttelte. Wenn sie Glück hatte, kam die Ohnmacht, um sie barmherzig ins Nirwana davonzutragen – wenn sie Pech hatte, kam die Übelkeit der letzten Wochen zurück. Leider bahnte sich unverkennbar Letzteres an, aber der sich in ihr ausbreitende Schrecken kämpfte die Übelkeit erfolgreich nieder.

Würde er sogar zuschlagen, so wie damals ihr Vater der Mutter gegenüber? Das machte sie wütend. Etwas anderes war jedoch wichtiger:

«Bist du ...?», quietschte sie und zeigte mit spitzem Zeigefinger auf seinen Ehering, der sie überheblich anzublitzen schien. Ihr fehlte die Kraft, den Satz vollständig zu Ende zu sprechen.

«Ja! Wie blöd bist du eigentlich?!», ätzte er, ohne ihr einen Millimeter Raum für andere Interpretationen offenzulassen. Ohne zu leugnen oder es zumindest zu versuchen. Und vor allem zeigte er sich gänzlich frei von eventueller Reue. Als sei er ganz der rechtschaffene Bürger, der sich nie etwas zuschulden kommen ließ und der deshalb auch rein gar nichts zu befürchten habe.

Lisas Hand presste sich wie von selbst auf ihren Mund. Mit einem Schlag war alles überdeutlich klar. Wie konnte sie nur so blind gewesen sein? Lisa hätte schwören können, dass ihre Trauerschreie nicht von ihr gewollt waren, sie wäre lieber stumm geblieben. Aber ihre Emotionen gehorchten ihr nicht mehr. Gegen ihren Willen bahnte sich jeder einzelne Schluchzer seinen Weg ins Zimmer. Wenn sie es nur unterbinden könnte.

Ulrich beflügelte ihre Verzweiflung.

Betont freundlich fragte er:

«Du bist wirklich so blöd, oder? Bist ja scheinbar sogar zu blöd, täglich deine Pille zu nehmen, und jetzt denkst du, dass ich dich an der Backe habe. Du hast mich reingelegt, und du hast das alles von langer Hand geplant, stimmt's?!»

Das konnte doch unmöglich Ulrich sein, der so was beißend Gemeines von sich gab! Er sprach jetzt so leise, dass eine dritte Person im Raum es kaum hätte hören können.

Lisa hingegen verstand jedes einzelne Wort. Messerscharf.

Wie gebannt starrte Lisa auf Ulrichs rechte Hand, die in der Innentasche seines eleganten Jacketts etwas herausfischte. Aberwitzig hoffte sie, dass er eine Pistole hervorziehen würde, um sie zu erschießen – dann wäre der Albtraum zu Ende. Auf einmal spürte sie gar keine Angst mehr vor dem Sterben. Im Gegenteil. Der Gedanke, dass ihr unglückliches Dasein am schlimmsten Tag ihres Lebens beendet würde, erschien ihr auf einmal die größtmögliche Gnade zu sein, die ihr widerfahren könnte.

Danke, lieber Gott, dachte sie still.

Fast bedauerte sie, dass es anders kam. Ulrich zog einen zerknitterten alten Briefumschlag hervor und warf ihn auf den Hotelzimmertisch an der linken Seitenwand. Den lauten Klatsch, der den Umschlag teilweise aufplatzen ließ, begleitete Ulrich mit einem eisigen:

«Hier hast du, was du brauchst!»

Lisa erkannte ein dickes Bündel aus lauter 50-Euro-Scheinen. Was sollte das denn?!

«Hol mit dem Geld die Verhütung nach und geh abtreiben! Den Eingriff zahlt dir die Krankenkasse. Die Vollnarkose musst du aber selber zahlen, ich hab mich schon über alles schlaugemacht. Hier!» Er zeigte auf den aufgerissenen Umschlag. «Du nimmst jetzt das Geld und tust, was ich sage. Von dem Rest nimmst du dir ein Taxi hin zur Klinik und zurück. Und dann», er machte eine Pause und zischte: «will ich NIE, NIE, NIE wieder etwas von dir sehen oder hören. Hast du das verstanden, oder bist du dazu auch zu blöde?!»

Wie ein kaputtes Schweizer Taschenmesser klappte Lisa in sich zusammen, schwer atmend rutschte sie seitlich über die Bettkante hinunter und prellte sich auf dem harten Fußboden das Steißbein. Ein scharfer, stechender Schmerz, der ihr brutal offenbarte, dass sie leider immer noch am Leben war.

Ulrich kümmerte sich nicht darum und schimpfte weiter drauflos, ohne Punkt und Komma zu setzen. Er sagte noch manches in diesen langen Minuten, dessen einzelne Buchstaben jedoch nicht mehr alle ihr Ohr erreichten.

Das gab ihr aber vollends den Rest.

Wieso kann ich nicht einfach tot sein? Ich atme einfach nicht mehr, nahm sich Lisa vor und blieb doch hilflos auf der Strecke in ihrem Bemühen, das heftige Ein- und Ausatmen ihrer Lungenflügel zu verhindern. Auf der schmerzenden linken Seite liegend, zog sie langsam die Knie an den Bauch. Sie sah und hörte nichts mehr. Auch nicht, dass Ulrich das Hotelzimmer verließ und dass er dessen Tür erneut mit Gewalt zudonnerte. Da ihm das nicht vernichtend genug vorkam, riss er die Tür wieder auf und holte mit Schwung aus, aber ein Gast vom Zimmer gegenüber stellte sich ihm wortlos in den Weg. So schnell er konnte, flüchtete Ulrich. Der unbekannte Retter lugte um die Ecke in Lisas Zimmer und rief den Zimmerservice herbei. Dann verschloss er diskret ihre Tür von außen.

Es dauerte noch eine ganze Weile, bis Lisa sich halbwegs wieder im Griff hatte. Genau genommen gelang es ihr nur, weil mittlerweile der Zimmerservice mit dem bestellten Frühstück hereinrollte. Das freundliche Gesicht des jungen Südeuropäers schlug in Erschrecken um, als er sie auf der Erde hocken sah, schmerzgekrümmt und offensichtlich einer Ohnmacht nahe. Als der junge Mann vorsichtig ihren Unterarm nahm und sie behutsam auf die Füße nach oben zog, fragte er, ob er einen Arzt rufen sollte, und setzte sie behutsam auf dem Bett ab.

Lisa schüttelte den Kopf: «Nur ein Schwächeanfall, es geht mir schon viel besser», behauptete sie und sah seine zweifelnde Miene. Entschlossen griff sie nach dem Geldbeutel und gab ihm ein Trinkgeld, das er zögernd entgegennahm, worauf er sich in den schmalen Zimmerflur begab. Schüchtern warf er einen Blick zurück, weil er nicht wusste, ob es nicht doch besser war, zu bleiben und einen Arzt zu rufen. Sein suchender Blick landete auf dem dicken Geldbündel, das deutlich aus dem Umschlag herausquoll. Er stockte, fragend sah er zu ihr hin, aber Lisa lächelte ihn tapfer an und nickte ihm verabschiedend zu.

Brennender Durst machte sich in ihrer Kehle bemerkbar, und sie spielte kurz mit dem Gedanken, die kleine Sektflasche in einem Zug auszutrinken, denn deren Kohlensäure wirkte sehr verlockend auf sie. Aber der unentschlossene Kellner deutete ihren sehnsüchtigen Blick falsch, kam zurück und hob ein Glas Wasser an ihre Lippen. Dankbar leerte sie es bis zur Neige, während der junge Mann das Zimmer verließ.

Ein übermächtiges Schreckgespenst namens «Alleinerziehend» stand drohend im Raum. Wiederholt schüttelte sie den Kopf, während sie halblaut vor sich hinsprach. Konnte sie dem Kind denn überhaupt zumuten, auf die Welt zu kommen? Eine Welt, in der es niemand haben mochte? Eine Welt ohne Vater. Eine Welt mit einer gebrochenen Mutter und mit einer gebrochenen Großmutter. Eine Welt, in der manche Männer ihre Ehefrauen mit einer unverschämten Selbstverständlichkeit betrogen und mit ihrer Geliebten sogar auf die Malediven in Urlaub flogen, währenddessen sich die Ehefrau in Sicherheit wähnte. Eine Welt, in der ebendiese Männer meinten, mit Geld alles wieder geradebiegen zu können. Wie brutal der sich heute aufgeführt hatte! Es musste an ihr liegen. Etwas musste sie falsch gemacht haben, sonst wäre das alles nicht passiert. Etwas stimmte nicht mit ihr.

Sie rieb sich die Augenlider, bis sie rot wurden und schmerzten. Es half alles nichts. Ein Blick auf den appetitlich angerichteten Frühstückswagen ließ sie hungrig werden, und zugleich drehte sich ihr bei dem Anblick der Magen – im Bad übergab sie sich und wartete schweißgebadet darauf, dass … ja, auf was eigentlich? Sie musste hier weg, das war das einzig Richtige. Der nächste logische Schritt, bevor der Kellner womöglich mit dem Hotelchef zurückkam oder gar mit einem Arzt. Weg vom Ort ihrer bisher schlimmsten Demütigung, so schnell wie möglich wieder nach Hause. Dort herrschten Ruhe und Stille.

Beim Versuch, sich aufzurichten und sich anzuziehen, spürte sie jeden malträtierten Muskel, jeder Knochen meldete sich einzeln zu Wort – deshalb stopfte sie dann doch ein Stückchen des trockenen Brötchens in den Mund und dann noch eine Scheibe Knusperspeck, daraufhin noch eine Gabel voll Rührei. Die Tränen liefen ihr die Wangen hinunter, aber sie aß mit zunehmendem Appetit. Essen war noch wichtiger als abzureisen. Am Ende blieben nur ein paar Krümel übrig, mehr nicht. Mit dem schmackhaften Frühstück im Bauch kehrten ein wenig neue Kräfte zu ihr zurück.

28

Der darauffolgende Montag in der Redaktion …

Besser hätte die Woche nicht starten können. Gut gelaunt und in schönster Stimmung stand Sandra extra schon um 5:30 Uhr auf, um sich für das Gespräch mit Heiko noch besonders zurechtzumachen. Auch wollte sie genug zeitlichen Puffer schaffen, um Lukas und Vanessa rechtzeitig bei Kindergarten und Kindertagesstätte abzusetzen. Ein einziges Mal ohne Hetze.

Zum ersten Mal seit der Geburt ihres vierjährigen Sohnes trug sie tagsüber mal wieder Make-up auf, ohne anschließend auf eine Hochzeit oder eine andere große Feier zu gehen. Das sündhaft teure Business-Kostüm hatte sie sich zu Beginn ihres beruflichen Neueinstiegs in einer Boutique gekauft – und es sah traumhaft gut an ihr aus. Damit würde sie zusätzlich punkten. Es betonte ihre langen schönen Beine und attestierte der Trägerin einen erlesenen Geschmack.

Dazu wählte sie eine cremefarbene Bluse, die wegen ihrer schicken Details bestach und nach zwei voll gestillten Kindern ihr Dekolleté vorteilhaft in Szene setzte. Sah richtig gut aus. Um den Hals trug sie zudem die handgeschmiedete Silberkette, die Michael ihr zu Lukas' Geburt schenkte und die zu tragen es viel zu selten einen passenden Anlass gab. Mit farblich passenden Pumps rundete sie ihren Look ab. Jepp!

Sandra fühlte sich rundum wohl in ihrer Haut und ertappte sich später bei der Autofahrt dabei, dass die nervtötenden Ampelphasen sie heute kein bisschen aus der Ruhe brachten. Und dass sie schon gar nicht versteift hinterm Lenkrad sitzend dem Vordermann am Kofferraum klebte. *Ich bin entspannt und vergnügt,* freute sie sich über sich selbst.

Laut und schräg pfiff sie die Melodien zu den Ohrwürmern des Morgenradios mit.

So wie sie aussah, fühlte sie sich auch. Wie eine durch und durch kompetente, die Firma großartig repräsentierende Abteilungsleiterin. Heute erschien es ihr unvorstellbar, dass sie bis gestern noch im Outdoor-Look im Büro erschienen war. Bis gestern noch empfing sie ja auch keine Besucher und durfte schon gar keine Interviews selbst führen. Ab heute wird alles ganz anders, denn sie würde sicherlich von Helga frühzeitig eingearbeitet. Man wächst mit seinen Aufgaben, und Kleider machen Leute. Nichts konnte ihr heute den großen Tag verderben.

Gekrönt wurde dieser perfekte Tagesbeginn außerdem mit ihrer frühzeitigen Ankunft um 8:48 Uhr, so dass sie bereits ihren ersten Kaffee genüsslich austrank und entspannt ihre E-Mails checkte, bevor das Montags-Meeting mit Heiko und den anderen losgehen sollte.

Ein paar Minuten später traute Sandra ihren Augen nicht, als sie eine frisch eingetroffene E-Mail öffnete, die an alle Mitarbeiter ging:

Wichtig – Terminabsage zu Ihrer Kenntnisnahme, so hieß es da in der Betreffzeile von m.nowak@radego-entertainment.de.

Sandras gute Laune erfuhr im Handumdrehen einen gewaltigen Dämpfer:

Sehr geehrte Frau Süselbeck,
Im Auftrag von Heiko Stoffgärtner
muss ich Ihnen leider mitteilen,
dass sich unser heutiges Montags-Meeting erledigt hat.
Mit freundlichen Grüßen,
Magdalena Nowak
Sekretariat

Keine weiteren Erklärungen.

«Erledigt? Wie bitte?!»

Sandras Eingeweide rebellierten. *Stante pede* stürzte sie aus ihrem Drehstuhl und steuerte hochhackig auf Heikos Tür zu, als stünde dort irgendein Halbstarker, der sie im Vorbeigehen schwer beleidigt hatte. In blindem Zorn übersah sie unterwegs alles und jeden. Der unangefochtenen Büroschönheit Antonia, die ihre Kollegin noch nie so erlebt hatte und die ihre Verwunderung angesichts von Sandras elegantem Erscheinungsbild lauthals kundtun wollte, blieben die anerkennenden Pfiffe im Hals stecken. Allerdings fand sie Sandras attraktives Aussehen ganz und gar nicht in deren Gesichtsausdruck widergespiegelt. Der heruntergeklappte Kiefer und das empört nach vorne geschobene Kinn verhießen jedenfalls nichts Gutes. Sie wollte ihrem Chef die Tür einrennen.

Er war ihr eine Erklärung schuldig. Jetzt.

Mit lautem Knirschen prallte Heikos Glastür ungebremst an die Zimmerwand und wurde durch den heftigen Rückstoß wieder zugeschleudert. Wie durch ein Wunder blieb sie dabei jedoch intakt.

Ohne Umschweife legte Sandra los:

«Erledigt?! Was bitte schön heißt denn da ‹erledigt›?!», warf sie ihm vorwurfsvoll vor die Füße. Eigentlich wäre sie lieber sachlich-ruhig geblieben, aber daran war weiß Gott nicht zu denken.

Unverzüglich ging in der nahen kleinen Kaffeeküche das Getuschel los, wo Hanna und Holger sich gerade einen Kaffee machten. Magdalena Nowak, die Sekretärin, hechtete an ihnen vorbei, hinter Sandra her, denn hier galt es, eine drohende Eskalation abzubiegen:

«Entschuldigung, Herr Stoffgärtner», sie vergaß dabei ganz ihre üblichen Ausspracheprobleme mit dem Umlaut seines Namens, «ich habe versucht …»

«Schon gut», wiegelte Heiko handwedelnd ab und erhob sich von seinem Schreibtisch.

Magdalena nickte, zog sich zurück und schloss von außen die Tür, während Heiko auf seine neugestylte Mitarbeiterin zuging, die mit zornroten Wangenknochen aussah wie Meryl Streep in *Der Teufel trägt Prada*. Ihm gefiel ihr Auftritt, das sah schick aus.

Dann schenkte er Sandra ein Ich-weiß-Bescheid-Nicken:

«Ich hätte euch allen ja gerne schon eher Bescheid gesagt, aber ich weiß es auch erst seit heute Morgen», sagte er nun betont friedlich, und wer es wollte, konnte zumindest zwischen den Zeilen eine halbe Entschuldigung heraushören:

«Hätte ja keiner ahnen können, dass du gleich so eine große Sache daraus machst», sagte er lachend. «Was ist denn überhaupt los?»

Sandras Verwirrung war komplett:

«Große Sache draus machen?! Was meinst du denn damit? Es geht hier doch wohl nicht um eine Kleinigkeit, will ich hoffen! Sag mir bitte, was hat sich denn an unserem Meeting *erledigt?* Hältst du der Abteilungssirene etwa jetzt ein Jahr lang den Stuhl frei, oder wie soll ich das verstehen?» – Zum Glück klang sie schon weitaus gefasster.

«Lisa Hinkel …», korrigierte Heiko betont leise.

«Was, bitteschön?», fragte sie mit zusammengeballten Fäusten, um ruhig bleiben zu können.

«Sie heißt: Lisa. Oder: Frau Hinkel. Nicht Abteilungssirene», maßregelte Heiko sie mit ärgerlich aufeinander mahlenden Kieferknochen. Sandra hätte sich wegen ihrer dummen Wortwahl am liebsten in den Hintern treten mögen, das war einer zukünftigen Abteilungsleiterin unwürdig, keine Frage. Trotzdem verspürte sie wenig Lust, Heikos Spielball anzunehmen:

«Das ist mir doch jetzt grad egal. Sie bekommt also jetzt doch die Stelle, oder wie darf ich das abgesagte Meeting verstehen?»

«Ja. So ist es», bekräftigte Heiko nüchtern und untermauerte seine Aussage, indem er fest mit dem Kopf dazu nickte, ohne noch eine weitere Erklärung abzugeben.

Sandra hatte mit einem «Nein» gerechnet und boxte gegen die Glastür, die auch diesem Angriff gleichmütig trotzte, jedoch wegen der erneuten Gewalteinwirkung wieder aufsprang. Sie seufzte laut und drückte die Tür vorsichtig wieder zu. Das hier war gerade eine Nummer zu viel, so durfte niemand mit ihr umspringen, niemand durfte sie einfach nach Belieben hin und her schubsen. Und deshalb zwang sie sich zu mehr Selbstbeherrschung:

«Also, Heiko, ich habe dazu was zu sagen: Seit sechs Jahren gebe ich für *Radego Entertainment* immer alles, bin immer und überall dort eingesprungen, wo Not am Mann war, und habe stets gute Arbeit abgeliefert. Du hast das selbst oft genug betont. Weil ich das Verbrechen begangen habe, dazwischen zweimal Mutter zu werden, und weil ich noch verbrecherischer gehandelt habe, als ich *das* nicht mit *dir* vorher zeitlich abstimmte, wurde ich hier zwei Mal nach meiner Elternzeit wie eine kleine unwissende Praktikantin behandelt. Du hast mich dazu gezwungen, dass ich mich von ganz unten wieder hocharbeiten musste, und diese *Lisa Hinkel* kriegt jetzt – rein in die Kartoffeln, raus aus den Kartoffeln – bei ihrer *erneuten* Rückkehr eine *erneute* Beförderung? Weißt du, wie verdammt unfair deine Art von Mitarbeiterführung ist?!»

So, das war recht gut formuliert. Sandra hatte sich zusehends abreagiert und wirkte eisern entschlossen.

Heiko nahm die atemlose Stille außerhalb seines Büros wahr: Rein «zufällig» standen alle Bürotüren auf der anderen Seite des

Flurs offen, und aus der Kaffeeküche war kein Lebenszeichen zu hören. Wortlos ging er zum Ausgang des Büros und schloss die eigentlich bereits geschlossene Tür noch einmal nachdrücklich. Auch solche Situationen bekam er in den Griff:

«Wer sagt dir denn, dass Lisa eine Sonderbehandlung bekommt?», fragte er langsam und jede Silbe betonend und zwang sie dadurch, sich seiner Tonlage anzupassen.

«Na, wer wohl? Sie selbst, oder? Was war das denn sonst für eine seltsame Ansprache am letzten Montag?», wandte Sandra ein. «Mir – und ich denke, allen anderen Kollegen – hat ihr Verhalten klargemacht, dass sie mit dir tun und lassen kann, was sie will. Und *wann* sie das tun will. Und *wie* sie das tun will. Und dass ich diesen Eindruck nicht missverstanden habe, zeigt die Tatsache, dass es seitdem hin und her geht in der Frage nach der künftigen Abteilungsleitung. Ist das wahr, oder ist das wahr?»

Uff! Gut formuliert. Sandra wartete ab.

Heiko hielt überflüssigerweise den Türgriff noch immer in der Hand und zeigte durch seine Kopfhaltung, dass er Sandra aufmerksam zuhörte. Und sie konnte ihm auch ansehen, dass er getroffen war.

Friedlicher fuhr sie fort:

«Ich meine, sie bekommt doch ein Baby, und selbst wenn sie die Elternzeit nicht beansprucht, wird sie danach mindestens acht Wochen fehlen. Von ihrer dann eingeschränkten Arbeitsfähigkeit mal ganz zu schweigen.»

Endlich war sie auf dem Boden der sachlichen Fakten angekommen, und sie fand, dass sie ihre Sache recht gut vertrat.

Leider war das Schicksal gegen sie.

Denn Heiko wusste eine Antwort.

«Es wird keine Auszeiten und Einschränkungen mehr geben. Das Problem hat sich zum Glück erledigt, denn Lisa hat sich dazu entschlossen, ihre Schwangerschaft auf spätere und auf bessere Zeiten zu verschieben. Lisa war immer schon eine rational handelnde und kluge Frau, das ist dir sicher nicht entgangen.»

«Wie bitte?» Sandra flüsterte nur noch, aber natürlich hatte sie die Botschaft und die damit verbundenen neuen Rahmenbedingungen erfasst: Aus. Mitten im Marathonlauf hörte die Straße einfach auf zu existieren.

Heiko zeigte Mitgefühl:

«Versteh mich bitte richtig. Lisa wird lediglich diese und vielleicht noch die kommende Woche krankheitsbedingt ausfallen. Zum Jahreswechsel hin aber ganz sicher nicht. Dass sie offiziell Helga ersetzen wird, ist zu diesem Zeitpunkt noch eine sehr diskrete Information, die du auch bitte als solche zu behandeln hast, wenn ich dich erinnern darf. Und ich möchte auch noch hinzufügen, dass mir das ganze Chaos der vergangenen Tage wirklich leidtut, aber so sind nun einmal die Dinge gelagert. Mach das Beste draus. Ich weiß, das ist schwer, aber du wirst es schaffen.»

Heiko war das Kunststück gelungen, abwechselnd streng und dann wieder mitfühlend zu sein, und er schaffte es darüber hinaus, sich selbst so dastehen zu lassen, als sei er die Großzügigkeit in Person.

Sandra wurde schwindelig. Rasend gerne würde sie Heiko aufs Auge boxen, ihn beiseite stoßen und eine dritte Attacke auf seine angeberische Glastür starten. Aber auf keinen Fall sollte sie so tief sinken. Am besten war, sie ging jetzt, bevor sie womöglich etwas sagte oder tat, was sie zusätzlich zur entgangenen Beförderung am Ende noch ihren regulären Job kosten könnte.

Der helle Wahnsinn, ging es ihr durch den Kopf, und paradoxerweise fiel ihr ein, wie oft sie diese Worte in ihrer Teenagerzeit benutzt hatte, wo mehr als einmal die Decke über ihr zusammenzustürzen drohte. *Hab ich alles überlebt*, dachte sie.

Heiko beendete souverän:

«Unser kleines Meeting ist damit vorbei.» Er öffnete die Glastür mit der Bitte, sie möge wieder zurück an die Arbeit gehen und sich auf das Redaktionsmeeting vorbereiten. «Das findet heute erst um 11:00 Uhr statt.»

Wieso kann der so lächeln? Nach alldem hier?

Wie gut, dass sie Pumps trug. Die zwangen sie jetzt zum aufrechten Gang. Bloß nicht die Würde verlieren, darauf kam es an …

Schwangerschaft verschoben, Schwangerschaft verschoben, rotierte es unablässig in Sandras Kopf, während sie auf dem Rückweg war. Sie verspürte den unbändigen Wunsch, sich die redaktionellen Notfall-Daten herunterzuladen, der die privaten Adressen aller Mitarbeiter enthielt. Dort wollte sie unter *H wie Lisa Hinkel* nachsehen, auf der Stelle bei ihrer grässlichen Kollegin vorbeifahren und sie zur Rede stellen. Hatte die denn den Verstand verloren?!

Aber in diesem Zustand das Büro zu verlassen, wäre aus vielerlei Gründen äußerst unklug. Erst mal einen Punkt unter diesen Irrsinn setzen, erst mal mit Michael reden, dann fand sich schon ein Weg.

29
Lisa wieder zu Hause

Lisa quälte sich mit der Versuchung herum, die Wahlwiederholungstaste ihres Festnetztelefons zu betätigen. Für gewöhnlich nutzte sie das selten, obwohl sie über eine Flatrate in alle anderen deutschen Netze verfügte.

Aber die Erfindung des Smartphones hatte jenes schnurlose Gerät, das in den 1990er Jahren eine schicke technische Errungenschaft war, zu einem Fossil werden lassen. Zu einem altmodischen Einrichtungsgegenstand, den sich die Menschen in dreißig Jahren vielleicht als Dekoration ins Wohnzimmer stellen würden, so wie sich eine Zeit lang manche Vinyl-Liebhaber eben einen Plattenspieler zulegten, weil der so schön retro ist.

Trotzdem hing sie irgendwie an diesem Fossil, wahrscheinlich weil der Hörer in der Hand tröstlicher war als das flache kleine Handy. Nur ihre Mutter rief manchmal noch auf der Festnetznummer an – und manchmal sogar Ulrich.

Ulrich ...

Jetzt fraß sich sein Name doch schon wieder in ihre Gedanken, obwohl sie sich so intensiv mit der belanglosen Telefongeschichte abzulenken versuchte. Total frustrierend, dass es ihr einfach nicht gelingen wollte, ihn aus ihrem Kopf zu verbannen. Egal, wie sehr sie sich auch abmühte, den Sonderurlaub mit ihm auf den Malediven nach der Fortbildung zu vergessen. Es gelang einfach nicht. *Reiß dich zusammen, denk was Sinnvolles,* ermahnte sie sich zum millionsten Mal.

Aber das war leichter gesagt als getan.

Sie dachte stattdessen ans Büro.

Ja, das funktionierte viel besser. Dort war ihre Zukunft.

Sie musste das Unhaltbare jetzt durchziehen und würde dann gestärkt dorthin zurückkehren. Würde Abteilungsleiterin werden! In sieben Jahren vielleicht tatsächlich Redaktions-Chefin, also Heikos Platz einnehmen. Wie sehr wünschte sie sich das, wie gerne mochte sie das tun. Sie wusste sehr wohl, dass man sie im Büro «Abteilungssirene» nannte und dass sie nicht beliebt war. Aber das, fand sie, war ein großer Vorteil, denn eine gute persönliche Beziehung zu den Kollegen vertrug sich nicht mit den Führungsaufgaben einer Abteilungsleiterin. Und Heiko, das wusste sie, dachte genauso, und ihn wollte sie beerben. So viele Jahre hatte sie darauf hingearbeitet. Allerdings ... allerdings gab es davor noch diese eine Angelegenheit, die ziemlich dringend erledigt werden musste.

Ulrich hatte sie mit seinem Geld tödlich beleidigt und gedemütigt, aber noch viel schlimmer war, dass er sie dermaßen angelogen hatte und null Schuldbewusstsein zeigte. Hinzu kam die Unverschämtheit, dass er seine Vaterschaft in Frage stellte. Als wäre sie irgendein Flittchen! Nein, sie konnte sich vieles für ihre Zukunft vorstellen, aber das Schreckgespenst «Alleinerziehend» konnte sie nicht bei sich einziehen lassen.

Diese Gedankenreihe half ihr sehr, sich der gegebenen Realität auszusetzen. Sie drückte entschlossen die Wahlwiederholungstaste und lauschte der folgenden Bandansage, die sie in der letzten Stunde schon etwa zehn Mal angehört hatte. Inzwischen kannte sie den Ansagetext schon auswendig:

«Wenn Sie ... dann drücken Sie die Taste ... 2 – 5 – 1 usw.» Sie drückte die Nummer 3 und lauschte:

Ihr Anruf dreht sich um das Thema Schwangerschaft, sagte eine weibliche Stimme. *Drücken Sie bitte die «Eins» für Informationen zu Verhütungsmethoden, drücken Sie die «Zwei» für Informationen über die «Pille danach». Drücken Sie die «Drei» für Informationen zu einem Schwangerschaftsabbruch. Drücken Sie die «Null», um zum Auswahlmenü zurückzugelangen.*

Lisa legte auf.

Auf ihrer Couch sitzend entdeckte sie ihr eigenes Spiegelbild, das vom altmodischen Bildröhren-Fernsehgerät auf dem gegenüberliegenden Tisch reflektiert wurde. Ein weiteres Relikt aus längst vergessenen Zeiten. Ein weiterer Gegenstand in dieser Wohnung, den sie nicht mehr brauchte, aussortieren und entsorgen könnte. Keine schönen Bezeichnungen für etwas, das einem mal etwas bedeutet hatte: aussortieren und entsorgen. Schade. Ein bisschen viel «entsorgen» auf einmal.

Sie erhob sich stöhnend und lief mit dem Telefon am Ohr in ihre kleine Küche, hörte sich erneut die Bandansage an. Es half ja alles nichts. Sie hatte einen riesigen Fehler gemacht und musste nun dafür bezahlen. Je schneller sie den korrigierte und das Ganze hinter sich brachte, desto eher würde sie sich wieder wohlfühlen. Sie drückte die «3». Es gab ein kurzes Knacken in der Leitung, und sie wappnete sich, um einen Termin zur Beratung zu erfragen, möglichst schön selbstbewusst und kühl. Keinesfalls durfte sie kleinlaut klingen. Sie straffte die Schultern, richtete sich gerade auf und war startbereit. Aber statt eine Verbindung zu einer Person herzustellen, ging die Ansage weiter:

Einen kurzen Augenblick, bitte. Wir verbinden Sie umgehend mit der nächsten freien Mitarbeiterin.

Erschrocken drückte Lisa auf die rote Taste ihres Telefons, mit der sie das Telefonat abrupt beendete, bevor es richtig begann. Eine gewisse Enttäuschung machte sich in ihr breit. Mutig hatte sie sich durch alle Bandansagen gekämpft, hatte Vertrauen zu der neutral-freundlichen Stimme aufgebaut. Ja, doch. Trotzdem bekam sie keinen Kontakt, einen Termin hatte sie also jetzt immer noch nicht. Geht's noch?

30
Sandra und Michael zu Hause

«Was willst du denn damit bezwecken?» Michael bemühte sich, seine entrüstete Frau auszubremsen, seinen mitgebrachten Blumenstrauß hatte sie weder beachtet noch ausgepackt.

Dass ihre Beförderung aus irgendeinem Grund gestorben war, war ihm inzwischen klar geworden. Sandras Plan aber, bei ihrer Kollegin vorbeizufahren, um sie – wie sie vorhin sagte – *ordentlich zur Sau zu machen,* fand er allerdings weit unter ihrem Niveau. Und er machte keinen Hehl daraus, dass er nicht dazu bereit war, ihr bei solch einer Dummheit tatenlos zuschauen zu wollen.

Hinzu kam: Falls er richtig verstanden hatte, dann würde Lisa sogar binnen weniger Wochen Sandras neue Vorgesetzte sein, flache Hierarchien hin oder her. Das rief er ihr gerade eindrücklich ins Gedächtnis. Sich also mit Lisa Hinkel gut zu stellen, war angesagt. Nichts anderes. Tiefschläge wie der heutige waren unschön, ja, aber die musste man halt hinnehmen lernen. Das Leben war voll davon. Seiner Meinung nach musste Sandra unbedingt eine objektivere Haltung einnehmen. Erst recht, wo nun das Rennen um die freie Stelle klar verloren war. Es ging nicht mehr darum, ob sie verloren hatte, es ging darum, ihre bisherige Stelle nicht auch noch zu verlieren. Er verschonte sie nicht von dieser Tatsache, sie waren auf Sandras zusätzliches Einkommen angewiesen.

Sandra blieb stur:

«Ich frage sie, ob sie eigentlich noch ganz sauber ist», wütete sie erneut los.

«Jetzt beruhige dich doch erst mal.» Auch Michael gab nicht auf.

«Beruhigen? Ich soll mich beruhigen? Nach Lust und Laune macht sie uns alles kaputt, wechselt ihre Meinung schneller als andere Leute ihre Hemden, und du sagst mir nur, dass ich mich beruhigen soll?! Mensch, auf welcher Seite stehst du eigentlich?»

Ach du lieber Himmel, der einmal ausgebrochenen Wut seiner Frau war mit gut gemeinten Ratschlägen in diesem Stadium nicht zu begegnen. Dann wurde sie unlogisch, und jede noch so logische Widerrede seinerseits würde ihre üble Stimmung noch mehr anheizen. Er musste sich schnellstens was Überzeugendes einfallen lassen, sie zur Vernunft bringen:

«Schau mal, ich versteh dich ja. Ich verstehe voll, dass du wütend bist, das wäre ich an deiner Stelle auch! Und du bist auch vollkommen zu Recht wütend», betonte er und konnte seine von einem Bein aufs andere tretende, böse dreinschauende Frau zumindest schon mal dazu bringen, ihm zuzuhören:

«Es hilft aber rein gar nichts, in diesem deinem Zustand zu einer schwangeren Frau zu fahren, die an den Hebeln der Macht sitzt und mit der du noch nicht einmal im Normalzustand an einem Tisch sitzen kannst.»

«Und ob das hilft! Was meinst du, wie gut es mir geht, wenn ich ihr einfach mal gehörig den Marsch geblasen habe?», zischte Sandra.

«Das glaube ich dir aufs Wort, Sandra. Kurzzeitig wird es dir tatsächlich besser gehen. Aber denk doch bitte noch einen einzigen Schritt weiter!»

Er machte eine kleine Pause, um ihre Aufmerksamkeit auf einen zurückliegenden Vorfall zu lenken:

«Hast du nicht erzählt, dass die bald ausscheidende Abteilungsleiterin Helga damals während deiner letzten Elternzeit eine deiner Kolleginnen rauswarf?»

«Was hat denn das jetzt mit Helga zu tun?»

«War es denn nicht so?»

«Ja», gestand Sandra ihm zu. «Sie hieß Tatjana. Worauf willst du eigentlich hinaus?»

«Na, überleg doch mal, wir wissen doch jetzt, wer Helga ablösen wird, Lisa nämlich. Meinst du nicht, dass die sich später gut daran erinnern wird, wie du ihr heute die Meinung geigst?»

«Was willst du denn damit sagen? Ich kapiere nicht …» Sandras Brett vor dem Kopf war heute besonders dick.

«Na, wenn Lisa Abteilungsleiterin geworden ist, wird sie dich als erste Amtshandlung rauswerfen. Genauso, wie Helga das damals mit Tatjana machte, weil vor ihrer Beförderung eine heftige Auseinandersetzung zwischen ihnen stattfand. Verstehst du jetzt?» Mann, sie war wirklich schwer von Begriff.

«Ach Quatsch, Heiko würde nie zulassen, dass sie mich rauswirft», wiegelte Sandra ab, schon wesentlich vernünftiger geworden. «Der hält mich zwar klein, aber der weiß ganz genau, wie dringend er mich braucht.»

«Kann sein, kann auch nicht sein», gestand Michael ihr zu und sah seine Frau bedeutungsschwer an: «Sie müsste dich aber ja auch gar nicht rauswerfen. Es reicht doch, wenn sie dir Tag für Tag das Leben schwermacht. Zum Beispiel, indem sie dir an jedem einzelnen Tag die Leser-Redaktion aufs Auge drückt. Und dann? Ich wüsste nicht, was du dagegen tun könntest. Zumal du das, was du liebst, zurzeit Tag für Tag auf jeden Fall ausüben darfst: Artikel schreiben. Ja, auch hin und wieder die verhasste LeRa. Aber willst du, wenn du rausfliegst, wieder allen Ernstes kellnern gehen? Alles, was du dann noch recherchieren kannst, sind dann die Getränkevorlieben und Essenswünsche deiner Gäste bzw. der Gäste deines Chefs.»

Punktlandung. Das gelang ihm selten, aber heute ging es um die Wurst. Heute traf er mitten ins Schwarze. Sandra schaute ihn stumm an.

Ihr eben noch angespanntes Kinn löste sich auf, die steile Falte zwischen den Brauen verschwand.

Den Gesichtsausdruck kannte er gut. Sie dachte angestrengt nach und rückte zum guten Schluss mit ihrer Lösung raus.

Er behielt recht. Es dauerte nicht lange, und sie strahlte ihn an:

«Du hast mich auf eine Idee gebracht, mein allerliebster Schatz. Du bist doch mit großem Abstand der Beste aller Besten», sagte sie jetzt fröhlich und entspannt, ging am Tisch vorbei, auf dem immer noch die eingewickelten Rosen lagen, und marschierte schnurstracks in ihr kleines Arbeitszimmer.

«Sandra?», rief Michael hinterher, erhielt aber keine Antwort.

«Versprich mir bitte, dass deine neue Idee nicht etwa darin besteht, dein persönliches Auftauchen bei ihr durch eine E-Mail, einen Anruf oder eine SMS zu ersetzen!» Seine Stimme war währenddessen wie von selbst immer lauter geworden. Ihm schwante nichts Gutes, er kannte seine Frau bis in ihre letzte noch so feine Hautpore.

Sandra reagierte nicht.

Michael wollte seiner Frau nachgehen, um den in seinen Augen wichtigen Punkt noch einmal mit Nachdruck zu wiederholen, als ihm plötzlich auffiel, dass bereits während ihrer Auseinandersetzung dumpfe Geräusche aus dem Wohnzimmer drangen. Er beschloss, zuerst diese heißeren Kohlen aus dem Feuer zu holen, also zuerst zu gucken, was dort los war und was dort so fortgesetzt rumpelte.

Wie angewurzelt, blieb er in der Tür stehen. Er traute seinen Augen nicht:

«Och, Vanessa ...», entfuhr es ihm gequält. Seine Prinzessin hatte mit beharrlicher Ausdauer und passionierter Akribie, die sie eindeutig von ihrer Mutter geerbt haben musste, die kompletten unteren beiden Bücherregalbretter geleert. Gerade erreichte sie die dritte Regalstufe von unten und war angestrengt dabei, ihr Werk zu vollenden – der übrigens letzten mit ihren gerade mal 84 Zentimetern für sie erreichbaren Höhe. Ihre winzigen Fingerchen grapschten nach dem vorletzten und nach dem letzten Buch des dritten Regalbrettes. Die kleine Zunge fest zwischen die Lippen gepresst, wischte sie die dicken Bücher hingebungsvoll zu Boden und schaute dem gelungenen Wurf neugierig hinterher. Stolz auf ihre geleistete Arbeit. So viele Bücher geschafft! Ihr kleines Gesichtchen, das sie ihm jetzt zuwandte, glühte vor Eifer. Dann schlug ihre Miene augenblicklich in Erschrecken um, als sie den Ärger ihres Vaters erkannte.

Wild verstreut lagen vor ihnen die gesammelten Werke großer Literaten wie Johann Wolfgang von Goethe, Franz Kafka oder Thomas Mann sowie die unterschiedlichsten Trivialromane der Gegenwartsliteratur plus auch diverse wertvolle Bildbände – die meisten beim Hinunterfallen aufgeschlagen, die Seiten ineinander verkrumpelt oder gar angerissen. Das bot ein Bild!

Michael schwankte zwischen lautem Loslachen über ihren unwiderstehlich schuldbewussten Gesichtsausdruck und dem Bedürfnis, seinem Ärger lautstark Luft zu verschaffen. Die viele Mühe, die sie ihm da aufgehalst hatte, und das ausgerechnet heute an dem Tag, der ihm bis jetzt noch keine einzige Minute frei verfügbare Arbeitszeit beschert hatte.

Zum Glück war er ein humorvoller Mann, und er liebte seine Kinder, er liebte seine Tochter. Und sie hatte ja wahrlich eine große Leistung vollbracht! Objektiv.

«Du kleiner Fratz!» Er riss sie hoch auf seine Arme und knutschte sie ab; Vanessa quietschte laut vor Vergnügen und schmatzte ihm einen Kuss nach dem anderen zurück – köstlich! Der angehäufelte Stress dieses unglückseligen Tages fiel wie eine alte Schlangenhaut von ihm ab.

Michael taten seine kinderlosen Kollegen richtig leid.

31
Lisa braucht einen Beratungstermin

Lisa schalt sich als feige und nahm noch einen Anlauf – der wievielte war das wohl? –, um sich von der Computerstimme am anderen Ende durch den zu drückenden Zahlen-Dschungel schicken zu lassen, in der vagen Hoffnung, irgendwann einmal ins Epizentrum zu gelangen. Dieses Mal würde sie nicht entnervt aufgeben, sondern so lange den Irrsinn durchhalten, bis sie es schließlich mit einer realen Person zu tun bekam.

Sie fragte sich, wie es wohl sein würde, ihr Anliegen mit einem fremden Menschen zu besprechen. Immerhin wollte sie nicht etwa eine Pizza bestellen, sondern eine Schwangerschaft beenden. Sie musste jenen furchtbaren Fehler, auf Ulrich hereingefallen zu sein, korrigieren, denn ein ungeliebtes Kind will keiner. Sie auch nicht, sie am allerwenigsten. Das Kind will doch auch nicht ungeliebt leben. Noch war zum Glück eine Korrektur möglich. Ulrich, ja den hatte sie ganz falsch eingeschätzt, und den Schock über seine verschwiegene Ehe und sein total verändertes Gebaren konnte sie wahrscheinlich niemals verdauen. Außerdem hatte auch sie sich ihm gegenüber ganz falsch verhalten. Wo sie sich doch vorgenommen hatte, sich «richtig» und ganz anders zu benehmen als so, wie es sich letzten Endes abspielte. Nichts, gar nichts in dieser furchtbaren Geschichte ließ sich auf Anfang zurückdrehen. Vergossenen Wein trank keiner mehr. Was sie definitiv tun konnte, war, das Rad der Geschichte an einer anderen Stellschraube zurückzudrehen und sich nicht in Sentimentalitäten zu verlieren. Ihr Urfehler war, sich überhaupt auf ihn eingelassen zu haben, bevor zwischen ihnen Klarheit herrschte. Der Alkohol ... und dann seine glaubwürdigen Lügen ... Halt! Zurückschauen tut nur noch mehr weh. Wie es wohl sein wird, so ein Abbruch? Tut das weh? Wenn ja, tut es dann nur ein bisschen weh, oder tut es echt schlimm weh? Hat man als Frau an diesen Körperstellen eigentlich Nervenzellen, die Schmerz empfinden und ans Gehirn weiterleiten?

Ulrichs Geldumschlag hatte sie aus dem Hotel mitgenommen, was hätte sie auch sonst tun sollen? Und ja, sie hatte auch Heiko inzwischen mitgeteilt, dass sie *den Eingriff* durchführen würde, und sich für seinen weisen Rat bedankt und ihn darüber informiert, dass sie erneut zusätzliche freie Tage brauche, weil ein anderer Termin nicht möglich war. Hatte ihm auch gesagt, wie sehr sie sich über sein Vertrauen freute, und sich wortreich für den von ihr zunächst hingelegten Schlingerkurs entschuldigt. Heiko zeigte sich großmütig, lachte und tröstete sie erneut mit seiner Empfehlung, ihren Kinderwunsch auf später zu verschieben, selbstverständlich müsse sie keinesfalls wegen der Firma auf Kinder verzichten. Sie könne noch so viele Kinder kriegen, wie ihr Herz begehre – nur eben nicht zu diesem ungeschickten Zeitpunkt.

Sie sagte ihm auch, dass sie sehr gerne in Helgas Fußstapfen und vielleicht eines Tages auch in die seinigen treten würde.

Und Heiko machte ihr in allen Punkten Mut und erinnerte sie immer wieder daran, dass die optimale Lebenssituation für Nachwuchs «auf jeden Fall noch kommen» würde.

Und sie musste ihm nachträglich in allem zustimmen, was er im Meetingraum über Ulrich gesagt hatte. Auf die akute Situation übertragen, hieß das konkret: Übereilt und ohne Ulrich ein Kind großzuziehen, das sie ihr ganzes Leben lang an seinen abscheulichen Betrug erinnern würde, wäre einfach nur noch dumm gewesen. Jeder Mensch auf der Welt würde das verstehen – das arme Kind, das in so viel Ablehnung hineingeboren würde, das tat ihr schon jetzt sehr leid. Besser schnell ein Ende. Es wird schon alles gut gehen, andere Frauen machen das ja auch – im Gegensatz zu ihr, die sie sich alles reiflich überlegt hatte, machten das die anderen Frauen ganz bestimmt eher leichtsinnig, ohne großes Nachdenken. Sie jedoch war aus anderem Holz geschnitzt, sie war es gewohnt, Verantwortung zu tragen und wichtige Dinge mit sich alleine auszumachen.

Von Leichtsinn war sie weit entfernt. Das, was ihr widerfahren war, ein solches Drama auszuhalten und es aufrecht zu überstehen, war schon weit mehr, als jede andere Frau aushielt. Ihr ganzer Körper schmerzte noch heute, als hätte sie zu viel Sport getrieben. Sie brauchte sich nichts vorzumachen, sie gehörte zu den starken Frauen, und diese Stärke brauchte sie jetzt, um alles zu Ende zu führen und danach neu anzufangen.

Sie musste daran denken, wie ihr Hausarzt vor sehr langer Zeit einmal Nägel mit Köpfen machte, als sie so starke Halsschmerzen bekam und so sehr unter geschwollenen, heftig entzündeten Mandeln litt, dass jeder Schluck Wasser wie flüssiges Feuer ihre Kehle hinunter rann.

Als sie nicht mehr in der Lage war zu sprechen, wies Dr. Niebl sie ohne Zögern ins Krankenhaus ein, wo man nicht lange fackelte. Bevor sie richtig Angst entwickeln konnte, war sie ruckzuck im OP – und ruckzuck war alles vorüber.

Ob es auch diesmal so schnell über die Bühne gehen wird?, fragte sie sich hoffnungsvoll und musste an die höllischen Schluckbeschwerden nach der Mandeloperation denken, die sie noch einige Tage begleiteten. Es wird schon alles gut werden; ihr grundsätzliches Vertrauen ins Leben war immerhin noch nicht zerstört, nur bedrohlich angeknackst.

Drücken Sie die «Drei» für Informationen zu einem Schwangerschaftsabbruch, war sie nun wieder an der passenden Ansagestelle gelandet – aber dieses Mal widerstand sie dem Impuls, aufzulegen, und drückte stattdessen gehorsam die «Drei».

In dieser Sekunde vibrierte ihr Handy, das hörte sie bis in ihre Küche, also war eine SMS eingetroffen. Vielleicht von Ulrich? Vielleicht wollte er sich entschuldigen und alles zurücknehmen, was er ihr angetan hatte? Dann würde sie ihm sofort und großzügig alles verzeihen, denn sie hatte es ihm wirklich nicht leichtgemacht.

Sie beendete ihr einseitig verlaufendes Telefonat und ging neugierig zum Wohnzimmertisch hinüber, um die Nachricht zu lesen. Der Bildschirm zeigte ihr jedoch nicht Ulrichs Namen, sondern den einer anderen Person an. Hm, der konnte nichts Gutes verheißen.

Lisa war daher auf alles gefasst, als sie die Nachricht öffnete. Was sie dann jedoch lesen musste, ließ ihr neue Tränen in die verquollenen Augen schießen … Warum konnte die Welt sie nicht in Ruhe lassen? Warum war der Mensch des Menschen größter Feind? Warum war der Mensch dem anderen ein so böswilliger Wolf? Auf dieser Welt gab es keine Barmherzigkeit. Immer war Kampf angesagt, sich gegen etwas wehren müssen, etwas entscheiden müssen und so weiter und so fort.

Lisa wollte am liebsten weglaufen.

Was sollte sie tun?

Es soll Frauen gegeben haben, die sich einfach in die nächste psychiatrische Klinik begaben, wenn ihnen alles zu viel wurde. Die Vorstellung, an einem Empfangstresen mit freundlichem Personal alle Verantwortung abzugeben, nicht mehr denken und nichts mehr entscheiden zu müssen, erschien ihr mit einem Mal wahnsinnig verlockend.

32
Jacqueline und Ludmilla

«Ja», bestätigte Jacqueline freundlich ihrer Anruferin, «da sind Sie hier richtig, was darf ich denn für Sie tun? Sie möchten bestimmt einen Termin?»

Jacqueline holte den Aufnahmebogen für neue Kundinnen heraus und übernahm die Führung des Telefonats. Teilnahmsvoll stellte sie fest, dass ihr viele Fragen gestellt wurden und wie selbstbewusst die Stimme am anderen Ende klang. Alles lief gut, am Telefon verhielt sich Jacqueline längst gewandt, und so führte sie bald schon zum wichtigsten Punkt: ihrem Terminvorschlag.

Ludmilla – gestiefelt und gespornt fürs Nach-Hause-Gehen, blieb an Jacquelines Schreibtisch stehen, um dem Verlauf des Telefonates zu lauschen, damit sie eventuell helfen konnte.

«Natürlich», meldete sich Jacqueline nach einigen zustimmenden *Mhms* wieder zu Wort. Scheinbar mutete ihre Gesprächspartnerin am anderen Ende der Leitung ihr einige recht stark ausufernde Fragen zu.

Jacqueline meinte, in Ludmillas Gesicht leichte Anzeichen von Belustigung zu erkennen. Das mochte aber daher kommen, dass deren Selbstbeherrschung so weit perfektioniert war, dass ihre Mundwinkel auch im Ruhezustand nach oben zeigten.

Was auf Kundinnen beruhigend und freundlich wirkte, verunsicherte Jacqueline jedoch regelmäßig. Neben so viel Perfektion fühlte sie sich klein und unzulänglich. Irgendwie nicht existent.

Dabei traf das de facto gar nicht zu. Im Gegenteil, sie führte die Anruferin gerade sicher übers tückische glatte Eis:

«Okay, super. Haben Sie denn sonst noch eine wichtige Frage, die ich Ihnen vorab beantworten könnte?», leitete sie das Gesprächsende ein.

Jacqueline fühlte sich unter der fortdauernden Beobachtung ihrer Vorgesetzten unwohl, und die vielen Fragen der Anruferin waren alle schon beantwortet, der Termin mehrfach genannt.

Am besten, sie beendete das Telefonat jetzt:

«Gut, Frau Hinkel. Dann sehen wir uns wie verabredet am Mittwoch um 10:00 Uhr hier in meinem Büro, ja? Und nicht vergessen: Alles wird gut!»

Jacqueline ärgerte sich, noch bevor der letzte Satz zu Ende gesprochen war: Sie hätte keinesfalls Ludmillas Abschlussworte nutzen sollen, sondern müsste eigene aufbauende Worte lernen. *Das nächste Mal.*

Fettgedruckt und hier und da mit Ausrufezeichen versehen, hielt sie die wichtigen Daten, die sie unabhängig von Namen und Wohnort für den Aufnahmebogen erfahren hatte, zunächst auf der Schreibtischunterlage fest, um sie später in lesbarer Schrift auf das Formular zu übertragen. Die Mundwinkel ihrer Mentorin stiegen noch einmal deutlich nach oben, und ihr zufriedenes Lächeln signalisierte Jacqueline, dass sie zumindest diesen Teil sehr gut gemacht haben musste.

Den Hörer noch in der linken Hand haltend, vervollständigte sie noch ein paar hingekritzelte Eckdaten, damit sie nichts vergaß. Anschließend trug sie sorgfältig den Termin im Kalender ein.

Bei etwa sechs bis sieben solcher Telefonate pro Arbeitstag hatte sie in diesem Teil ihres Aufgabenbereichs inzwischen eine zügige und sorgfältige Routine entwickelt, was auch Ludmilla nicht verborgen blieb.

«Sehr schön», kommentierte sie die Arbeit ihres weiblichen Protegés. Diese nahm das Lob lächelnd und zufrieden entgegen:

«Danke. Einen schönen Feierabend wünsche ich dir», antwortete sie, obwohl Ludmilla noch keine Anstalten machte, jetzt zu gehen.

Jacqueline stutzte, die altbekannte Verunsicherung holte sie ein. Schnell dämmerte es ihr, dass Ludmillas Lob *«sehr schön»* wohl eher als ein *«sehr schön, aber …»* gemeint war. Wie ein nach Zuneigung lechzender kleiner Hund hatte Jacqueline mittlerweile gut gelernt, zwischen den Zeilen zu lesen:

«Oder stimmt etwas nicht?», fragte sie.

An Ludmillas mysteriöse Redepausen würde sie sich nie gewöhnen. Das stand fest. Immer hatte dieses Nichts-Sagen-aber-bedeutsam-Gucken etwas Drängendes, etwas Abwartendes, ja manchmal etwas Lauerndes an sich. Als wünschte sich ihre Chefin, dass Jacqueline ihre Fehler selbst entdecken sollte, und zwar jetzt und auf der Stelle. Wozu brauchte der Mensch dann wohl noch einen Ausbilder?

«Nein, nein, ganz und gar nicht, alles stimmt, alles richtig», erlöste Ludmilla sie endlich aus der schwierigen Lage. Jacqueline entspannte sich.

Zu früh, wie sie jedoch feststellte.

«Ich habe mir nur gerade überlegt, dass es Zeit für dich wird, den nächsten Schritt zu tun», sagte Ludmilla und sah ihr offen ins Gesicht.

«Und das heißt?»

«Das heißt: Genug hospitiert. Wann ist noch mal der Termin, den du gerade ausgemacht hast? Das war doch am Mittwochmorgen, oder?»

«Warte kurz», bat Jacqueline und schaute sicherheitshalber noch einmal im Kalender nach. Natürlich wusste sie zu hundert Prozent, dass es der Mittwochmorgen war. Dennoch durfte sie nun keinen Flüchtigkeitsfehler zulassen:

«Ja, genau. Um 10:00 Uhr am Mittwoch», bestätigte sie.

«Dann, meine Liebe, bereite dich gut darauf vor. Am Mittwoch um 10:00 Uhr führst du dein erstes Gespräch.» Ludmilla ließ dabei durchaus Stolz auf sie anklingen.

Jacquelines Herz machte vor Freude einen Satz:

«Nein. Ich meine natürlich: Ja.» Jacqueline verhedderte sich.

Einerseits traute sie sich das anstehende Gespräch alleine noch nicht zu. Andererseits wusste sie aber auch, dass sie in der Theorie nun nichts mehr dazulernen konnte, nur die Praxis brachte sie weiter. Ludmilla hatte recht, es war an der Zeit. Sehr gerne würde sie es ausprobieren, auch wenn sie sich vor ihrer eigenen Courage ein wenig zu fürchten begann.

Wie immer las Ludmilla alle ihre Gedanken mühelos in ihrem Gesicht ab und stieß einen zufriedenen Schnauf aus:

«Keine Angst, Jackie, du schaffst das schon», ermutigte sie und ging.

Jackie – so hat sie mich noch nie genannt!, dachte Jacqueline, die diesen Spitznamen, den sonst nur enge Freunde benutzten, niemals aus Ludmillas Mund erwartet hätte. Irgendwie war ihr das nicht so recht, aber sie hätte nicht sagen können, warum.

«Aber du wirst doch mit dabei sein?», rief sie ihrer Mentorin noch hinterher. «Ich meine, nur für den Fall …»

Ludmilla, gerade an der Haustür angekommen, drehte sich noch einmal um:

«Na klar, Jackie. Alles wird gut!»

33
Sandra zu Hause bei Recherche über Abtreibung

Je tiefer Sandra in die Weiten des World Wide Web vorstieß, desto schockierter wurde sie. Klar, grundsätzlich kannte sie gewisse Rahmenbedingungen, wie zum Beispiel, dass man nur in den ersten Schwangerschaftswochen abtreiben durfte. Genaugenommen fand sie bisher nie Interesse an diesem Thema, und so blieb es eben bei dem bisschen, was sie so ab und zu mal den Schlagzeilen der Medien entnahm.

Dass die ganze Sache rechtlich hochgradig brisant war – das wurde ihr, ehrlich gesagt, erst in den letzten beiden Stunden deutlich. Immer dezidiertere Quellenangaben gestalteten ihre Recherchen zunehmend interessanter, und ständig taten sich neue Dimensionen auf.

Als sie anfangs schon genervt aufgeben wollte, holte kein Geringerer als Michael sie aus ihrem Tief. Er erinnerte sie daran, dass sie in der Recherche besonders gut war, dass sie nie den roten Faden dabei verlor und dass sie sich unter keinen Umständen ein X für ein U vormachen ließ.

Vor ein paar Minuten war sie bei einem Interview gelandet:

Ein österreichischer Arzt – Dr. Christian Fiala – sprach in einem Zeitungsinterview mit dem «Spiegel» so ganz *en passant* Dinge aus, die sie noch nie gehört hatte. Und sie war sicher, dem Rest der Welt waren die auch nicht bekannt. Die Thesen des Arztes, der laut eigenen Aussagen selbst täglich mit seinem Team hunderte Abtreibungen durchführt, wurden ihr, je länger sie las, desto widerlicher, und nun verstand sie auch, warum sein Name im Internet so extrem polarisierte. Ihr wurde flau im Magen, und sie fragte sich, wie das wohl auf Schwangere wirken mochte: Sahen die seine Geldgier? Oder waren sie so mit sich beschäftigt, dass ihnen die Person Fiala egal war?

Sandra notierte sich seine mit schamloser Leichtigkeit dahingesagten Ungeheuerlichkeiten in Stichpunkten, um sie später einzeln weiterzuverfolgen.

So diktierte der Mediziner ins Protokoll, dass in Deutschland zwar veröffentlicht wurde, zwischen 2004 und 2015 seien jährlich statistische Rückgänge bei den Abtreibungszahlen zu verzeichnen, alle anderen europäischen Länder verbuchten hingegen ansteigende Zahlen. Aber laut Fiala entsprachen die deutschen Medienberichte nicht der Wahrheit, denn die Zahlen nähmen ja weltweit zu. Es gäbe aber einen wichtigen Grund, warum man der deutschen Öffentlichkeit etwas vorspielen, also die Statistiken fälschen müsse.

Vorsichtshalber las sie seine Antwort noch mal, aber das hatte er tatsächlich so gesagt. Er, der berühmt-berüchtigte Abtreibungsarzt, fand richtig, was er tat, und sagte frank und frei, dass der Deutsche Bundestag sonst nach einem Urteil des Bundesverfassungsgerichts von 1993 dazu verpflichtet wäre, die Beratungsstellen nach § 218 dahingehend zu überprüfen, ob ihre Beratungsbemühungen tatsächlich dem Lebensschutz der Ungeborenen dienen. Würde man dort dieses Ziel nicht erreichen, so müsse ein neuer, wirkungsvollerer § 218 erlassen werden. Mit anderen Worten: Solange die Medien und die Statistiken behaupten, die Abtreibungszahlen würden in Deutschland zurückgehen, braucht keine Überprüfung der Abtreibungszahlen bzw. des Lebensschutzes für die Kinder angeordnet zu werden. Pffff!

Sandra schaute sich daraufhin den Paragrafen an – und zweifelte bald an ihrem Verstand. Die deutsche Rechtsprechung, also das Bundesverfassungsgericht, hatte zuletzt im Mai 1993 alle Abtreibungen als rechtswidrig deklariert – gleichzeitig sollten die Schwangeren straffrei bleiben, wenn zuvor eine Beratung gemäß § 219 stattgefunden hatte. Das Lebensrecht des Kindes wurde dabei vom Gericht ausdrücklich höher bewertet als etwaige schwierige Lebenspläne und Probleme der Schwangeren. Im beinahe buch-dicken Urteil legte das Bundesverfassungsgericht besonderen Wert darauf, die Bundesregierung zur regelmäßigen Überprüfung des Abtreibungsgeschehens zu verpflichten. Und zwar eben daraufhin, ob das Töten der Kinder rückläufig sei. Sollte es Jahre geben, in denen es wider Erwarten einen Anstieg der Abtreibungszahlen gibt, müsse der Gesetzgeber umgehend wirksame Schutzmaßnahmen einleiten. Mittels eines neuen Gesetzes. Nach Bekanntgabe dieses Urteils überschlugen sich damals manche Politiker in eilig einberufenen Pressekonferenzen darin, der überraschten Bevölkerung zu versichern, dass kein Politiker diese Überprüfung je vornehmen würde.

Gibt's das?

Was das Ausland seinerzeit wohl über die BRD dachte, die ausgerechnet bei *dem* Thema eine Vorreiterrolle übernommen hatte? Das musste sie später genauer recherchieren …

Primär interessierte sie heute Abend, was die deutsche Bevölkerung dazu gesagt hatte. Schluckte man tatsächlich diesen hanebüchenen Eselssprung, dass man Abtreibung dadurch verhindere, indem man Abtreibung mit Beratungsschein erlaubte? Verständlich aufgeschrieben, hieß der Irrsinn doch: Wenn wir mehr Abtreibung erlauben, werden es weniger. Schluckte die Bevölkerung tatsächlich, dass höchstrichterlich seit 1993 Überprüfungen eingefordert wurden, die jedoch gleichzeitig von Politikern öffentlich abgelehnt wurden? Offensichtlich war das so – wie konnte das geschehen?

Nach und nach begriff sie anhand vieler Unterlagen, dass es das in allen Medien vielzitierte «Recht auf Abtreibung» in

Deutschland gar nicht gab. Es existierte schlichtweg nicht. Abtreibung war als rechtswidrig gekennzeichnet. Und zwar ausdrücklich. Sie fand zwar in den nächsten Suchstunden tatsächlich solche Frauenrechte gesetzlich festgeschrieben – aber ausschließlich in kommunistisch regierten Ländern oder in Diktaturen.

Ach du meine Güte. Was für eine verrückte Allianz waren die Medien mit den Politikern da eingegangen? Bringen Journalisten es fertig, gezielte Desinformationen zu streuen? Über Jahrzehnte hinweg?

Das geht mir irgendwie gegen den Strich, ich will das alles gar nicht wissen, entdeckte sie plötzlich in sich deutliche Abwehr. Ein heftiger Widerwille gegen das Thema war auf bestem Wege, die Oberhand zu gewinnen. Wieso sollte ausgerechnet *sie* schlafende Löwen wecken? Niemand wollte das hören oder lesen …

Nach Meinung des Abtreibungsarztes Fiala kam es also wesentlich darauf an, die Statistiken zu fälschen und diese frisierten Zahlen in schöner Regelmäßigkeit über alle Medien zu verkünden, obwohl das Gegenteil zutraf. Aber nur so konnte er weiter sein Geld mit dem Leid der Frauen verdienen und sich als Menschenfreund darstellen.

Fiala, im Interview auf Nachfrage, schätzte die tatsächlich durchgeführten Abtreibungen auf bis zu 300.000 Fälle pro Jahr in Deutschland und verwies darauf, dass man diese Zahlen ja eigentlich überprüfen lassen könne. Zu seinem eigenen Unverständnis täte das jedoch niemand, da es sich bei aller scheinbaren Offenheit noch immer um ein Tabuthema handele. Aus einem Vergleichswert etwa aus Frankreich, wo Krankenkassen die Kosten für alle Abtreibungen übernehmen und deswegen verlässliche Daten existierten, ließe sich auf Deutschland hochrechnen, dass es 2015 mindestens 266.000 Abbrüche gegeben haben musste, während die frisierten deutschen Statistiken von weniger als 100.000 sprachen.

Problematisch sei dabei laut Fiala, dass deutsche Ärzte ihre Meldungen über vorgenommene Abtreibungen anonym machten und niemand deren Vollständigkeit überprüfe, wodurch es per se keine zuverlässige Transparenz geben könne. Laut dem Artikel, dessen Leitthesen sich Sandra fleißig auf ihren Notizblock notierte (sie würde das später mit weiteren Quellen abgleichen), ging Fiala außerdem davon aus, dass das deutsche System deshalb so undurchsichtig sei, weil 97 Prozent aller in Deutschland vorgenommenen Abtreibungen nach deutschem Recht als rechtswidrig anzusehen seien.

Schade, dass sie das damals gar nicht mitbekommen hatte, es wäre hochinteressant gewesen, die Leserreaktionen zu sichten. Sie staunte nur so darüber, wie es gelingen konnte, das Volk links zu überholen, und stieß dabei auf Namen wie Uta Würfel, die laut Medien federführend das Tor zum Abtreibungsparadies für Frauen aufschloss (Dr. Helmut Kohl war damals Kanzler), aber auch auf alle Abgeordneten, die namentlich und am Ende mehrheitlich den sogenannten «parteiübergreifenden Kompromiss» etablierten. Das Mysterium zu lüften, warum ausgerechnet Deutschland derart voranpreschte, wollte sie erst später lüften …

Uff!!!

Sandra mochte nicht glauben, welche Büchse der Pandora sie da ungewollt öffnete. Konnte das wirklich sein? Noch nie gab es bisher einen Grund für sie, sich näher mit dieser Frage auseinanderzusetzen. Bisher stand sie der Abtreibungsfrage grundsätzlich absolut liberal und weltoffen gegenüber («Das sollen die Frauen selbst entscheiden»). Sie war eigentlich nur ärgerlich darüber, mit welchen Mitteln der Status quo durchgedrückt worden war, und konnte sich nicht erklären, warum so viele Unwahrheiten darüber verbreitet wurden.

Sollte es sich etwa um nichts weiter als ein schmutziges Milliarden-Geschäft handeln? Das mochte sie nicht glauben. Ausgerechnet im aufgeklärten Mitteleuropa, ausgerechnet im fortschrittlichen und wohlhabenden Deutschland? Sie selbst ging bisher immer davon aus, dass es sich bei durchgeführten Abtreibungen lediglich um Einzelfälle handelt, eher im 10er- als im 100er-Bereich. Schon gar nicht hunderttausende. Alle anderen Menschen gingen doch bestimmt ebenfalls von Einzelfällen aus.

Ihr journalistischer Ehrgeiz, weiter in die Wirklichkeit vorzudringen, kämpfte mit ihrem Widerwillen gegen einen solch komplexen, Unheil verkündenden Zusammenhang. Sehr abschreckend. Sie beschloss, der ganzen Geschichte unter einem neuen Aspekt nachzugehen: Wieso war es so einfach, illegale bzw. rechtswidrige Abtreibungen in derart großem Stil voranzutreiben? Wie ist es möglich, dass alle Beteiligten so taten, als wären sie legal?

Während sie noch überlegte, ob es nicht sinnvoller wäre, diesen Moment zur Entscheidung zu nutzen – nämlich: die Akte lieber zu schließen oder stattdessen noch weiterzusuchen –, ließen ein paar weitere Klicks sie auf einen ganz anderen Artikel stoßen. Die Bilder, die sie sah, sorgten dafür, dass ihr die Tränen übers Gesichts liefen:

Skandal: 250 illegal abgetriebene und zum Teil weit entwickelte Föten von Spaziergänger in russischem Wald gefunden, so begann der auf Deutsch verfasste Artikel einer großen Tageszeitung.

Sandra rief um Hilfe:

«Micha, das musst du dir anschauen!», rief sie lauthals. Sie musste mit ihrem Mann darüber reden, der würde eine gute Antwort haben – sonst würde sie verrückt werden. Vor allem wollte sie eines erreichen: Michael sollte ihrer zunehmenden inneren Warnung zustimmen. Er sollte zu ihr sagen: *«Lass die Hände davon, das willst du alles gar nicht wissen!»* Sie traf ihn im Wohnzimmer an, wo er mit Vanessa inmitten des Bücherchaos rumknutschte. Und beide quiekten dabei wie ein ganzer Stall voll vergnügter Ferkelchen.

Michael sah sie kommen und rief vergnügt:

«Vanessa und ich, wir hatten hier was Wichtiges zu erledigen. Jetzt musst *du* aber mit ihr weitermachen, ich habe noch anderes zu tun.» Und schon drückte er ihr die Kleine in die Arme.

Unwillkürlich streckte sie die Hände nach Vanessa aus, die sie sofort mit ihrem Ärmchen umschlang und ihr die Luft abdrückte.

Wieso beschreibt eigentlich niemand auf der Welt jenes unfassbare Gefühl, wenn sich vertrauensvoll zwei Kinderarme um den

Hals schlingen? Dieses Geschuffele und Gemache dabei und dieser Kinderduft … Niemand hatte einen vorher darauf hingewiesen, wie wunderbar sich das anfühlt, wie groß die aufsteigenden Glücksgefühle sind, und schon gar niemand erzählt einem, wie wunderbar stark einen das macht.

Sandra ergab sich ihrem Schicksal und begann, mit ihrer Tochter zu spielen. Sämtliche Puppen und Bären baden, ausziehen, umziehen und wieder umziehen. Sandra taten in diesen Minuten alle Frauen leid, die keine Kinder hatten.

34
Lisa mit ihren Gedanken allein zu Hause …

Gedankenschwer schweifte Lisa aus ihrer unerträglichen Gegenwart weg und tauchte in ihre Kindheit ab.

Damals gab es doch Marina, sie waren sich begegnet am Tag nach dem Geburtstag. Lisa ließ es vor ihrem inneren Auge aufsteigen, als würde es gerade jetzt erst geschehen. Marina, gerade 14 Jahre alt geworden, fand ihre Tätowierung wirklich wunderschön: ein umgedrehtes, auf dem Kopf stehendes Kreuz mit weit ausgebreiteten Engelsflügeln. Schwarzweiß und frei von störenden Farben schwebte es auf ihrem schlanken, jugendlich makellosen Rücken.

Sie gehörte der Gothic-Szene an, betonte ihre helle Haut zusätzlich mit weißem Make-up und färbte sich die Lippen dazu schwarz. Wenn sie sich mit ihren Freunden traf, machte sie das besonders sorgfältig, es sollte ihnen gefallen. Es war Usus, dass sie sich gegenseitig begutachteten und stumm feststellten, wer der bzw. die Schönste war. Vielleicht schaffte sie heute den ersten Platz. Falls sie die Menschheit hätte erschaffen dürfen – sie hätte sie genau so gemacht, wie sie und ihre Freunde aussahen. Etwas Schöneres war gar nicht denkbar.

In der Schule hatte es wegen ihres besonderen Gothic-Faibles des Öfteren Probleme gegeben, so heftige, dass die Lehrer schließlich ihre überforderten Eltern einbestellten, um mit Nachdruck klarzustellen, dass mittelalterliche Gewänder und andere Kostümierungen außerhalb der Fastnachtszeit absolut inakzeptabel waren.

Marina hatte sich damit abgefunden, dass sie die großen Rahmenbedingungen des Lebens noch nicht verändern konnte. Immer gegen eine Wand zu rennen, kostete unnötig Kraft und Zeit. Besser war, sich angepasst zu geben, damit man sich heimlich den echten Dingen im Leben zuwenden konnte – ungestört. In der Schule und auch zu Hause spielte sie deshalb fortan überzeugend das graue Mäuschen, das aus dem Sitzenbleiben vor zwei Jahren scheinbar gelernt hatte und das vorgeblich eine Umkehr vollzog. Aber sofort nach dem Mittagessen ging sie auf ihr Zimmer: Sie habe ja viel Schulstoff nachzuholen. In Wirklichkeit widmete sie sich den für sie viel wichtigeren Dingen, ohne dass jemand davon erfuhr. Diesen Rat gab ihr einer ihrer Freunde, und seitdem hatte der häusliche Stress deutlich nachgelassen. Alle waren ruhiger geworden, und daher galt es, den Schein durch aufgeschlagene Hefte und Schulbücher unbedingt aufrecht zu erhalten.

Sie war fast den ganzen Nachmittag online, tauschte sich mit «Seelenverwandten» aus, knüpfte neue tolle Kontakte und hörte in ihrem abgedunkelten Zimmer die CDs ihrer Lieblingsbands *eXplizit, Einsam* und *Sopor Aeternus,* die man gemeinhin der *Neuen Deutschen Todeskunst* zuordnete.

An den Wochenenden traf sie sich mit ihren Freunden im Keller von «Lord Byron», der in Wirklichkeit Frederick hieß. So auch an diesem Wochenende in jenem Sommer, in dem Lisa, ihre Cousine, für drei Wochen bei ihrem Vater lebte, weil ihre Mutter ins Krankenhaus musste.

Lisas Vater, dessen viel zu früher Herzinfarkt kein Zufall war, denn sein Leben bestand meistens aus zwanzig Arbeitsstunden pro Tag, parkte genervt seine damals zwölfjährige Tochter Lisa bei seiner Schwester. Die lebte im vierstöckigen Mietshaus direkt neben seiner Wohnung – das war praktisch, denn seine Schwester hatte auch eine Tochter, Marina. So konnte er guten Gewissens weiter seiner aufreibenden Arbeit nachgehen, ohne sich um lästige Vaterpflichten kümmern zu müssen.

Die beiden Mädchen waren zwar meistens auf sich alleine gestellt, weil seine Schwester noch einige Putzstellen angenommen hatte, aber sie würden sich gut verstehen und sicher froh sein, den Erziehungsversuchen der Erwachsenen zu entgehen.

So kam es, dass Lisa in diesem Sommer Horrorfilme – Marina bevorzugte Verfilmungen von Stephen King – anschaute, die ihr noch Jahre später den Schlaf raubten. Und so kam es auch, dass sie ihre erste Zigarette rauchte, die einen so heftigen Hustenanfall auslöste, dass sie fortan für immer gegen dieses Laster immun war. Und es war jener Sommer, in dem sie zum ersten Mal von der Polizei nach Hause gebracht wurde.

Ihr schwante schon im Vorfeld nichts Gutes, als Marina spät in der Nacht von Freitag auf Samstag bei ihr klingelte. Lisa war alleine zu Hause. Ihr Vater war unterwegs, wollte aber zum Frühstück zurück sein. Traumatisiert von Filmen wie *ES, Friedhof der Kuscheltiere* oder auch *Kinder des Zorns* verkroch sie sich gerade unter dem Bett. Nachdem die Türklingel jedoch keine Ruhe mehr geben wollte, sah sie schließlich doch durch den Türspion und erblickte Marina in schwarzer Verkleidung mit aufgestelltem Kragen – ein düster-hässliches Kostüm, wie sie fand.

Marina wollte sie mitnehmen:

«Wir gehen zum Friedhof», erklärte ihr leise die aufgeregte Cousine und konnte die sich massiv gegen diese Schnapsidee sträubende Lisa am Ende nur deshalb dazu bewegen, mitzukommen, weil sie ihr gehörig Druck machte.

War das eben Pennywise, der sich hinter ihr in der Wohnung rumtrieb?

Eingeschüchtert und verängstigt, war Lisa am Ende alles lieber, als alleine in Vaters dunkler, gruseliger Wohnung zu bleiben, und so schloss sie sich der haarsträubenden Unternehmung an, deren Sinn sich ihr auch später nie erschloss. Was war es, das Marina und ihre Freunde an einem so unheimlichen Ort derartig faszinierte? Sie jedenfalls konnte das nicht nachvollziehen.

Die Aktivitäten der Gothic-Leute bei Kerzenschimmer auf dem Friedhof blieben bei einer aufmerksamen Anwohnerin nicht unbemerkt – und die rief die Polizei. Alle wurden mit auf die Wache genommen, und statt zu ihrem Vater zurückgebracht zu werden, der sich am nächsten Tag endlich mal Zeit für seine Zwölfjährige nehmen wollte, wurde Lisa mit dem Polizeiauto zu ihrer frisch aus dem Krankenhaus entlassenen Mutter zurückgebracht.

Sie sah ihren Vater nie wieder, denn kurz darauf erlag er einem Herzinfarkt. Und auch Marina begegnete ihr nur noch ein einziges Mal. Und zwar erneut auf einem Friedhof: Bei der Beerdigung von Lisas Vater nämlich.

Und bei eben dieser Beerdigung, ihrem bis heute letzten Friedhofsbesuch, spürte sie schließlich auch etwas von dem Frieden, von dem «Lord Byron» ihr in besagter Nacht vorgeschwärmt hatte. Wortreich schwurbelte er vom geheimnisvollen Einklang, in dem Leben und Tod zueinander stehen und von dem man ausschließlich durch solche Begegnungen, wo beides echt gegenwärtig war, gute Ideen zur Lösung eines Problems finden konnte.

Blödsinn, fand Lisa.

Lisa kam wieder zu sich und erschrak darüber, wohin sich ihre Gedanken verirrt hatten, wo doch die harte Wirklichkeit ihre uneingeschränkte Aufmerksamkeit und ihren vollen Einsatz forderte.

Mann, was war sie weit abgeschweift! Was musste sie auch noch in Problemen der Teenie-Vergangenheit herumirren? Sie hatte hier in der Gegenwart weiß Gott genug davon.

Eben traf schon wieder eine neue SMS ein und scheuchte Lisa vollends aus ihren unerfreulichen Kindheitserinnerungen. Sie las den Text und musste erneut weinen.

War es nicht erst ein paar Sekunden her, wo sie dachte, dass sie gar keine Tränen mehr in sich trug und dass noch mehr Heulen mangels Tränenflüssigkeit gar nicht mehr ginge? Wo kamen die denn jetzt noch her?

Aber es war ganz egal, wo die herkamen; alles war egal, wirklich alles – und wirklich egal. Im Küchenradio hörte sie singen:

«Take me where the sun is shining …» Wie dumm von ihr, dass sie immer die nebensächlichsten Sachen wahrnahm.

Zum Beispiel ist es richtiger, jetzt sofort auf Ulrichs Nachricht zu antworten:

Ok, ich mach's weg
Lisa

Ohne auch nur eine Millisekunde zu zögern, ging ihr Zeigefinger von ganz alleine auf «Senden», um anschließend den Handyordner mit seinen insgesamt vierzehn eingegangenen Textmitteilungen sofort zu schließen.

Ein angenehmes Gefühl durchströmte sie nun, denn mit einem Mal war sie wieder sicher, das Richtige zu tun. Es fühlte sich so an wie in «Lord Byrons» Erzählung. Ja, sie lebte. Leben und Tod standen real nebeneinander. Gleichberechtigt. Vergangenheit, Gegenwart, Zukunft: Alles eines, kein Unterschied. Und etwas lebte in ihr. Etwas, dem sie nun den Tod bringen müsste, das war leider nicht anders zu machen. Glücklicherweise war es noch kein richtiger Mensch, das hatte ihr die freundliche Frau am Telefon schon erklärt. Alles, was sie im Zusammenhang mit dieser Entscheidung fühlte, war Frieden. Keine Schuld. Alles wird gut.

Erneut schaute sie auf das Nachrichtenfenster, ob sich an den eventuell aufblinkenden weißen Punkten am linken Bildschirmrand zeigte, dass Ulrich doch noch mal antwortete.

Was sie ihm geschrieben hatte, las sie dabei zwangsläufig noch mal:

Du hast recht, ich werde unser Kind
nicht zur Welt bringen
ich gehe nicht davon aus, dass ich meine Meinung
noch mal ändere, ich mach's weg
Lisa

Mittlerweile musste er das gelesen haben. Warum sollte er ihr eigentlich unter diesen Umständen noch mal schreiben? Er hatte ja erreicht, was er wollte; er könnte endlich zufrieden sein und mit seinen Attacken aufhören. Erschöpft schaute Lisa noch mal auf seine vier Worte, die er zuletzt geschrieben hatte und auf die sie ohne jedes Zögern zustimmend reagiert hatte:

Du zerstörst mein Leben!!!

Eine halbe Minute später schrieb er:

Du zerstörst fünf Leben!!!!!!!!
Ulrich

Warum regte sie sich über seine Nachricht eigentlich so auf, zumal sie die schon beantwortet hatte?

Und von welchen fünf Leben sprach er denn? Meinte er etwa sich selbst, Lisa und das Ungeborene? Welche Personen noch?

Dann, so erwachte ganz neue Hoffnung in ihr, gäbe es ja doch noch eine Chance, denn sie konnte noch immer vom entscheidenden Termin Abstand nehmen. Ihre drei Leben wollte sie ja gar nicht zerstören, das musste sie bei ihm richtigstellen.

Sie schrieb erneut:

Von welchen fünf Leben sprichst du eigentlich?
Deine Lisa

Jetzt musste sie abwarten, wieder einmal.

Erschrocken stellte sie fest, dass sie Ulrich trotz allem liebte und dass dieses Gefühl stärker war als die Wut.

Vielleicht liebte er sie auch noch und würde zugunsten seiner neuen Familie seine Frau verlassen? Das würde erklären, warum sein Handy plötzlich eine andere Telefonnummer anzeigte. Dann …

… würde sie den Beratungstermin absagen …

Erstaunt starrte Lisa ihre linke Hand an: Ihre Finger hatten sich derart um das Handy verkrampft, dass die vorderen Glieder schon ganz weiß wurden. Irgendwie realisierte sie nicht, dass es ihre eigenen Finger waren, und so sah sie weiter deren abnehmender Durchblutung zu, als die nächste furchtbare Nachricht Ulrichs eintraf:

Langsam geht mir deine Dummheit auf den Keks!
Natürlich habe ich eine Frau und zwei Kinder!!
Ulrich

Kein einziges freundliches Wort, kein noch so kleiner Hinweis darauf, dass er sich anders besonnen haben könnte. Lisa brauchte danach nicht lange, bis sie sich die Frage selbst beantwortet hatte, wer denn wohl die fünfte Person sein mochte, denn das jetzt noch bei ihm zu erfragen, zog sie gar nicht erst in Betracht. Sie selbst war die fünfte Person, und da hatte Ulrich recht: Wenn sie das Kind bekam, zerstörte sie auch ihr eigenes bisheriges Leben. Wie viel Macht Ulrich inzwischen über ihre Zukunft hatte! Wer gab ihm die eigentlich?

Beinahe nahm sie das erneute innere Zusammenkrampfen ihrer Eingeweide als etwas Altbekanntes, ja sogar als etwas Vertrautes wahr, das sie im Schock erschüttert zurückließ. Die linken Finger umklammerten immer noch das Handy.

35
Der nächste Morgen im Redaktionsbüro

Heiko nahm aus der Entfernung zunächst an, Sandra sei in eine Schlägerei geraten.

Bei näherem Hinsehen ließen ihre tiefschwarzen Augenringe diesen Schluss jedoch nicht zu. Blutergüsse sähen anders aus.

Aber auf seine Nachfrage hörten sich die unglaubwürdigen Erklärungen Sandras kein bisschen erhellend an. Deshalb sorgte er mit einer unwirschen Handbewegung für eine schnelle Abkürzung:

«Hast du letzte Nacht eigentlich geschlafen?», fragte er vorwurfsvoll, konnte sie damit aber auch nicht aus ihrem Konzept bringen.

Über seine Frage ging sie einfach hinweg, verschob ein paar Blätter ihres aufgetürmten Papierbergs, den sie auf seinen Schreibtisch platschen ließ, und tippte mit dem Zeigefinger mal hier, mal da auf eine bestimmte Stelle, die er ohne Brille sowieso nicht lesen konnte. Während dieser rastlosen Darstellung fuhr sie mit ihren Erklärungen fort, als hätte er nicht versucht, sie zu unterbrechen:

«...Was inzwischen beinahe schon als natürliches Verhütungsmittel eingesetzt wird, ist für einige gierige Menschen zum nie versiegenden Goldregen geworden. Schau mal, hier», zeigte Sandra auf ein Blatt, auf dem er eine Grafik vermutete, deren Linie sich auf der horizontalen Achse immer weiter dem Nullpunkt annäherte – eine Zeitachse also?

Sandra ließ sich nicht ausbremsen:

«Dass die Zahlen durchgeführter Abtreibungen in Deutschland rückläufig sind, ist das Ergebnis einer Studie des Statistischen Bundesamts. Also einer offiziellen Behörde. Dass das aber nicht stimmt und von den Tatsachen weit entfernt liegt, habe ich ja gerade im Moment ausgeführt. Findest du nicht, dass es ein handfester Skandal ist, wenn solche Zahlen gezielt gefälscht werden? Wir müssen uns doch fragen, *warum* die gefälscht werden! Wer hat was davon? Und warum machen so viele dabei mit? Warum wird das alles unterm Teppich gehalten, was denkst du darüber?»

Es war das erste Mal während des von ihr wegen höchster Dringlichkeit erbetenen Gesprächs, dass sie ihren Monolog unterbrach und eine direkte Frage an ihn richtete. Heiko hatte sich nur deshalb zur überstürzten Besprechung bereit erklärt, weil er sie nach dem Lisa-Hinkel-Debakel nicht noch mehr verärgern wollte. Er hielt sie zwar klein und schob ihr die Arbeit nach Belieben hin oder her. Aber sie war zweifelsohne eine seiner besten Redakteurinnen – wenn sie sich übergangen fühlte, könnte sie womöglich zur Konkurrenz abwandern. Nur deshalb hörte er ihr überhaupt zu.

Was war noch mal ihre genaue Frage? Er war leicht genervt und durch ihr intensives Nachlegen unter Druck geraten – das missfiel ihm. Sie musste sich schon eine geschlagene Viertelstunde über rechtswidrige Abtreibungen, Skandalfunde in irgendwelchen Wäldern und über gefälschte Statistiken ausgelassen haben. Das Ziel ihres Vortrages war ihm trotzdem voll und ganz klar, weswegen er sie am liebsten gleich zu Beginn wieder rausgeworfen hätte. Nur war jetzt kein Rausschmiss angezeigt, sondern diplomatisches Vorgehen seinerseits. Denn er brauchte sowohl Lisa als auch Sandra in seinem Mitarbeiterstab. Er versuchte, sie vom Thema abzubringen:

«Sandra, wieso, um Himmels willen, warum sollte jemand ausgerechnet *solche* Zahlen fälschen?»

Das zu erklären, fiel ihr aber leicht:

«Sag mal, hast du mir die ganze Zeit nicht zugehört? Ich habe es dir doch lang und breit erklärt … Das Abtreibungssystem, wie wir es in Deutschland seit ein paar Jahrzehnten haben, ist von der deutschen Rechtsprechung nicht gestützt! Es wird nur so lange vorübergehend geduldet – hörst du: vorübergehend! –, wie die Zahlen der Abtreibungen rückläufig sind. Wären sie das nämlich nicht, müsste sich die Bundesregierung zur Abwechslung mal nicht mit Flüchtlingskrisen, Geldpaketen für Griechenland und mit Donald Trump befassen, nicht einmal mehr mit dem Brexit, auch nicht mit Putin oder Viktor Orbán, sondern mit genau *diesem* Thema, das am liebsten keiner auch nur mit der Kneifzange anrühren möchte.»

«Du willst damit also sagen, dass Ärzte, Krankenhäuser und wer weiß noch alles ein System decken und pflegen, das lügt? Wie bist du bloß auf so eine verrückte Idee gekommen?!»

«Prinzipiell will ich das sagen, ja», erwiderte Sandra, seine beleidigenden Worte über ihren Geisteszustand überhörend. «Wobei der Ausdruck ‹decken› eher auf die Medien zutrifft.» Sie leckte an ihrem rechten Zeigefinger und wühlte in den Unterlagen auf seinem Schreibtisch, dann hielt sie ihm zwei Seiten davon unter die Nase.

«Zumindest können sie faktisch nicht stimmen, wenn du dir mal die Vergleichszahlen aus Frankreich und Polen und noch vieler anderer Länder anschaust. Du kannst es drehen und wenden, wie du willst, es kommt immer das gleiche Ergebnis heraus: Die deutschen Statistiken lügen.»

Du meine Güte, dachte Heiko, *die ist ja schräg drauf!*

Er tat so, als sehe er sich die Blätter an, mochte aber zu diesem Zeitpunkt nicht mehr eingestehen, ohne Brille nichts lesen zu können. Sonst würde er Gefahr laufen, sich den Blödsinn noch einmal ganz von vorne anhören zu müssen.

«Willst du mir also weismachen, dass es so etwas wie eine Abtreibungs-Mafia gibt?»

Er war richtig froh, dass ihm dieses Stichwort einfiel, weil es derart absurd klang, dass sie ihm zwangsläufig widersprechen musste, wenn sie sich nicht lächerlich machen wollte.

«Ich würde es sehr begrüßen, wenn du das jetzt nicht ins Lächerliche ziehst, sondern dir einfach die Fakten anschaust, die hier auf *deinem* Tisch *vor dir* liegen», konterte sie und klopfte mit den Fingerknöcheln auf den ansehnlichen Papierstapel, «und ja, tatsächlich hat das System mafiöse Tendenzen, das wirst du selber sehen, sobald du es durcharbeitest. Jeder Beteiligte hält in seinem Bereich schön die Hände auf und kassiert saftige staatliche Gelder, betreibt nebenbei eifrige Lobby-Arbeit à la *Mein Bauch gehört mir* und postuliert Abtreibung als Rettung aus der angeblichen Verhütungspanne. Dabei sind, wie ich dir ebenfalls gezeigt habe, nur drei von hundert Abtreibungen in Deutschland rechtlich legal. Der Rest schwebt entweder in einer Grauzone, die durch das ‹Gesetz zum Schutz des ungeborenen Lebens› nicht grau, sondern deutlich schwarz zu bewerten ist, oder ist gänzlich illegal. – Du, hieraus müssen wir einen Skandal machen. Wir müssen das alles aufdecken, schau es dir wenigstens mal an!

Das Wichtigste ist: Wir haben hier sogar einen Exklusiv-Skandal und würden mit Sicherheit mehr Leser anziehen.»

Heiko war keinesfalls bereit, ihr zu folgen:

«Sandra, wir leben in Deutschland und nicht irgendwo in der Dritten Welt. Meinst du wirklich, dass Ärzte, die ja immerhin dem hippokratischen Eid unterliegen, hier in Deutschland illegale Schwangerschaftsabbrüche durchführen? Dazu noch … von was für einer Größenordnung reden wir noch gleich?»

«Bis zu 300.000 Fälle, sprich Kinder. Pro Jahr. Mindestens!», entfuhr es Sandra. «Und noch mal: Ja, ich befürchte, dass manche Ärzte und manche Kliniken hier ganz gezielte Lücken ausnutzen. Meldungen über durchgeführte Abtreibungen erfolgen komplett anonym, und dabei ist davon auszugehen, dass längst nicht alle gemeldet werden. Und: In dem von dir erwähnten hippokratischen Eid fehlt dieser Zusatz übrigens schon lange, den hat man ja deswegen gestrichen, damit man Abtreibungen in solcher Größenordnung machen kann. Merke: Keiner ist zur Kontrolle bereit, und man fälscht Statistiken, damit man der höchstrichterlichen Anordnung nicht folgen muss, das Leben der Kinder zu retten.»

Heiko atmete tief durch und suchte nach dem Mauseloch, das ihn aus diesem dummen Zeug entkommen ließ.

Sandra bemerkte seine Abwehrhaltung entweder nicht, oder sie überging sie bewusst. Vielmehr sah sie jetzt den Moment gekommen, die besondere Karte auszuspielen, die sie sich extra für den Schluss aufgespart hatte. Jetzt musste sie den Sack schnell zubinden – dann wäre es ihr gelungen, ihn endgültig zu überzeugen:

«Betonst du nicht immer, wie wichtig es ist, die Entwicklungen in Amerika zu verfolgen, da die Trends dort in kürzester Zeit auch zu uns herüberschwappen werden? Weil doch bis heute ausnahmslos jeglicher Trend zu uns herübergeschwappt ist.»

Heiko spürte instinktiv, dass sie gerade eine Falle für ihn öffnete und dass er klug handelte, wenn er nichts Zustimmendes von sich gab. Außerdem ging er davon aus, dass dies lediglich die berühmte erste von insgesamt drei folgenden Fragen sein wird, die er gezwungenermaßen mit Ja beantworten sollte. Absurde Psycho-Spielchen, in der Journalisten-Ausbildung erworben. Und gezielt dann eingesetzt, wenn man jemanden aus der Reserve locken wollte, der total abblockte. Er dachte an den harten Schicksalsschlag, den er ihr wegen Lisa Hinkel versetzt hatte, und lenkte wider besseres Wissen ein:

«Ja, das stimmt, jeder Trend von dort kommt auch bei uns an. Früher oder später, aber er kommt definitiv hier an.» Das entsprach ja der Wahrheit, und er vergab sich nichts. Vielleicht machte sie endlich einen Punkt?

Leider nicht, Sandra nickte zufrieden:

«Dann sieh dir bitte noch diese Seite an», schob Sandra hinterher. Wieder leckte sie sich den Zeigefinger an, ehe sie die Seiten durchblätterte.

Ihn fröstelte bei dem Gedanken an die viele Spucke und ans begleitende Papierrascheln angesichts der Vorstellung, wie viele bespuckte Blätter er in den langen Jahren ihrer Zusammenarbeit schon angefasst haben musste. Wie oft er wohl schon Speichelpartikel von ihr auf den Händen gehabt hatte? Wie oft er sich mit diesen ekligen Bakterien an den Fingern sein 11-Uhr-Sandwich in den Mund geschoben hatte, wagte er gar nicht erst nachzurechnen. Er versuchte den widerwärtigen Gedanken zu verdrängen, während er das Blatt, das er bewusst in der Mitte anfasste, entgegennahm und sich vor seine halb blinden Augen hielt.

Trump setzt Signal für Abtreibungsgegner, diese überdimensionale Schlagzeile in Fettdruck sprang ihm förmlich ins Gesicht. Trotz seiner starken Kurzsichtigkeit konnte er gar nicht anders, als es zu lesen – es musste von *Zeit Online* stammen. Einige Textstellen waren mit rosafarbenem Marker hervorgehoben. *Was für eine ironische Farbwahl,* dachte er überflüssigerweise, *es wurden sicher genauso viele Jungs abgetrieben.* Wütend spürte er, wie sich sein Widerstand gegen das debile Thema immer weniger aufrechthalten ließ. Er wollte eigentlich nichts mehr davon wissen, und trotzdem fasste sein eigener Journalisten-Instinkt automatisch nach:

«Ernsthaft, Sandra? Trump?» Er biss sich auf die Zunge, aber es war gesagt.

«Schau dir die markierten Passagen an», forderte sie ihn auf.

Doch er blickte nicht mehr auf die ausgedruckte Seite, sondern legte sie demonstrativ auf den Blätterhaufen zurück. Dabei suchte er ihren Blick und hielt dem stand. Hier musste er also selbst einen Schlusspunkt setzen. Dringend.

Natürlich setzte sie sich unverzüglich zur Wehr:

«Mensch, sei doch nicht so ignorant!», warf sie ihm vor. «Man kann von Trump ja politisch halten, was man will, aber Fakt ist, dass sich da gerade in der Abtreibungsfrage unheimlich viel bewegt, und dass man solchen Milliarden-Geldgeiern endlich die staatliche Hilfe streicht, ist doch vollkommen richtig. Du als Mann kannst das vielleicht nicht nachvollziehen, aber denk doch mal: Das ist nichts als verkauftes Frauenleid. Die lassen sich jede durchgeführte Abtreibung vergolden, ohne sich dabei selbst die Finger schmutzig zu machen. Woche für Woche sind das weltweit Millionen Abtreibungen. Und als wäre *das* nicht schon verwerflich genug, verkaufen sie anschließend auch noch die abgetriebenen Einzelteile der Embryonen, um ihren Gewinn weiter zu maximieren. Die nennen das, stell dir das mal vor, die nennen das *‹ernten›*, als wären das Rinder- oder Schweinekadaver und …»

Erneutes Fingerlecken und raschelndes Suchen unterbrachen ihren Monolog kurz, «… ah, hier … Hier haben sie gegenüber Investigativjournalisten, die mit versteckter Kamera mitdrehten, erklärt, an welchen Stellen sie den entfernten Embryo totquetschen, um die für den Weiterverkauf bestimmten Teile nicht zu beschädigen. Um guten Verkauf sicherzustellen, schalten die kaltblütig Werbeanzeigen wie – halt dich fest – ‹buy fresh eyes› usw. Wohlgemerkt, wir reden hier immer von totgemachten Kindern. Das ist doch voll der ekelerregende Skandal!»

Vor ihm lag nun ein Zeitungsartikel aus der *Welt*, dessen Überschrift ebenfalls groß und fett genug zum Lesen war: *Abtreibungsfirma bietet Embryogewebe zum Kauf an.*

Heikos Kopf brummte und drohte zu zerspringen. Sie würde sich nicht mehr zufriedengeben mit seinem Schweigen, das war klar:

«Hier steht nur was von Schwangerschaftsgewebe ...», sagte er lahm.

«Ja, Mann! Was glaubst du denn, was das ist, das Schwangerschaftsgewebe?! Da brauchst du dir nur die Werbeanzeigen über die einzelnen Körperteile anzugucken. Wissenschaftlich ist das Wort Schwangerschaftsgewebe der reinste Humbug! Stell dich bloß nicht naiv!»

Sandra war jetzt mittendrin im Thema.

Aber Heiko auch.

Er hatte endgültig genug, er musste ihr was erklären:

«Wenn ich dich beauftrage, dass wir auf die USA schauen sollen, dann meine ich damit: Welche besonders modebewussten Promis haben bei der Oscar-Verleihung welche Kleider getragen? Und gibt es da eventuell einen bisher unbekannten Mode-Designer, über den wir berichten müssen? Gibt es irgendwelche aberwitzige Trends wie Kinn-OPs oder das Straffen von Oberarmen oder von neuen Beauty-OPs, von denen hierzulande noch niemand was gehört hat? Gibt es vielleicht sogar Scheidungsgerüchte, so dass man die Protagonisten in der Luft zerreißen könnte? Verstehst du, *solche* Themen will ich von dir bearbeitet sehen, *die* bringen Leser, *die* bringen Klicks, *die* bringen Auflage – und davon und *nur* davon leben wir! Aber um Gottes Willen doch bitte nicht davon, was Trump in der Abtreibungsfrage so alles verbockt! ... Das war doch bisher zwischen uns keine offene Frage. Ich erkenne dich nicht wieder, was ist los mit dir? Kein Mensch will etwas über Trump wissen, was auch nur ansatzweise positiv klingt.»

Mit sich und seiner gut temperierten Tonlage augenfällig zufrieden, wartete er freundlich auf ihre Antwort.

«Jetzt hör doch mal auf, dich auf die Person Trump zu stürzen, darum geht's doch jetzt überhaupt nicht! Ich wollte nur noch mal unterstreichen und mit dir darüber diskutieren, dass sich in den Staaten tatsächlich gerade eine enorme Umwälzung abspielt. Viele US-Staaten haben sich bereits den sogenannten ‹heartbeat bills› angeschlossen, also: Wenn der Herzschlag des Kindes zu sehen oder zu hören ist, ist Abtreibung verboten. Dort ist ein Berg ins Rutschen gekommen, der auch in Deutschland früher oder später losgetreten wird. Ob erwünscht oder unerwünscht, ob Trump hin oder her. Es gibt in der ganzen Welt Abtreibungsaussteiger und sogar eine extra Homepage, und dort wiederum findest du eine aktuelle weltweite Ausstiegsliste. Dass das Abtreibungs-System im Übrigen absolut krank ist, kannst du nach all den Fakten überhaupt nicht mehr wegdiskutieren! Siehst du nicht, worum es hier eigentlich geht, was der eigentliche Skandal ist?!» Ihre Stimme war deutlich entschlossener geworden als zu Beginn ihrer Diskussion.

Jetzt erst, viel zu spät also, realisierte Heiko, dass er sich niemals darauf hätte einlassen dürfen. Seine eigentlich geschätzte Mitarbeiterin, die er um ein Haar Anfang dieser Woche noch zur potenziellen Abteilungsleiterin machen wollte, hatte sich hier gewaltig in etwas verrannt. Mehr noch, für diesen Mist, den niemand lesen wollte, hatte sie vermutlich sogar noch in der zurückliegenden Nacht auf ihren Schlaf verzichtet. So wie sie aussah, konnte sie diesen unsinnigen Kräfteverschleiß bis Ende der Woche nicht mehr aufholen.

Es war Zeit, das Gespräch abzubrechen, sonst würde sie sich am Ende noch durchsetzen. Er musste sie provozieren:

«Kann es sein, dass es bei diesem Konglomerat zusammenhangloser Zeitungsartikel und Meinungen irgendwelcher Einzelpersonen gar nicht um das Thema Abtreibung an sich geht?»

Er schaute ihr nicht in die Augen, das traute er sich nicht. Sondern musterte die schwarzen feinen Linien seines schönen Parkettbodens.

Sandra, die sich durch das viele Koffein bis zum Gehtnichtmehr aufgeputscht fühlte, wusste, dass sie diesen Ball nicht annehmen durfte. Allerdings erahnte sie, dass sie der sie übermannenden Müdigkeit nicht mehr lange widerstehen konnte – sie musste sich extrem zusammenreißen, wenn sie jetzt noch was erreichen wollte. Schon gar nicht durfte sie, wie beim letzten Mal, Heikos Glastür malträtieren. Sie versuchte, tief durchzuatmen, um einen klaren Kopf zu bekommen. Zu spät.

Heiko war schneller:

«Was *ich* sehe, ist eine Journalistin ohne Ausbildung und Studienabschluss mit einem ungesunden Hang zu Skandalen, für die sich kein Schwein interessiert. Eine Journalistin, deren Aufgabe darin besteht, interessante und unbeschwerte Artikel zum Thema Klatsch und Tratsch zu verfassen, die sich Hausfrauen und Großmütter zwischen Fensterputzen und Hemdenbügeln reinziehen sollen. Dieselbe Journalistin ist wegen eines abartigen Kuriosums am Durchdrehen – oder aber das Thema ist bloß vorgeschoben, und dir geht es dabei um etwas ganz anderes. Nämlich darum, deiner Kollegin Lisa Hinkel das Recht vorzuenthalten, selbst darüber zu entscheiden, ob sie abtreiben will oder nicht. Du willst sie bei mir ausstechen.» Heikos kurzsichtige Augen feuerten unablässig disziplinarische Blitze, und er hoffte sehr, dass sie sich jetzt tief getroffen davontrollen würde.

Es wurde still in seinem Büro.

«Wie kannst du es wagen, diese Karte zu spielen?» Kühl und gelassen kam diese Rückfrage Sandras.

Der Schmerz darüber, dass sie kurz vor dem Tod ihres Vaters das Journalismus-Studium abgebrochen hatte und er ihr das gerade jetzt unter die Nase rieb, schenkte ihr sofort einen kühlen Kopf:

«Nun, dann muss ich dich daran erinnern, dass ausgerechnet du, der liebe Heiko, es warst, der mir nach meiner Elternzeit dringend davon abriet, mein Studium wieder aufzunehmen, und dass du es warst, der mich stattdessen überredete, die Chance zum Quereinstieg bei dir anzunehmen. Außerdem wolltest du mich bis vor wenigen Stunden noch zur Abteilungsleiterin machen. Oder hast du das alles vielleicht zufällig vergessen?» Sandra war äußerlich ruhig geblieben, aber innerlich war sie kurz davor, ihm den ganzen Krempel einfach vor die Füße zu schmeißen. War es das wert, dass sie dafür ihre Hausfrauenzeit aufgab? Er hatte keine Ahnung davon, wie sehr sie ihre Kinder jede Minute vermisste.

Heiko aber sah, dass er gewonnen hatte, den roten Faden hatte er fest in seiner Hand:

«Hör zu, ich habe vollstes Verständnis dafür, wenn du in einer Story auch nur im Ansatz eine Verschwörung witterst. Aber erstens ist das hier ganz klar nicht deine Baustelle, weil du dich um die B-, C- oder gar bloß um die D-Promis des Landes zu kümmern hast. Und zweitens geht es hier in Wahrheit doch immer noch um die Nachfolge von Helga und die verschobene Schwangerschaft von Lisa. Oder willst du mir allen Ernstes sagen, dass dir das Thema rein zufällig über Nacht zugeflogen ist?»

Sandras Haut wurde blass, aber ihr übernächtigtes Gesicht lief sehr schnell rot an.

Ich bin zu weit gegangen. Es tat ihm leid:

«Ok, entschuldige bitte, das war unfair.» Heiko wollte sie unbedingt wieder einfangen:

«Aber hör dir doch mal selbst zu! Du gräbst vierzig Jahre alte Gesetze und Urteile aus, nach denen bisher kein Hahn krähte. Ärzte, die 300.000 Mal pro Jahr ihren Eid brechen, Kinderleichen und Ernten in den USA, Donald Trump, eine Aussteigerliste. Was kommt als Nächstes? Die Illuminati, die noch immer unter uns weilen und all das von langer Hand geplant haben? Oder eine noch größere, noch weit verzweigtere Verschwörungstheorie?»

Er legte ihr beruhigend die Hand auf die linke Schulter:

«Du musst damit aufhören, nicht nur ich kann es nicht mehr hören. Bitte!»

Sandra musste hart schlucken. Einerseits war sie vielleicht wirklich übereilt mit unausgegorenen Erkenntnissen zu ihrem Chef gerannt und hätte sich und ihr Thema stattdessen lieber erst einmal vorsortieren sollen. Andererseits hatte sie eine gute

Reihe valider Punkte mit relevanten Puzzleteilen zu einem großen, verständlichen Bild zusammengefügt. Die ganze Nacht hatte sie daran gearbeitet. Sie durfte nicht zulassen, dass er das wegen möglicherweise angreifbarer Bausteine wegwischen würde. Sie musste nachsitzen und nacharbeiten. Deshalb gab sie nach:

«Du hast recht, ich habe wegen der Situation mit Lisa gestern einige Zeit gegoogelt», begann sie schließlich und versuchte dabei, so ruhig und besonnen zu klingen, wie es ihr in dem angespannten Zustand möglich war.

«Etwas gegoogelt …», äffte Heiko sie belustigt nach und zeigte auf ihre Augenringe. «Ja, das sieht man …»

«Aber dennoch bin ich auf etwas gestoßen, gänzlich unabhängig von Lisa und der Frage der Abteilungsleiter-Nachfolge. Und selbst, wenn dir die Entwicklungen aus Amerika zu weit hergeholt scheinen und wir bei den auffälligen Ungereimtheiten im deutschen System hängen bleiben: Nach all dem wirst du doch nicht ernsthaft behaupten, dass ich eine bloße Verschwörungstheorie entworfen hätte, die es nicht wert sei, weiter verfolgt zu werden.»

Aha, sie appelliert an meine journalistische Ehre. Schlau gedacht, ich spiele aber nicht mit.

Entschlossen griff er sich Sandras Blätterstapel und stauchte ihn auf exaktes Übereinanderliegen der einzelnen Seiten zusammen. Das tat er langsam und sorgfältig auf allen vier Seiten. Mit angehaltenem Atem sah sie zu, wie er den Stapel in eine seiner Mappen legte, die er klatschend schloss.

Danach lächelte er sie an und schlug demonstrativ versöhnlich vor:

«Ich sage dir was, ich gebe das an die Jungs von der News-Abteilung weiter, damit die sich das mal ansehen. Ok?» Wieder klopfte er ihr freundschaftlich auf die linke Schulter.

«Aber …», wandte Sandra ein.

«Keine Widerworte mehr, Sandra. Ich leite es weiter, und du kümmerst dich jetzt um trendige Kurzhaarfrisuren für Frauen über fünfzig – oder woran auch immer du gerade arbeitest.»

Das Thema war beendet. Er ließ sie stehen, wandte sich halb blind seinem Laptop zu und tippte zum Schein auf der Tastatur herum. Sandra hatte das Match verloren und war schon bei der Glastür angelangt, als er sie noch mal aufhielt:

«Und wenn ich dir noch einen Rat geben darf: Kümmere dich um deine eigenen Angelegenheiten, anstatt dich in das Privatleben deiner Kollegin einzumischen.»

Bei diesen Worten schaute er wieder nicht sie an, sondern starrte auf seinen Bildschirm, als wäre dieser das Zentrum der Welt. Ganz so, als sei Sandra die kleine schwarze Fliege und er der große grüne Frosch, der aus purem Großmut ihr Leben schonte.

Einen Versuch wollte sie sich noch geben:

«Weißt du», sagte sie eindringlich, «es könnte auch zu spät sein.»

«Was meinst du denn damit?» Heiko stöhnte hörbar, sie nervte ihn extrem.

«Der Umbruch in der Abtreibungsfrage hat ja längst begonnen, das habe ich in der letzten Nacht auch herausgefunden. Es gibt viele Länder, die gar nicht erst in die Abtreibungsfrage eingestiegen sind, aber es gibt vor allem viele Länder, die aussteigen bzw. schon ausgestiegen sind.

Es gibt sogar eigens eine Homepage zum Abtreibungsausstieg für Ärzte, für medizinisches Personal und für Beraterinnen. Sie heißt:

www.abtreibungsausstieg.org.»

Sie holte das neue Papierbündel aus ihrer Handtasche und hielt es ihm entgegen:

«Das *musst* du dir bitte mal anschauen und es lesen. Nebenbei erfährst du beispielsweise, dass bei den angegebenen deutschen Abtreibungszahlen der Bundestag in 1,8 Tagen leergefegt wäre, wenn man die Abgeordneten auf dieselbe Weise entsorgen würde. Für das Europa-Parlament braucht's auf der Grundlage der europäischen Abtreibungszahlen sogar nur 1,8 *Stunden* …»

Er hob erschreckt den Kopf. Sandra fuhr schnell fort:

«Ich meine, Deutschland täte gut daran, sich hier mit Ruhm

zu bekleckern, und *wir* wären die Ersten, die darüber berichten – die Konkurrenz würde mit hängender Zunge hinter uns her hecheln. Ich bin ganz sicher: Die Öffentlichkeit weiß darüber nichts, und ich bin mir noch sicherer, dass die Leute es gerne erfahren würden …»

Heiko erhob sich energiegeladen von seinem Stuhl:

«Und ganz genau aus *diesem* Grund werden wir es nie veröffentlichen, liebe Sandra. Wir würden nur den Wald in Brand setzen, und das kommt nicht in Frage. Wie lange habt denn ihr Frauen für legale Abtreibung kämpfen müssen?! Und du gehst her und lässt den Turm einstürzen. Augenblicklich machst du Schluss mit diesem scheußlichen Thema, sonst muss ich ernsthaft fragen, ob du noch bei Trost bist, Mensch!»

Sperrangelweit hielt Heiko die Glastür für sie auf und wischte sie mit der rechten Hand hinaus, nicht ohne böse Blicke zu werfen.

Das kann ja noch lustig werden. Die benimmt sich wie ein Schäferhund, der weiß, wo er zubeißen muss, dachte er überdrüssig.

36
Jacqueline und Ludmilla

Weder war sie jemals die eifrigste Schülerin gewesen, noch machte sie sich groß einen Kopf darum, ob sie bestimmte Dinge wie beispielsweise die Geburtstage ihrer Onkel und Tanten vergaß. Meist dachte sie erst im letzten Moment daran, eine SMS oder WhatsApp-Nachricht zu schreiben. Sie würde sich eher zum gesellschaftlichen Mittelfeld zählen, das unauffällig versucht, ein ganz normales Leben zu führen.

Nun war es allerdings definitiv anders geworden. Ob es daran lag, dass sie in diesem Job aufblühte und ihre Zukunft darin sah, für eine gute Sache zu kämpfen? Oder ob sie ihrer Chefin Ludmilla imponieren wollte? Ludmilla entsprach ziemlich genau ihrer Idealvorstellung von einer Mutter: mal streng, mal liebevoll, immer herausfordernd, dann wieder bestimmend. Andauernde Verbote wechselten mit netten Überraschungen ab, und oft nervte sie – aber ein Leben ohne Mutter: völlig undenkbar. Ohne Mutter ging gar nichts, man verdankte der Mutter buchstäblich alles. Sein Leben nämlich. Ob es also daran lag? Ludmilla war eine strenge, aber doch wohlwollende Mutter.

Ludmilla hatte zwar versprochen, bei Jacquelines erster eigener Kundin anwesend zu sein, um Fehler, die zu jedem Lernprozess unvermeidlich dazugehören, rechtzeitig und unauffällig auszubügeln. Dennoch graute ihr gewaltig davor, ihre Chefin als eingreifende Ober-Emanze in die Bresche springen zu sehen. Ludmilla *war* nicht ihre Mutter, und sie, Jacqueline, *war* nicht ihre Tochter.

Wie stand sie dann da?!

Schließlich hatte sie sich sehr gut auf den kommenden Termin vorbereitet und brachte eigens ihre Mittagspause damit zu, alle handschriftlichen Aufzeichnungen, die sie bei den vielen Hospitationen sorgfältig in ein schwarzes Lederbuch übertragen hatte, mit dem Vorgehen abzugleichen, wie es in den hausinternen Supervisionen und Leitfäden vorgeschrieben war.

Mist. Gleich einer der ersten Punkte auf der Checkliste zur fachgerechten Vorbereitung ließ sie stutzig werden. Sie blickte fragend zu Ludmillas Tür.

Für gewöhnlich wollte Ludmilla während ihrer kurzen Mittagspause keinesfalls gestört werden. Heute stand ihre Tür jedoch offen. Das war sicher kein Zufall, das durfte sie eher als liebenswürdige Einladung verstehen, denn Ludmilla bekam sehr wohl mit, dass sie sich intensiv vorbereitete.

Zögerlich wie eine Teenagerin, die im Restaurant feststellt, dass am Nebentisch ihr Schwarm aus ihrer Lieblings-Boygroup sitzt, und nun – obwohl sie weiß, dass es unangebracht ist – mit dem Autogrammbuch in der Hand ihr Glück versucht, lief Jacqueline in Ludmillas Büro. Denn diesen Punkt musste sie auf jeden Fall noch klären.

Ludmilla ließ sich nicht lumpen. Mit der rechten Hand

schrieb sie mit ihrem edlen Füller in schwungvollen Bewegungen eine Idee auf, bei der sie nicht weiterkam, die sie aber nicht verlieren wollte. Aber natürlich nahm sie aus dem Augenwinkel Kenntnis von der Anwesenheit ihrer Angestellten:

«Was gibt es?», fragte sie und schaute auffordernd-freundlich zu Jacqueline.

«Mir ist da was aufgefallen – darf ich ganz kurz etwas fragen?»

Es beeindruckte Jacqueline immer wieder, wie ihre Mentorin einerseits eine derartig schöne Handschrift haben konnte, die jedem Hobby-Kalligrafen gefallen hätte, und dabei andererseits schnell und sicher schrieb. Kein einziges Mal schien sich die Feder ihres Füllers vom Papier zu trennen.

Ludmilla schenkte ihr volle Aufmerksamkeit, wobei die noch immer blattnah gehaltene goldene Federspitze gleichermaßen Mahnung für sie war, schnell zum Punkt zu kommen.

«Ich bereite gerade mein Gespräch vor ... Wegen des Gesetzes, das besagt, dass wir das gesamte Umfeld der Kundin zu befragen haben. Wie soll ich mich da verhalten? Ich habe mir das in meinen ersten Arbeitstagen mal notiert und damals nicht weiter darüber nachgedacht, weil das ja logisch richtig erscheint. Wie setze ich aber diese Anweisung heute in die Praxis um? Wie machst du das denn?»

Ludmilla lachte entspannt und wandte sich wieder ihrem Blatt zu:

«Ach das! Ignorier es einfach. Der Gesetzgeber hat das nur pro forma hingeschrieben, da musst du dich gar nicht drum kümmern, das hat gar nichts zu sagen.»

«Aber wird das denn nicht kontrolliert? Ich will nicht, dass nachher einer kommt, mit dem Zeigefinger auf das Gesetz tippt und mir vorwirft, ich hätte Wichtiges weggelassen. Wer kontrolliert das eigentlich?», insistierte Jacqueline.

«Damit die Änderung von Paragraf 218 damals durchgehen konnte, haben wir versprechen müssen, die Beratung auf das *gesamte Umfeld* auszuweiten, ja. Aber wer soll das schon wollen, wer soll das stemmen können? Stell dir das nur mal ganz praktisch vor …», ebnete sie ihr den Weg aus dem Dickicht heraus.

«Aber ich könnte es ja versuchen; also, ich wäre dazu bereit! Wer weiß, womöglich lässt sich die eine oder andere Kundin darauf ein und ändert ihre Meinung. Das wäre doch auch gut, oder nicht?»

Ludmilla lächelte ihr berühmtes Lächeln und ließ sich immer noch freundlich dazu herab, ihr die Welt verständlich zu erklären:

«Das ist lieb gemeint von dir, Jackie, und es ist wirklich schön, dass du auch Nebensächlichkeiten nicht außer Acht lässt. Aber umsetzen musst du es so: Kreuze einfach an, dass du das Umfeld beraten hast, mache einfach ein x in das Kästchen, und schon ist alles in Ordnung. Der Politik ist schon klar, dass das nicht der Wahrheit entspricht. Für die damalige Gesetzesänderung hat man sich stillschweigend darauf geeinigt, dass die eine Seite lügt und die andere Seite es hinnimmt, angelogen zu werden. Freundlich formuliert, würde man sagen, dass eine Hand die andere nicht wäscht. So läuft der Hase nun einmal, weißt du. Und anders wäre es nicht möglich gewesen, die Reproduktionsrechte der Frauen in konkretes Handeln umzusetzen. Diese Kröte *mussten* wir damals schlucken, sonst wären wir gescheitert! Viele Frauen haben ihre Zeit und ihre Kraft geopfert, damit die heutigen Frauen sich frei entscheiden können. Da heiligt manchmal der Zweck die Mittel, das Leben ist nicht immer schön! Ich meine damit, schau dir mal das Wort an, über das du stolperst: das Wort *Umfeld*. Was sagt das aus, was ist das für ein schwammiges Wort? Das wurde damals bewusst so gewählt, *weil* es alles und nichts besagt. Bin nicht auch ich gewissermaßen dein Umfeld? Bist nicht auch du irgendwie meines?»

Egal, was Ludmilla sagte, sie wirkte immer überzeugend.

«Okay …», Jacqueline dehnte dieses Okay nachdenklich in die Länge, noch nicht so ganz überzeugt. *Ist das nicht dasselbe, wie wenn man sagt, die Erde ist eine Scheibe? Klar widerspricht niemand, aber deshalb stimmt es noch lange nicht.*

Ludmilla half erneut:

«Du darfst eines nicht vergessen, Jackie: Wir notieren hier ja in keiner Akte die Namen der Kundinnen. Im Terminkalender schreiben wir eben nur die Termine und den Namen rein, und auf den Beratungsschein ebenso. Aber es gibt keinen aktenverwalteten Vorgang mit Anschrift drin. Nirgendwo, außer in deinen handschriftlichen Telefonaufzeichnungen, ist auch der dahinterstehende persönliche Konflikt festgehalten. Das hat seinen Grund, verstehst du ... Hab doch keine Angst! Kein einziger Politiker wird dich kontrollieren, das haben sie versprochen, und das ist bisher auch noch nie geschehen. Wo sollte ein Politiker auch suchen, und was sollte er finden?»

Ludmilla machte eine kleine Pause:

«Wenn du noch Fragen dazu hast, können wir sie gerne *nach* deinem Termin heute Abend ausgiebig durchgehen. Machst du jetzt aber bitte die Tür hinter dir zu?»

Damit beendete Ludmilla das Gespräch, und der schöne Füller huschte schon wieder über das Papier.

War dieser schnelle Rauswurf, den Jacqueline erstmalig so bei ihr erlebte, durch Ludmillas Stress zu erklären? Die Botschaft, dass sie bitte das Zimmer verlassen solle, war klar – aber die Aussage dahinter war verwirrend, weil sich selbst widersprechend: *Warum versprechen Politiker, etwas nicht zu kontrollieren, wo es doch angeblich gar nichts zu finden gibt? – Ach was, ich sehe Gespenster, wo gar keine sind! Das kommt bloß von meiner Aufregung.*

Es wird alles gut, machte sich Jacqueline Mut und tauchte wieder ein in ihre Vorbereitungen.

37

Sandra und Michael

«Taaatüü!! Taataaaa!!!!», heulte Lukas, das heiß geliebte Martinshorn seines ramponierten Feuerwehrautos imitierend. Das ging seinen Eltern durch Mark und Bein, und zu allem Überfluss jaulte Vanessa kräftig mit und klebte wie immer dicht an Lukas' Fersen, respektive an den Rädern des Feuerwehrautos.

Sandras Bericht über ihr Scheitern bei Heiko, dem Michael von seinem geliebten Fernsehsessel aus folgen wollte, wurde durch das schrille Gekreische unmöglich gemacht. Da musste sie gegensteuern:

«Mensch, Lukas, jetzt sei doch mal ruhig! Papa und ich unterhalten uns gerade», fuhr sie ihren Sohn ungeduldig an.

Unschuldig dreinblickend wie ein Hündchen, dessen eindeutige Pfotenabdrücke vom Tatort zu seinem angestammten Platz führten, bedachte Lukas seine Mutter mit einem bettelnden Blick, bevor er voller Hingabe wieder in sein Spiel versank – gottlob in gedämpfter Lautstärke. Nur ein ganz kleines bisschen gedämpfter natürlich, denn eine Sirene ist prinzipiell keine Sirene mehr, wenn sie leise ist.

Dankbar für den unerwarteten Beinahe-Gehorsam schaute Sandra wieder zu Michael:

«Es ist einfach nur grotesk und dazu noch hochgradig frauenfeindlich, dass sich Abtreibung zu einer stinknormalen nachträglichen Verhütungsmethode entwickelt hat und dass dafür in diesem Ausmaß Statistiken gefälscht werden. Nur damit sich ein paar Wahnsinnige mit dem Leid der Frauen die Taschen füllen können. Das ist brutalstmöglich verkauftes Elend der Frauen. Das wiederhole ich so lange, bis man mich hört. Vom Leid der Kinder – die sind ja die Todes-Opfer – noch gar nicht zu reden!»

Michael schüttelte leicht den Kopf:

«Was daran ist denn frauenfeindlich? Die Frauen sind doch ungewollt schwanger geworden und wollen das Kind nicht, also ist es doch eher frauenfreundlich, meinst du nicht auch? Was regt dich denn daran so auf?»

«Es regt mich halt so auf, weil ich bisher dachte, das würde schon alles seine Ordnung haben, und weil ich erst *jetzt,* wo ich mich dahinterklemmte, auf eine stinkende Jauchegrube gestoßen bin. Aber am schlimmsten finde ich, dass ich immerzu denke:

Lass die Finger weg, das willst du gar nicht wissen. Ich kenne mich selbst nicht mehr.»

Michael wirkte ähnlich wie an diesem Morgen bereits Heiko: sichtlich genervt, weil er genug davon hatte.

«Na, dann lass die doch alle machen, was sie wollen, wenn die einen damit das ganz große Geld scheffeln, ohne sich die Finger schmutzig zu machen – und wenn die anderen zu dumm oder zu bequem sind, um sich rechtzeitig zu informieren, und deshalb in ihre Falle rennen …»

Seine «Alles egal»-Haltung brachte sie noch mehr in Wallung:

«Wenn es mir egal wäre, wäre ich keine Journalistin. Und es regt mich auf, weil: Na, weil eben mit *verhinderten* Abtreibungen, also mit Kinderrettung, kein Geld zu verdienen ist. Während mit durchgeführten Abtreibungen sehr wohl jedes Jahr Milliarden gemacht werden! Also setzen die Lobbyisten erst recht alles daran, schwangere Frauen zur Abtreibung zu bewegen. Sie brauchen es den Frauen ja bloß als *die* Rettung aus ihrer verzwickten Situation darzustellen, und prompt landen die voll im perfekt vorbereiteten Hinterhalt! Da kannst du doch nicht ernsthaft von ‹Frauen sind dumm› reden, Micha! Verstehst du denn nicht die Problematik?» Sandra war empört über seine oberflächliche Bewertung.

«Verstehst du das?», hakte sie noch mal nach.

«Nö! Versteh ich nicht. Du meinst also, dass deine Kollegin zur Abtreibung gedrängt wurde?» Michael wollte wegen so eines abstrakten Themas keinesfalls streiten und wurde sowieso immer gerne schnell konkret.

Sie gab keinen Millimeter nach:

«Jetzt lass doch mal unsere dumme Abteilungssirene da raus, ich meine es ganz allgemein. Es kann halt nicht sein, dass Abtreibung als etwas hingestellt wird, das völlig in Ordnung und völlig normal ist …»

«Du findest Abtreibung also nicht normal?», fragte Michael verblüfft. «Das habe ich bisher nicht an dir bemerkt.»

«Doch. Ähh, nein. Ich meine … Ach, ich weiß auch nicht

mehr. Es wird halt offenbar von interessierter Seite als absolut normal dargestellt. Als sozial akzeptierte Alternative, als etwas, das wir Frauen früher oder später zwangsläufig mal im Leben tun müssten.»

«Alternative zu was? Zum Kinderkriegen?»

«Nein, zur Verhütung. So wie man heutzutage in jedem Supermarkt Kondome kaufen kann, kann man ohne irgendwelche Hindernisse eine Abtreibung bekommen. An jeder Straßenecke. Echt wahr. Die töten Kinder ...»

Ihre Stimme hatte einen resignierten Klang angenommen.

«Also, ich finde, dass das doch gerade eine der Errungenschaften unserer heutigen aufgeklärten Zeit ist», wandte Michael ein.

Sandra, die bis eben noch mit übergeschlagenen Beinen auf der Couch saß, musste sich neu sammeln. Sie lehnte sich nach vorne und schaute ihren Mann ungläubig an:

«Jetzt hör mal zu, du: Wir reden hier nicht davon, dass sich jemand Fett absaugen lässt, Michael. Wir reden davon, dass Embryos, also menschliches Leben, Kinder, auf brutalste Art und Weise zerquetscht oder in Stücke gerissen und abgesaugt werden. Ich muss das genauer sagen: Sie werden umgebracht.»

Hier wollte Sandra eigentlich aufhören.

Aber sie konnte nicht.

«Und weißt du, dass ich mittlerweile herausgefunden habe, dass es auf der ganzen Welt keine humane Tötungsweise gibt? In Staaten mit der Todesstrafe zum Beispiel kämpfen Teile der Bevölkerung gegen deren Durchführung, um den zum Tode Verurteilten die furchtbaren und langen Todesqualen zu ersparen. Man hat Erbarmen mit ihnen, auch wenn sie Mörder waren. Wir sind doch in Europa zu Recht stolz darauf, die Todesstrafe abgeschafft zu haben, weil es bestialisch und unmenschlich ist und weil es auch Fehlurteile geben kann. Und dann, mit welcher Gehirnwäsche das auch immer möglich war, erklärt man uns, dass Abtreibung, also qualvolle Tötung von Kindern, was ganz Normales sei. Das ist sowas von krank! Nein, das ist nicht krank – das ist ... bösartig ...?»

Sandra setzte mit ihrer Mimik und mit der Betonung des letzten Wortes selbst eine Art von Fragezeichen hinter ihre letzten Sätze, weil sie nicht mehr wusste, was sie von all dem halten sollte. Da wollte sie eigentlich nie hinsehen, und sie hoffte auf Michaels Widerspruch. Er sollte ihr darlegen, dass sie sich irrte und dass all das, was sie herausgefunden hatte, gar nicht stimmte. Und dass es sie gar nichts anginge.

Michael schwieg betroffen.

Sandra, die von Heiko ebenfalls so abgebügelt worden war, machte ihrem Herzen weiter Luft:

«Das mag ja vielleicht irgendwie hinnehmbar sein, wenn das Leben der werdenden Mutter in Gefahr sein sollte – aber ehrlich: Wann ist das heutzutage noch so? Und für solche Extrem-Situationen gibt es ausreichend Gesetze. Oder wenn es eine brutale Vergewaltigung war, dazu müsste man mal Fachleute fragen, was denn eigentlich schlimmer ist: die Vergewaltigung oder die anschließende Abtreibung. Keine Ahnung, wie die Antwort aussieht. Wahrscheinlich nimmt sich das am Ende nichts. Die Statistik sagt jedenfalls hierzu, dass 2017 auf etwa 102.000 Abtreibungen zwanzig Kinder aus Vergewaltigungen abgetrieben wurden. Da müsstest du als Mann doch jetzt aufschreien, oder?»

«Wieso denn?»

«Na, das ist, als würde man 102.000 Männer erschießen, weil unter ihnen zwanzig Vergewaltiger getroffen werden …»

Michael fiel nichts Sinnvolles dazu ein, also schwieg er lieber, bevor er etwas Falsches sagte.

Sandra fing an zu weinen.

Er legte seinen Arm um ihre Schultern.

«Was mir so quer im Hals hängt, ist», klagte Sandra, «dass man uns Frauen einerseits in den meisten Medien einbläut, Abtreibung sei das Grundrecht jeder schwangeren Frau. Aber von unserem geltenden Gesetz her ist das gar nicht abgedeckt. Das riecht sehr nach Gehirnwäsche und Manipulation. Verstehst du, was ich sage? Ich frage mich: Wie ist das so gekommen? Was läuft hier schief? Wir lassen täglich Hunderte von Schwangeren in eine tödliche Falle tappen, weil die denken, *‹danach ist es so, als wäre ich nie schwanger gewesen.›* Oder aber wir erlauben Frauen und Männern, die sich kein Gewissen um das Lebensrecht von Schwächeren machen, dass sie einfach ihre Kinder umbringen – und *wir* (!) bezahlen das alles mit unseren Steuern. Weißt du, ich habe Sachen gelesen, da dachte ich, mir würde gleich mein Gehirn wegbröseln, so scheußlich sind die Fakten. Profitgeier machen jedes Ungeborene und jede Schwangere zu einem Stück Dreck, sage ich dir … ich versteh's einfach nicht.»

Sandra heulte jetzt laut und war froh, dass die Kinder im Wohnzimmer das nicht mitbekamen.

Michael sagte immer noch nichts und saß regungslos da, fast so, als hielte er gerade den Atem an. Stattdessen schaute er seine Frau mit diesem «Bist du jetzt fertig?»-Blick an.

«Jetzt sag halt auch mal was dazu», bat sie.

Was ist mit ihr los? Warum hat sie sich in einer so monströsen Angelegenheit derartig festgebissen?

Er verstand nicht und versuchte sich an einer Erklärung:

«Ich will da ja jetzt durchaus nicht ins gleiche Horn wie dein Chef blasen … Aber ich frage mich: Warum habt ihr Frauen das zugelassen, dass man so mit euch und euren Kindern umgeht?», fragte er so vorsichtig, wie er konnte.

Es war nicht vorsichtig genug.

«Das darf doch jetzt echt nicht wahr sein!» Sandra schlug theatralisch die Hände über dem Kopf zusammen. «Du schiebst jetzt echt uns Frauen die Schuld dafür in die Schuhe?»

«Ich meine es ja nicht böse, aber oft habe ich den Eindruck, du suchst in allem immer erst nach einem möglichen Skandal, in dem du dann heldenhaft Schuldige ausfindig machen kannst. Dabei seid ihr Frauen selber Täterinnen. Das ist halt Faktum», versuchte er seine Worte zu rechtfertigen.

«Nach einem möglichen Skandal suchen? Das brauche ich in dem Fall gar nicht zu tun, das hier *IST* der Skandal! Und zwar ein handfester!», wurde sie nun so laut, dass die Kinder im Flur ihr Trampeln und Toben aussetzten und erschrocken die Köpfe hereinstreckten, sich aber gleich wieder aus dem Staub machten, als sie sahen, dass ihre Eltern sich bloß heiße Debatten lieferten.

«Ach, mein Spatz», sagte er mitfühlend, «du bist völlig übernächtigt. Gestern Abend hast du das Internet von rechts auf links gedreht und bist in einer einzigen Nacht vom Hundertsten ins Tausendste gekommen. Die wichtige Frage ist doch: Warum lasst ihr Frauen es zu, dass die so mit euch und euren Kindern umspringen?»

Kluge Frage, die direkt ins Schwarze zielte.

Sie dachte über eine mögliche Antwort nach.

Das liebte er so an ihr: Sie konnte eine echte Diskussionspartnerin sein, er mochte das sehr.

Sandra wollte vieles dazu sagen, verwarf es dann wieder – aber letztendlich fiel ihr eine einzige Erklärung dafür ein:

«Weil wir Frauen unsere Seelen haben zu Eis gefrieren lassen. Deshalb schauen wir weg und lassen so was mit uns und unseren Kindern machen! Das ist wie mit der alten Kindergeschichte, wo das Kind zu den Eltern sagt: Das habt ihr nun davon, dass meine Hände erfrieren! Warum habt ihr mich nicht gezwungen, Handschuhe anzuziehen?!»

Verblüfft schnaufte Michael:

«Oh Mann, komplizierter geht's nicht mehr. Aber sag mir mal: Wie willst du das Eis in deiner eigenen Seele auftauen?»

«Keine Ahnung!»

Beide schwiegen.

«Wie würdest du als Mann dich an unserer Stelle verhalten, Micha, kannst du mir das sagen?»

«Boah, sehr schwierige Frage. Aber ich bin davon überzeugt, dass wir Männer uns ganz anders zeigen würden. Wenn wir *das* erlebten, was Frauen mit Schwangerschaft und Geburt erleben, dann würden wir ‹ungarische Verhältnisse› (*siehe Anhang, Seite 336*) fordern. Wir würden den Politikern dermaßen einheizen mit immer lauter werdenden Forderungen, dass wir am Ende bekämen, was wir wollen! Wir würden uns auf keinen Fall so rumschubsen lassen, wie ihr euch das bieten lasst – das sage ich dir.»

«Sooo einfach geht das ja wohl nicht!» *Was bildete er sich denn ein?!*

«Nein! So einfach ginge es nicht, da hast du recht. Aber es wäre ein guter Anfang. Bei uns Männern wäre es gar nicht erst so weit gekommen. Unser Körper ist uns ein heiliger Tempel – an den lassen wir so schnell keinen Arzt ran! Wenn *wir* über Abtreibung reden, dann nur aus der denkbar sichersten Position heraus, dass wir nämlich damit niemals konfrontiert werden.»

Das saß.

Michael nahm seine Frau tröstend in die Arme. Das war heute alles ein bisschen viel für sie, und es war blöde von ihm, sie so in die Enge zu treiben, das hatte sie nicht verdient. Sie war ein wirklich guter Mensch, er würde für sie durch jedes noch so große Feuer gehen. Wenn sie solch lange Vorlesungen hielt, war das ein deutliches Zeichen dafür, dass es ihr schlechtging – Heiko tat ihm leid, der hatte sie bestimmt in der gleichen Verfassung erlebt. Dann wollte sie einfach kein Ende finden, sie wollte die Diskussion gewinnen und unbedingt auf Unrecht hinweisen.

Ein durchdringender Kinderschrei ertönte.

Mit weit aufgerissenem Mund schrie Vanessa ihren Schmerz heraus: Bei der Aufholjagd um den großen Esstisch herum war sie hingefallen und mit lautem Plumps unsanft auf dem Hinterkopf gelandet.

Sie war nie sonderlich hart im Nehmen gewesen. Seit Sandra jedoch wieder arbeitete und die Aufmerksamkeit für ihre Kleine zwangsläufig geringer wurde, waren Schreie, Schmerz und Kummer aus Vanessas Sicht ein wirksames Mittel, sich Beachtung und Zuwendung zu ergattern. Michael hatte das schon mehrfach gegenüber seiner Frau zur Sprache gebracht. Mit bloßen Blicken versuchte er seine Frau aufzufordern, Vanessa eben diese Aufmerksamkeit zuteilwerden zu lassen.

Sandra blieb jedoch sitzen, als habe sie weder den lauten Knall noch Vanessas ohrenbetäubenden Schrei gehört. Also musste

Michael mal wieder Mutter spielen: Vanessa war doch noch so klein, sie brauchte ihn.

Er hob Vanessa vom Boden auf und summte ihr ein Lied ins rosa Ohr, wie er es noch vor ein paar Sekunden seiner Frau hatte angedeihen lassen. Wenn es um seine Kinder ging, verstand er keinen Spaß, die kamen immer zuerst und vor allem anderen. Das hätte er vor deren Geburt nie von sich gedacht. Vanessa schluchzte derweil überzeugend an seiner Schulter. *Erziehung findet halt nur JETZT statt, im entscheidenden Moment, den kann man doch nicht hinausschieben – sieht Sandra das denn nicht?*

Mindestens in einem Punkt wusste er sich definitiv im Recht: Sandra gehörte nach inzwischen knapp vierzig Stunden Schlaflosigkeit definitiv ins Bett. Danach würde die Welt wieder in Ordnung sein.

38

Der nächste Tag …

Das Gebäude hatte etwas Anonymes, nein, das stimmt nicht, eher etwas Stinknormales an sich, und genau das wirkte beruhigend auf sie. Es holte sie ein wenig herunter von ihrem Herzklopfen, und sie nahm sich vor, es eventuell mit Ulrich vorher noch mal zu besprechen und ihm vernünftig zu sagen, dass sie noch auf ein gutes gemeinsames Ende hoffte.

Insgeheim setzte sie sich ein paar Eckpunkte. Sie nahm sich vor, es nicht durchzuziehen, falls die Beraterin in welcher Form auch immer andeuten würde, dass das Vorhaben nicht in Ordnung sei. Nichts dergleichen hatte sie bei ihrem ausführlichen Telefonat zum Glück erlebt. Im Gegenteil, man hatte ihr Mut gemacht und war ausgesprochen höflich mit ihr umgegangen. Die Beraterin schlug ihr sogar vor, den notwendigen Beratungsschein per Post an sie zu senden, denn das sei ja quasi schon eine Beratung gewesen, und so komme man ihr gerne entgegen. Lisa lehnte ab und sagte, dass sie lieber ein persönliches Gespräch führen möchte. Sie nahm den vorgeschlagenen Termin gerne an: Sie werde rechtzeitig dort sein. Sie trat noch mal von der Haustür zurück und schaute sich um. Es war ihr sehr wichtig, vorher das Gebäude noch intensiv angeschaut zu haben: Wäre ihr Vorhaben nicht richtig, dann würde sie das hier und jetzt an Ort und Stelle spüren. Sie horchte in sich hinein und spürte – nichts. Im Erdgeschoss neben der mittigen Eingangstür befanden sich rechts eine Apotheke und links ein Geschäft für Bürobedarf. Bestimmt eine gute Lage, hier kamen jede Menge Menschen vorbei.

Wegen des anhaltend starken Regens standen in dem überdachten Eingangsbereich eng nebeneinander fünf Werbeaufsteller voller verschiedenartiger Postkarten. Im Vorbeigehen fragte sie sich, ob wirklich jemand eine Karte vom Bärenschlössle kaufen würde (*«Ach komm, das ist doch jetzt ganz nebensächlich!»*). Direkt daneben prangte eine Karte mit der Aufforderung *«Follow your dreams». Ach du meine Güte.*

Lisa versteckte die Augen hinter den Gläsern ihrer Sonnenbrille, die ein bisschen an den Ohren drückte, und spannte den Regenschirm auf. Ein weiterer wichtiger Schritt auf dem Weg zurück in die Normalität lag nun Gott sei Dank sehr bald hinter ihr. Sie fühlte sich sehr erleichtert. Sowohl die restliche als auch die nächste Woche würde sie aber trotzdem noch ausfallen, wie sie telefonisch erfahren hatte. Das musste sie also unbedingt der Redaktion – am besten Helga, oder besser noch Heiko – noch mal schriftlich mitteilen, auch wenn sie es telefonisch bereits angekündigt hatte Am besten tat sie das sofort.

Irgendetwas in ihr sträubte sich aber dagegen, im Büro Bescheid zu geben. Das war ihr unangenehm; ihr Innerstes hatte sich längst in zwei Hälften gespalten, und die standen nun in Konflikt miteinander. Da gab es die Kopf-Lisa, die genau wusste, dass es später, also morgen und übermorgen, noch genauso unangenehm sein würde wie heute. Es wäre daher klüger, es sofort hinter sich zu bringen.

Und da war auf der anderen Seite die Bauch-Lisa, die sich vor genau diesem «Fakten-Schaffen» drücken wollte, denn diese Mail bedeutete, dass die Entscheidung definitiv gefallen war. Leider gab es keine dritte Option, wie etwa eine ihr noch unbekannte «Zukunfts-Lisa» – das wäre ihr am liebsten gewesen, denn auf die hätte sie alles abwälzen können.

Hauptsache, so schloss sie messerscharf, dass ich mich jetzt in keine wie auch immer geartete Richtung bewegen muss. Die nette Beraterin würde ihr sagen, was richtig und was falsch war. Sie war die Expertin, sie war extra dafür ausgebildet, unlösbare Dinge in eine Lösung zu führen. Dazu brauchte man selbstverständlich ein persönliches Gespräch; kein Telefonat konnte das ersetzen.

Ihr kam es so vor, als würde jetzt alles seinen richtigen Gang gehen, und jede von der Kopf-Lisa oder der Bauch-Lisa willkürlich eingeschlagene Wegstrecke würde nun garantiert in die falsche Richtung führen.

In stetem Wechselspiel ihrer inneren Stimmen schien dann doch für einen kurzen Moment zumindest die Kopf-Lisa die Oberhand zu gewinnen. Aber dann fischte Lisa ihr Smartphone aus der Handtasche, das sich vibrierend zu Wort meldete und sie vorläufig weiterer Entscheidungen enthob.

Ihr Display blinkte. Die angezeigte Mobilfunknummer war nicht in ihrem Adressbuch gespeichert und begann mit 0163:

Ich brauche deine Hilfe

hieß es in der kurzen Botschaft, mit der Lisa nichts anzufangen wusste.

39
Ulrich wartet auf Vollzugsmeldung

Warten war Ulrich nicht gewohnt. Er hasste und verabscheute es, aber gerade er als Pendler und Vielfahrer verbrachte zusammengerechnet bestimmt viele Wochen alleine mit Warten. Heute bescherte es ihm kolossale Qualen.

Mittlerweile schaute er schon alle paar Sekunden auf sein Display – keine Nachricht. Nichts.

Obwohl doch von dieser Nachricht alles, wirklich alles abhing.

Aber da war auch noch etwas anderes. Die bisherige Kontrolle war ihm entglitten, und das beklemmende Gefühl nistete sich stattdessen ein, dass es Dinge gibt, die sich tatsächlich seinem Einflussbereich entzogen und die das Potenzial hatten, sein Leben zerstören zu können. Und das Ungeheuerlichste war, dass es nicht nur um sein Leben ging. Da waren noch Bettina, Sophie und Johannes. Alle hingen sie an der Laune einer einzigen Person: Lisa. Lisa, die sich Sonderrechte herausnehmen wollte, die ganz nach Gusto Ja oder Nein sagen wollte. Er musste sich nochmals etwas einfallen lassen.

Ins Büro musste er heute nicht. Diesen Tag hatte er, wie er es nannte, für sich freigeschossen. Um 14:30 Uhr stand noch ein wichtiges Kundenmeeting auf dem Programm, dessen Vorbereitung – so erklärte er es seinem Chef – besser von zu Hause aus stattfand. Das bedeute einen kürzeren Anreiseweg zum Kunden. Dem Chef war es recht. Nach all den Jahren bester Zusammenarbeit vertraute man sich gegenseitig. Ein Vertrauen, das er nun leider missbrauchen musste, es blieb ihm keine andere Wahl. Es stand einfach zu viel auf dem Spiel, und er war der Einzige, der vielleicht noch eingreifen konnte. Ja, mehr noch: Er musste tätig werden, wenn nicht ein todbringender Tsunami über ihn und seine Familie hereinbrechen sollte.

Erneut checkte Ulrich sein Mobiltelefon. Das hätte er nicht tun sollen, denn es gab seiner Trostlosigkeit neuerliche Nahrung, und das dunkle Arbeitszimmer, in dem es keine andere Lichtquelle gab außer dem spärlich durch die zugezogene Jalousie einfallenden Licht eines tristen Regentags; das ließ seine Not noch unlösbarer erscheinen. Zumindest reichte die Kraft des Displays gerade aus, um Ulrichs Gesicht zu beleuchten, so wie es Sommercamper taten, die am Lagerfeuer Gespenstergeschichten zum Besten gaben. Er tat das mit voller Absicht und war sich der unheimlichen Grundstimmung bewusst. Wie sollte er denn aber sonst böse Überraschungen fernhalten, beispielsweise in Form seiner zufällig auftauchenden Frau?

Diesen simplen Trick hatte er schon oft anwenden müssen. Er sollte jemandem, der sein Arbeitszimmer überraschend betrat, sofort einen eiskalten Schauer den Rücken hinunter jagen. Dadurch gewann er, Ulrich, selbst ein bisschen Zeit, um sich wieder zu fangen und eine seiner zahllosen glaubwürdig klingenden Ausreden vom Stapel zu lassen. Wenigstens auf diese eine seiner Stärken konnte er im Leben bisher zuverlässig bauen.

Immer noch keine Nachricht.

Und das bedeutete: eine schlechte Nachricht. Ulrich wusste nun genau, was er tun musste. Schritt eins war das Absagen des Kundentermins, wobei er diesen trotzdem als Alibi gegenüber seinem Chef benötigte.

Dafür brauchte es nicht viel. Sein Termin hieß Günther Hertzberg und war ein Familienmensch. Zudem waren Ulrich und er schon mehrfach zusammen essen gegangen und verstanden sich bestens. Er würde ihm den Termin mit der Begründung absagen, dass er mit seiner pubertierenden Tochter, die neulich wegen erhöhten Alkoholkonsums in der Notaufnahme gelandet war, heute kurzfristig einen Termin bei der Drogenberatung wahrnehmen müsse – und diese Fakten könne er seinem Chef unter keinen Umständen nennen.

Günther Hertzberg würde sein Bedauern aussprechen und ebenso verständnisvoll wie diskret reagieren – und dann würde er von sich aus zusichern, im Zweifelsfalle Rückendeckung zu geben. Ulrich durfte aber später keinesfalls vergessen, ihm als Gegenleistung ein baldiges Abendessen zu spendieren und dabei dann die geschäftlichen Dinge zu erledigen. Ja, das würde gehen. Das würde klappen, Günther Hertzberg liebte Abendessen im First-class-Ambiente.

Schritt zwei war schon etwas schwieriger. Gegenüber seiner zunehmend misstrauischen Frau brauchte er nun eine überzeugende Ausrede, wieso der 14:30-Uhr-Termin, den er auch im gemeinsamen Küchenkalender vermerkt hatte, sich bis zum nächsten Tag hinziehen sollte, denn so viel Spielraum würde er benötigen.

Nachdenklich spielte er mit seinem Handy herum, das sich wie ein Kreisel über die Schreibtischplatte bewegte. Es war sein «Lisa-Gerät», dessen heimliches Vorhandensein verhinderte, dass womöglich Bettina oder eines der Kinder drangingen, wenn es klingelte. Er achtete penibel darauf, dass er es immer am Körper trug.

Denk logisch und ruhig nach, befahl er sich selbst.

Dann hatte er auch dieses Problem gelöst, Bettina würde es verstehen. Ein letztes Mal checkte er seine leere Mailbox, schnappte sich seine Autoschlüssel und verließ das Haus.

40

Sandra und Lisa

Schon immer hatte sich Sandra gefragt, wie das *Dubliners* sich so lange halten konnte und welchem Umstand es eigentlich zu verdanken war, dass es dabei zu einem stets gut besuchten Szenetreff avancierte. Wo andere Locations ein klares Label aufwiesen, schien gerade das dem *Dubliners* gänzlich zu fehlen.

Chez Charly zum Beispiel war auch eines der angesagten Restaurants, das Michael und sie gerne für feierliche Anlässe aufsuchten. Die *Rooftop Bar* war – wie sie es schon im Namen trug – eine Cocktailbar, in der man für zwei Cocktails so viel Geld zahlte wie anderswo für ein 3-Gänge-Menü. Allerdings wurde man mit einem fantastischen Ausblick über die Dächer Stuttgarts reichlich dafür entschädigt.

Zu welcher Kategorie das *Dubliners* zählte, blieb jedoch undefiniert.

Tagsüber verwandelte sich das *Dubliners* jedenfalls in ein Café, und man konnte ganz ungezwungen draußen sitzen. Ganz so, wie Sandra es gerade tat.

Von sich aus wäre sie nicht auf die Idee gekommen, hier in ihrer Mittagspause auf einen großen Milchkaffee hinzugehen, aber sie war schon grottenfroh, dass Lisa überhaupt zustimmte – und wo sie sich treffen wollten, war Sandra dann unwichtig.

Die Luft war erfüllt vom leckeren Aroma frischer Schokolade, das vom Nachbartisch mit dem warmen Schokokuchen auf den Tellern herüberströmte.

Eine gut gekleidete Frau im Hosenanzug tippte an einem anderen Tisch auf ihrem Laptop herum, und obwohl sie dabei eine bemerkenswerte Geschwindigkeit an den Tag legte, zeigte das leise Tickern der Tasten viel Eleganz und Ausgeglichenheit. Schick, wie sie da saß. Während Sandra selbst aufgrund der stressigen Deadlines auf dem gebeugten Rücken immer regelrecht auf ihre Tastatur einhämmerte, hatten die Bewegungen dieser Frau etwas Fließendes an sich.

Jetzt war aber Schluss mit der Beobachtung anderer Gäste. Sandra stellte mit einem Blick auf ihre Armbanduhr fest, dass ihre Kollegin bereits acht Minuten zu spät kommen würde.

Ob sie mich wohl versetzen will? Wäre ihr nicht zu verdenken, wir haben uns nie gemocht, dazu sind wir einfach zu sehr Rivalinnen.

Sie nahm den großzügig gefüllten Milchkaffee in beide Hände und führte ihn zum Mund. Köstlich. Sie nahm sich vor, dass dies nicht die letzte Mittagspause bleiben würde, die sie im *Dubliners* verbringen würde.

Endlich kam Lisa angespurtet. Sandra sah sie schon von Weitem.

«Was willst du?», kam Lisa etwas atemlos, aber schnurstracks zum Punkt, während sie sich auf dem Stuhl gegenüber niederfallen ließ, ohne vorher ihren Mantel auszuziehen. Sandras gute Vorbereitung war wieder einmal wie weggeblasen.

Doch die aufmerksame Kellnerin rettete sie aus ihrer Verlegenheit. Sofort war sie am Tisch und erkundigte sich nach den Wünschen des neu angekommenen Gastes, was Sandra genug Zeit zum Überlegen verschaffte.

Lisa bestellte ein stilles Wasser, das sie auf Rückfrage im kleinen Glas wollte. Ein Wink mit dem Zaunpfahl in Sandras Richtung, der signalisieren sollte: *Allzu lang will ich das hier nicht dauern lassen.*

Sandra räusperte sich und dankte Lisa für ihr Kommen, aber Lisa klang bloß genervt:

«Jetzt sprich halt! Was ist so wichtig, dass es nicht warten kann, bis ich wieder im Büro zurück bin? Wobei brauchst du meine Hilfe?»

«Ok, gib mir ein klein wenig Anlaufzeit. Ich mache so was wie das hier zum ersten Mal, aber dann rede ich nicht weiter drum herum. Ich bin bei meinen Recherchen auf einen handfesten Skandal gestoßen und wollte das mit dir besprechen.»

«Das ist die Angelegenheit von Heiko oder Helga», kühlte Lisa sie herunter.

Das wird schwieriger als befürchtet, dachte sich Sandra, die ihrer Langzeitrivalin allerdings auch nur schwer einen Vorwurf für die abkanzelnde Art machen konnte. Schließlich waren sie beide in all den Jahren alles andere als gute Kolleginnen gewesen. Und dieses Treffen hier – das sah sehr inszeniert aus, da gab es nichts drum herum zu reden.

Lisa sah schlecht aus, und sie rechnete es ihr hoch an, dass sie trotzdem gekommen war.

«Die Sache ist die …», startete Sandra ihren nächsten Versuch. «Ich war bei Heiko und habe ihm vorgetragen, auf was ich in der Zwischenzeit gestoßen bin. Aber er hat es ignoriert. Es ist halt seiner Meinung nach ein Frauenthema.» Damit hatte sie auf Lisas Empathie gesetzt, aber da hat sie sich geschnitten.

«Und warum genau kommst du dann zu mir?» Nie kam ihr Lisas kalte und zu hohe Stimmlage abweisender vor als heute.

«Weil ich an deiner persönlichen Meinung dazu interessiert bin und deine Kompetenz dazu dringend brauche – und übrigens auch sehr schätze. Mache es mir bitte nicht so schwer», bat Sandra, die es für an der Zeit hielt, eine gezielte Schmeichelei auszusprechen. Ein eigentlich plumper Manipulationsversuch, der allerdings fast immer seine Wirkung erreichte. Wer wollte schließlich nicht gerne hören, dass er für seine fachliche Kompetenz geschätzt wird?

Lisa trug auch jetzt eine Sonnenbrille und schwieg, während

Sandra das Gefühl nicht loswurde, intensiv von ihr gemustert zu werden. Pokerface zeigen zu können gehörte zu ihren Stärken – das hatten ihr in den vergangenen Jahren die Kinder beigebracht. Ein Spiel, für das auch Lisa ein gewisses Talent mitbrachte, denn während ihres prüfenden Blicks gab ihr regungsloses Gesicht keinerlei Informationen preis. Ob sie den Braten eventuell roch? Oder ob sie Sandra den vorgeschobenen Grund für ihr Treffen überhaupt nicht abkaufte?

Wieder war es die Kellnerin, die die angespannte Situation rettete, sie brachte ein leeres Glas sowie eine 0,2-Literflasche Wasser und füllte damit erst Lisas Glas, ehe sie das Fläschchen daneben abstellte. Hilfreiches Hinauszögern, irgendwie.

Lisa sagte höflich *Danke* und sah Sandra an:

«Ok. Ich höre. Was soll denn das für ein Skandal sein, auf den du gestoßen bist?»

Sandra lächelte sie freudig an. Gottlob, das war immerhin schon mal die halbe Miete. Sie kramte aus ihrer Handtasche eine Reihe von Dokumenten hervor. Nachdem Heiko ihren Papierstapel auf seinem Schreibtisch deponiert hatte, hatte sie jetzt für Lisa alles nochmals ausdrucken müssen. Mit frischem Elan und voller Enthusiasmus legte sie los …

41

Sandra, kurz darauf

Uff! Mehr Pech ging wohl nicht. Könnte es nicht mal 'ne Nummer kleiner über sie hereinbrechen?

Erst verpasste Sandra die U-Bahn, mit der sie nur zwei Stationen zur Arbeit zurücklegen musste. Der Fahrer sah sie zwar noch, grinste sie aber nur schadenfroh an. Wahrscheinlich hatte er nur seinen pünktlichen Fahrplan im Kopf und war im Übrigen vollkommen im Recht, als er die Tür nicht mehr freigab. Da nutzte es nichts, dass sie den großen Knopf etwa hundertmal hektisch drückte. Danach war sie, um der Wartezeit auf die folgende U-Bahn zu entgehen, zu Fuß zum Büro zurückgelaufen und hatte die Distanz der zwei Stationen hoffnungslos unterschätzt. Zu allem Überfluss war sie dann auch noch der Abteilungsleiterin Helga in die Arme gelaufen, die genau wusste, dass sie ihre Pause nicht nur ein «klitzekleines bisschen», sondern um eine ganze Stunde überzogen hatte.

Kurzum: Sandra wurde von ihr zum Nacharbeiten verdonnert – und zwar heute noch. Das musste sie Michael irgendwie schonend beibringen, der ausgerechnet an diesem Tag zu einem Konzert wollte und während des letzten Monats nicht versäumt hatte, mindestens einmal täglich darauf hinzuweisen, damit seine Frau ja nicht auf die Idee käme, ihm für diesen Abend die Kinder aufzuhalsen.

Weil sie aber keine Möglichkeit sah, sich diesem selbst verschuldeten Nachsitzen zu entziehen, und weil sie seinen berechtigten Zorn über die Zerschlagung seines Konzertplans fürchtete, entschied sich Sandra für die feige Variante, ihm das per SMS mitzuteilen. Es verging keine Minute, als prompt ihr Telefon läutete.

«Süselbeck», meldete sich Sandra mit unschuldiger Stimme, obwohl ihr natürlich klar war, wer am anderen Ende der Leitung aufgebracht schnaubte.

«Das kannst du mir nicht antun! Weißt du, wie lange ich mich gerade auf *dieses* Konzert gefreut habe?», beklagte sich Michael ohne ein Wort der Begrüßung.

«Tut mir sooo leid, Micha ...», beschwor Sandra ihn.

«Wieso drückt man dir denn ausgerechnet heute Überstunden aufs Auge? Und wieso so kurzfristig?»

Michael hörte sich echt verzweifelt an und war nicht bereit, schon wieder klein beizugeben:

«Eines sag ich dir: Ich lasse die Kinder einfach hier alleine zurück und gehe zu meinem Konzert. Mir stinkt's gewaltig, wie du mir die Kinderversorgung rücksichtslos unterjubelst. Und ich habe kein bisschen Lust, dafür büßen zu müssen, dass ganze Männergenerationen vorher den Frauen die Kinder aufhalsten. Mit mir und dir hat diese Vorgeschichte nicht das Geringste zu tun! Wie oft muss ich das noch wiederkäuen? – Ich will jetzt wissen, was los ist!»

Michael war aufgebracht, kein Wunder.

«Lange Geschichte», wollte Sandra abwiegeln. «Kannst du die Kleinen nicht einfach zu meiner Mutter bringen? Ich hole sie dann nach Feierabend bei Gudrun ab. Versprochen.»

Michael stöhnte hörbar. Er hätte gar nicht weitersprechen müssen, denn Sandra wusste schon, dass er zustimmen würde.

«Na, anders geht's ja wohl nicht. Das wird sie nur wieder komplett aus ihrem Rhythmus herausreißen. Vanessa schläft doch eh gerade wieder so schlecht, Mensch.»

«Es tut mir wirklich sehr leid, Michael. Ich steh dann heute Nacht auf, falls sie schreien sollte, das brauchst du auf jeden Fall nicht zu machen, du machst das ja sonst immer. Heute Nacht bin ich mal wieder dran. Einverstanden? Du kannst dir also mit dem Nachhause-Kommen Zeit lassen», versuchte Sandra beschwichtigend auf ihn einzureden.

Seine Redepause enthüllte ihr, dass er ihre Entschuldigung annahm. Er nahm ihr nie etwas krumm. Trotzdem wollte Michael es genauer wissen:

«Diese Überstunden sind aber nicht schon wieder wegen des vermeintlichen Skandals entstanden, oder doch?»

Es ist schon wirklich bemerkenswert, wie gut sich zwei Menschen kennen lernen, wenn sie so viele Jahre miteinander verbringen und derartig viel zusammen ausgestanden haben. Nun war es an Michael, die Sprechpause seiner Frau zu deuten, und er wusste sofort, was die Uhr geschlagen hatte.

«Sandraaa ...», ermahnte er sie mit Nachdruck, indem er ihren Namen fast sang und die letzte Silbe in die Länge zog.

«Sorry, Micha. Ich *muss* jetzt weitermachen», versuchte sie sich seinem Tadel zu entziehen, der ihr ebenso sicher war wie der Spott ihrer Kolleginnen, bei denen sich ihr «Nachsitzen» bereits herumgesprochen hatte.

Michael seufzte deprimiert. Und dann stellte er etwas in den Raum, was er ursprünglich gar nicht sagen wollte:

«Ich kann ja verstehen, dass du *diese eine Abtreibung* mit aller Macht verhindern willst. Aber vielleicht solltest du den Hebel dann bei deiner Kollegin ansetzen, also dort, wo es sinnvoll und erfolgversprechend sein könnte, anstatt gleich das ganze System stürzen zu wollen und sinnlos deinen Schädel einzurennen. Da holst du dir nur eine blutige Nase, lauter Abfuhren.»

«Genau *das* habe ich ja gemacht», gestand Sandra kleinlaut ein.

«*Was* hast du gemacht?»

«Na ja, die Überstunden sind keine Überstunden, ich muss versäumte Arbeitszeit nachholen. Ich habe mich in der Mittagspause mit der Abteilungssirene getroffen, du weißt schon, mit Lisa.»

«Und?»

«Schuss in den Ofen, aber voll die Kanne hat sie es mir gegeben!»

«Dann lass es jetzt bitte endlich gut sein, Sandra.» Wie nett ihr Mann doch war – und wie bitterböse eingeschnappt dagegen Lisa ihr die Augen ausgekratzt hatte:

«Kannst du auch nur ansatzweise nachvollziehen, was für ein ungeheurer Druck auf mir lastet?!», musste Sandra sich anhören.

«Nein! Kannst du nicht!», gab sich Lisa zornig selbst die Antwort.

Lisa hatte keinerlei Gesprächsbereitschaft gezeigt, ja sogar ihre empörte Haltung wegen Sandras Einmischung überdeutlich zum Ausdruck gebracht.

Bloß nicht mehr daran denken.

«Mhm.»

Mehr fiel ihr zu Michaels Vorschlag gerade nicht ein.

«Na gut, dann bring ich die Kinder zu deiner Mutter. Bis heute Nacht oder morgen also.» Kein Kuss durchs Telefon, wie das sonst als kleine Zärtlichkeit zwischen ihnen üblich war; das hatte sie sich gründlich verscherzt.

«Danke, Michael. Du bist ein echt großer Schatz. Und nochmals sorry, sorry, sorry … Und viel Spaß bei Coldplay», verabschiedete sich Sandra, froh darüber, dass das Telefonat viel glimpflicher abgelaufen war als befürchtet.

Nicht nur, dass sie viel Zeit und dringend benötigten Schlaf wegen der doofen Recherchen verloren hatte; darüber hinaus verhärtete das unrühmliche Gesprächsende mit Lisa die kollegialen Fronten nur noch mehr. Und was das Übelste ist: Vor ihr lag noch fast die gesamte Arbeit des zurückliegenden Arbeitstages, also eine weitere schlaflose Nacht. Denn auch in diesem Punkt hatte Michael mal wieder recht: Vanessa ließ sich gerade abends bei Abweichungen der Zubettgeh-Rituale sehr leicht aus dem Konzept bringen. Ihre Eltern mussten solche Unregelmäßigkeiten des Nachts teuer bezahlen.

Vanessas Macht über nächtliche Ruhe oder Störung stand in umgekehrt proportionalem Verhältnis zu ihrer Körpergröße. Natürlich ging das alles irgendwann vorüber, auch Vanessa würde irgendwann mal alt genug sein. Aber es wollte halt erst noch durchgestanden werden.

Ein durch und durch misslungener Tag, unter den Sandra am liebsten schon jetzt einen Erledigt-Haken gemacht hätte. Aber er war gerade mal erst zur Hälfte um. Zum Wundenlecken gab es jetzt keinen weiteren Freiraum. Sandra klappte die Ohren zu, um jede mögliche Störung von sich fernzuhalten, und konzentrierte sich.

42

Ulrich bei Lisa zu Hause

Noch mehr als die Frage, was seine Anwesenheit zu bedeuten hatte, trieb Lisa die Frage um, wie Ulrich in ihre Wohnung gelangen konnte. Wie ein reumütiger Fremdgeher saß er auf ihrer Couch und versuchte, sie um den Finger zu wickeln.

Er verstand es ganz wunderbar, die Rolle des zerknirschten Liebhabers zu spielen, der *ein klein wenig übers Ziel hinausgeschossen* war und sich nun rührende Mühe gab, die Sache wieder gerade zu rücken. Auch jeder unbeteiligte Außenstehende hätte ihm angesichts seiner geschmeidigen Performance abgenommen, dass es ihm ernst war. Vor Lisas innerem Auge spulte sich allerdings die furchtbare Hotelszene mit den scheußlichen Schimpfworten und der spätere SMS-Verlauf ab. Ihr gegenüber saß derselbe Mann, den sie noch liebte, der sie aber vorgestern auch als *feiges Miststück* bezeichnet hatte. Und das war aus der enormen Menge wüster Beschimpfungen und Drohungen noch mit großem Abstand einer der «netteren» Ausdrücke gewesen.

Lisa blieb Ulrich gegenüber sehr bedeckt, der ihr so viel Verzweiflung und Wut aufzwang. Sie erinnerte sich daran, wie er sie die zurückliegenden Monate nicht nur bewusst im Glauben gelassen hatte, er sei Single. Darüber hinaus suggerierte er ihr wiederholt, dass eine gemeinsame Zukunft das natürliche Ziel ihrer Liebe sei. Ungezählte Male versicherte er ihr glaubhaft, wie glücklich er sich schätzte, *endlich der richtigen Frau fürs Leben* begegnet zu sein, und wie lange er darauf gewartet habe.

Wie sollte sie ihm jetzt am besten begegnen, wie am besten reagieren, wo sie selbst nicht wusste, was sie glauben sollte und was nicht? Nach außen blieb sie ruhig und ungerührt, wenigstens das gelang ihr. Vor allem deshalb, weil sie doch noch ein winziges Hoffnungsstückchen in sich trug, falls er seine Familie für sie verlassen würde.

Ulrich begriff, dass er sie emotional überzeugen musste, das wurde ihm klar, und augenblicklich lief er zur Höchstform auf. Nicht zum ersten Mal musste er auf seine Fähigkeit zurückgreifen, auf Kommando losweinen zu können.

«Es tut mir so unendlich leid», schluchzte er. «Ich bin einfach nur so fürchterlich überfordert gewesen. Ich bin der letzte Dreck, und ich weiß, dass ich so eine tolle Frau wie dich nicht verdient habe. Ich bin ein richtiges … verzeih mir bitte! Bitte! Bitte! Bitte!»

Es war oscarverdächtig, wie er hilfesuchend mit den Augen den Raum absuchte, bis er auf dem Beistelltisch fand, was er so sehr benötigte: eine Packung Taschentücher. Nichts an seinen Bewegungen, wie er eines davon heraus zog und sich geräuschvoll die Nase putzte, während eine Restträne noch an seiner Wange klebte, sah irgendwie gespielt aus.

Aber das war doch unecht, oder?

Sicher war sie sich darüber keineswegs.

Oder war es möglicherweise doch echt?

Lisa schöpfte vorsichtig Hoffnung, war aber immer noch unfähig, etwas zu erwidern.

Ulrich nahm das Schweigen als Aufforderung, sich weiter zu erniedrigen:

«Ich hätte dir längst, längst, längst alles sagen sollen! Dass ich noch verheiratet bin zum Beispiel! Das war ganz hinterhältig von mir, dass ich den passenden Zeitpunkt dafür einfach habe verstreichen lassen. [Erneutes Naseputzen.] Aber ich schwöre dir, meine Frau und ich, wir trennen uns gerade, wobei das nicht erst jetzt passiert, sondern schon seit Monaten läuft. Es ist eben nicht so einfach, wie Bettina und ich uns das so vorgestellt haben, wir müssen doch auf Sophie und ihren kleinen Bruder Johannes Rücksicht nehmen. Besonders auf Sophie müssen wir neuerdings mehr achten. Stell dir vor: Wir mussten sie heute volltrunken aus einem Krankenhaus abholen! Du ahnst nicht mal ansatzweise, welchen Stress ich zu Hause stemmen muss …»

Ulrich war jetzt voll in seinem Element:

«Ich habe mich darauf verlassen, dass ich längst geschieden gewesen wäre, wenn wir auf gemeinsame Wohnungssuche gehen müssen – na, und spätestens dann hätte ich es dir gesagt. Das schwöre ich dir bei allem, was mir heilig ist. Ich wollte dich einfach nicht verlieren! Ich hab entsetzliche Angst davor, mein Leben ohne dich leben zu müssen», wimmerte er, und die Tränen flossen umso ungehemmter, je mehr er sah, wie Lisas Gesichtszüge weicher und weicher wurden.

Er druckste nicht herum. Im Gegenteil, mit traumwandlerischer Sicherheit sagte er genau das Richtige, zur richtigen Zeit, in richtiger Tonlage, zur richtigen Person:

«Ich liebe dich unendlich und will mit dir für immer zusammen sein. Ich will mit dir alt werden und als verknitterter Alter zusammen mit dir auf der Bank sitzen und mir unser gemeinsames Leben in Erinnerung rufen. Kannst du mir bitte, bitte verzeihen? Bitte tue alles mit mir, aber verstoße mich nicht, ich habe doch nur noch dich. Alles kann ich verlieren, aber nicht dich!» Er schaute sie mit geröteten Augen an, seine Schultern waren nach vorne zusammengesunken – und er legte tiefe Liebe in seinen Dackelblick. Ulrich war sichtbar am Boden zerschmettert.

Widerwillig stöhnte Lisa laut auf:

«Wenn du mich so sehr liebst, wie konntest du dann in Zweifel ziehen, dass du der Vater unseres Kindes bist? Und wie konntest du dann verlangen, dass ich es wegmachen lasse?! Kannst du dir überhaupt vorstellen, was ich seitdem durchmachen muss?», klagte sie.

Es waren ihre ersten Worte, seitdem sie nach dem unerfreulichen Treffen mit Sandra in ihre Wohnung zurückgekehrt war und dort den einzigen Menschen vorfand, den sie noch weniger sehen wollte als ihre überhebliche Kollegin.

«Wie soll ich das auf die Schnelle erklären? Siehst du, die Wahrheit ist: Ich habe schon zwei Kinder im Teenie-Alter. Das Kinderkriegen, das ist nicht mehr meine Welt, liebste Lisa. Ich weiß, was das an nächtlichem Babygebrüll bedeutet. Was es bedeutet, sich zu Tode zu ängstigen wegen ständiger Kinderkrankheiten. Und die ewigen Sorgen, die sie einem bereiten. Andauernd passiert etwas, das einen in höchste Alarmbereitschaft versetzt. Und wie viel Geld sie kosten: Die Erziehungskosten müssen Eltern alleine aufbringen, aber sobald die Kinder dann eigenes Geld verdienen, gibt der Staat die Rente nicht den Müttern, sondern verteilt das Geld auf die, die sich der Kindererziehung entzogen haben. Das ist schreiendes Unrecht und eine zu große Last für Familien. Vor allem stört mich an Kindern, dass man nie mehr Herr seiner eigenen Zeit ist. Ich will … ich *kann* einfach keine zusätzlichen Kinder mehr haben.»

«Na und? Unseren Eltern erging das doch auch nicht anders, das ist nun einmal so.» Lisa quälte sich ein wenig über diese Ich-Bezogenheit.

«Stimmt, ja!», lenkte er ein. «Vergiss aber nicht: Ich bin schließlich schon fünfundvierzig Jahre alt, für mich ist die Kinderzeit vorbei. Ich kann mir einfach gar nicht mehr vorstellen, als Hoppe-Reiter durchs Zimmer zu krabbeln oder auf dem Spielplatz die Rutsche hinauf zu klettern und mich zu einem alten Narren zu machen – oder mich mit Kindergärtnerinnen und mit Lehrerinnen herumzuschlagen, die einem ständig erklären, was man angeblich falsch macht. Das alles ist mörderisch für mich, es bringt mich um. Ehrlich!»

«Immerhin *hast* du zwei Kinder, ich nicht!»

Wieder stimmte er zu:

«Bettina, meine Frau, hat mir damals unsere zwei Kinder regelrecht aufgeschwatzt und behauptet, wir würden damit unsere Ehe glücklich und stabil machen. Dass *ich* dabei unglücklich wurde, zählte für sie nicht. Bitte, verlange nicht von mir, dass ich etwas wiederhole, was mir von Anfang an zuwider war. Kannst du mich denn wenigstens ein bisschen verstehen?»

Ulrich legte sich schwer ins Zeug, das konnte sie unschwer erkennen. Dementsprechend fühlte Lisa sich sehr zerrissen, ein schlechtes Gewissen machte sich in ihr breit.

Immerhin war ihr aufgefallen, dass er zwar ohne Punkt und Komma, dabei aber immer nur von seiner Person sprach. Das vertrieb schnell das schlechte Gewissen.

«Dann sollten wir zur Abwechslung mal von mir reden: Ich bin erst einunddreißig Jahre alt. Wenn ich dieses Kind nicht bekomme, dann war's das, was *meine* Kinderzeit angeht …» *Was rede ich da eigentlich? Ich habe doch schon einen Termin gemacht …*

Ulrich sah Land in Sicht:

«Wäre das denn wirklich sooo schlimm? Ich meine, wir wären beide endlich zusammen. Du hast mich, ich habe dich. Wir haben unsere guten Jobs, würden traumhafte Urlaube machen, könnten nachts gut schlafen, könnten genau das machen, was wir gerade machen wollen. Wir können unser Leben aus dem Vollen genießen, ohne Babygeschrei und ohne Geldprobleme. Und auch, wenn meine Kinder mich nach der Scheidung erst mal hassen werden, so werden sie doch bald sicher mehrmals im Jahr zu uns zu Besuch kommen. Sie werden dich als ihre Stiefmutter akzeptieren, und du kannst sie in dein Herz schließen. Und sie werden dich auch sehr mögen … Ich bin mir da sicher. Damit hättest du doch hin und wieder deine Kinderzeit, ganz preiswert und stressfrei ins Haus geliefert. Du könntest sie ohne Schwangerschaft und ohne Geburtsangst genießen – und das Beste ist: Die gehen dann auch wieder zurück, und wir können uns von ihnen wieder erholen.»

Das klang logisch. Und es klang gut. Lisa fühlte sich mit der neuen Situation und den von ihm heraufbeschworenen Bildern bedrängt. Sie verspürte das dringende Bedürfnis, sich hinzusetzen, wollte aber weder zu Ulrich auf die Couch, noch abseits am Esstisch Platz nehmen. Sie hatte sich ja selbst schon für die Abtreibung entschieden, und da gab es jetzt kein Zurück mehr, sie war ja schließlich keine Maschine, bei der man beliebig einen Knopf zum Ein- und Ausschalten drückte.

Aber sie wollte Ulrich ihre Entscheidung nicht mitteilen – damit er nicht über sie triumphierte. Ja, sie war nachtragend … schon immer gewesen.

Egal, was Sandra über Abtreibung herausgefunden hatte, egal, welche Meinung sie dazu vertrat, das hier ging nur sie, Lisa, etwas an. Es interessierte sie nicht, wenn Sandra über angeblich «nicht vorhandene Rechte auf Abtreibung» dozierte oder sich über gefälschte Statistiken, korrupte Ärzte und reiche Geldverdiener aufregte. *Was hat das alles mit mir zu tun?* Sie hatte diesen Entschluss nicht leichtfertig gefasst; das tun vielleicht die anderen Schwangeren.

Aber bei ihr war die Lage tatsächlich bedrohlich, und deshalb durfte sie abtreiben. Deshalb gab es in dieser Frage kein Zurück. Mutig war sie alleine bis vor das Gebäude gelaufen, in dem sich die Beratungsstelle befand, und es hatte sich dabei kein winziges bisschen falsch angefühlt.

Was sie aber auch nicht wollte, war, jetzt voll und ganz auf Ulrich einzugehen. Sie traute ihm nach all seinen Ausbrüchen nicht mehr so recht, auch wenn er sich gerade eben ganz gut machte.

Wenn sie es recht bedachte, klang sein großer Auftritt irgendwie doch unecht. Aus ihrer Sicht kam es in dieser Minute einzig und allein darauf an, ihm nicht die Genugtuung seines Sieges zu lassen. Sie wollte ihn so schnell wie möglich wieder loswerden.

Wie er nun aber mit tränenfeuchten Augen vor ihr saß, war sie versucht, seine Entschuldigung doch als aufrichtig gelten zu lassen. Beinahe gegen ihren Willen wurde ihr Traum von einer gemeinsamen Zukunft schlagartig wiederbelebt. Und doch …

Ihr inneres Ringen stand ihr ins Gesicht geschrieben.

Ulrich stand auf und kniete sich vor sie hin.

Er wird doch jetzt wohl nicht …?, dachte sich Lisa und war schon darauf gefasst, ihm ein wütendes *Nein* entgegenzuschleudern, falls er nun die Dreistigkeit besitzen sollte, um ihre Hand anzuhalten.

Das tat er nicht. Stattdessen nahm er nur ihre Hände, blickte auf zu ihr und flüsterte tränenerstickt: «Mach es *mir zuliebe* weg. Bitte, bitte! Mache es *für uns*. Für unsere Zukunft. Ich bin bereit, *alles* für dich zu tun, was immer du willst, aber gib zuerst die Schwangerschaft auf – für unseren Himmel auf Erden. Schau, es ist noch kein richtiges Kind, und du hast noch keine richtige Beziehung zu ihm – aber *zu mir hast* du eine Liebesbeziehung. Ich bin real. Du liebst mich, und ich liebe dich ebenfalls.»

Er stürzte sie in ein unendliches Gefühlschaos. Wie gut er sich doch darstellen konnte, wenn er musste.

Lisa verlor ihre Selbstbeherrschung und weinte.

Sie zog Ulrich zu sich nach oben und drückte ihn fest an sich. Ja, das war alles, was sie vom Leben wollte: es mit Ulrich zu verbringen.

Tatsächlich stand nun auch physisch nur noch das Ding in ihrem Bauch zwischen ihnen – *es ist noch kein Kind; wenn Sie das so sehen, machen Sie es sich nur unnötig schwer, es ist Schwangerschaftsgewebe.* Sie rekapitulierte die freundlichen Worte, als sie mit der Beraterin telefoniert hatte, und auch diese: *Sie können sich später immer noch entscheiden, ein Kind zu bekommen.*

Stimmt, auch Heiko schlug ihr das vor. Ihr standen noch alle

Optionen offen, und es war schließlich die Schwangerschaft, die alles kaputtgemacht und sie überhaupt erst in dieses Unglück gestürzt hatte. Bis dahin war alles wunderbar gelaufen, alles war gut. Außerdem, seine Verzweiflung, die war echt! Sie hatte ihm schwer Unrecht getan, als sie annahm, das sei alles nur gespielt. Er wusste nicht mehr ein noch aus: Wie konnte sie ihm das nur antun, so abweisend zu sein oder ihm zuzumuten, noch ein weiteres Kind großzuziehen?

Wenn man liebt, dann darf man nicht egoistisch sein. Ich brauche nur zu verzichten, dann kann ich ihn haben. Ob er je ahnen wird, dass ich gerade ein großes Opfer für ihn bringe? Wird er das je zu schätzen wissen? Liebe heißt für uns Frauen immer, Verzicht zu üben. Das war schon vor Urzeiten so, und es gilt bis zur Stunde.

Laut sagte sie stattdessen:

«Ich war ja schon beim Frauenarzt», während er ihr sanft über den Rücken streichelte und sie tröstete. Dankbar für das gute Gefühl von Geborgenheit, die sie ihr ganzes Leben lang woanders gesucht, aber nie bekommen hatte, schmiegte sie sich an seinen Pullover.

Erst als sie Ulrich kennen gelernt hatte, erlebte sie, was Liebe ist. Und die bekam sie nun wieder zurückgeschenkt. Das war ein großes Glück, nachdem es doch erst so ausgesehen hatte, als ob alles verloren wäre.

Nein, für ein Wesen, das sie noch nicht einmal kannte und mit dem alle Schrecknisse der letzten Wochen verknüpft waren, würde sie ihren Ulrich auf keinen Fall verlieren wollen. Es wurde Zeit, ihn aus seiner Qual zu erlösen:

«Gestern habe ich mich entschieden. Morgen gehe ich noch mal in die Beratungsstelle. Und Anfang nächster Woche ist dann der Termin für die Abtreibung. Aber es ist alles so schwer für mich, es ist ganz und gar nicht leicht. Genaugenommen ist es die Hölle.»

«Schhhht», beruhigte Ulrich sie, indem er sie mit dem linken Arm hielt und ihr mit seiner rechten Hand sanft über den Kopf und das Gesicht streichelte:

«Warum musst du noch mal zur Beratungsstelle, du hast doch schon den Beratungsschein, oder?»

«Nein», Lisa schüttelte den Kopf, «das war noch kein richtiges Gespräch, das war nur ein langes Telefonat. Ich wollte mich erst über alles ausführlich erkundigen. Anschließend hat mir die Beraterin gleich einen Termin für morgen gegeben, obwohl ich eigentlich lieber noch ein paar Tage gewartet hätte. Jetzt bin ich froh über ihre Geschwindigkeit, dann habe ich es bald hinter mir.»

Nach dieser Beichte war Lisa sehr erleichtert. Und erst jetzt wurde ihr richtig bewusst, welchem Druck sie in den zurückliegenden Tagen ausgesetzt gewesen war.

«Alles wird gut, glaub mir bitte», sagte Ulrich.

Er war der Beste.

43

Sandra holt die Kinder bei Gudrun ab

Pure Zufriedenheit war alles, was Sandra empfand. Der prächtige Ledergeruch im Arbeitszimmer ihres Vaters beruhigte sie zuverlässig wie immer. Tief atmete sie ein und wartete auf eine hoffentlich baldige Eingebung.

Der Sessel quietschte ein wenig, auch das wie immer, und das Klickklick des auf- und zuschnappenden Zigarrenbohrers begleitete fröhlich ihr Abwarten, während Gudrun den Überraschungsbesuch ihrer Enkel noch bis zur letzten Sekunde auskostete.

Sandra hatte sich von diesem Abstecher in ihres Vaters Arbeitszimmer erhofft, auch Zugang zu seinem Kopf, zu seinem Denken zu bekommen. Er war der klügste Mensch, den sie kannte.

Was würdest du tun, Papa, du bist doch vom Fach?, fragte sie sich in Gedanken, obschon sie längst realisierte, dass ihr die Lust an diesem Thema inzwischen vergangen war. Aber das geht gegen jede Journalistenehre. An diesem Endpunkt begann ja normalerweise erst die eigentliche Arbeit, bis hierher könnte jeder beliebige Mensch vordringen. Sie als Journalistin müsste weiter nachhaken, sich nicht zurückdrängen lassen.

Umso wichtiger war es jetzt, sich nicht mundtot machen zu lassen, sondern jetzt erst recht am Ball zu bleiben. Reporter heißt schließlich Berichterstatter. Dazu brauchte sie einen Verbündeten.

Heiko konnte sie ausschließen, und Helga würde sich auf ihre letzten Monate in der Firma nicht mehr auf so ein extremes Thema einlassen. Die anderen Kollegen konnte sie kategorisch ausschließen. So lief es wieder auf jene Person hinaus, die gleichzeitig auch das Ausgangsproblem von all dem war: Abteilungssirene Lisa Hinkel.

Wahnsinn!

War Lisa nicht übernächste Woche wieder im Büro? Blieb Sandra womöglich nur ein ganz kleines Zeitfenster?

Längst übersah sie leider, dass sie selbst auch nicht mehr in der gleichen Verfassung war wie vor ihren nächtelangen Internetausflügen. Längst hatten ihre Recherchearbeiten sie mürbe gemacht, sie ausgelaugt, und ihre Ergebnisse waren seither auf massiven Widerstand gestoßen. Nicht nur, dass keiner was darüber wissen wollte. Die von ihr entdeckten Fakten waren in sich ebenfalls widersprüchlich. Beispielsweise tauchte ein Selfie-Video auf. Das zeigte eine Frau auf einem gynäkologischen Stuhl, wie sie mit Daumen hoch dasaß und auf ihre Abtreibung wartete. Fröhlich blieb sie auch dann noch, als der Abtreibungsvorgang losging (was man nicht direkt sehen konnte; man sah lediglich einen hantierenden Mann und seine Assistentin). Sie spüre, so posaunte die Frau, bei diesem Eingriff so gut wie gar nichts. Es wäre keine große Sache, sie würde das jeder Frau empfehlen, die ungewollt schwanger war. Es sei wirklich ganz easy, und sie wäre das beste Beispiel dafür: Guckt alle mit zu! Zum Beweis, dass tatsächlich nichts weiter dabei sei, nehme sie dieses Live-Video auf.

Sandra sah sich das Video wieder und wieder an. Sie konnte nicht fassen, was sie da sah, am Ende ihrer Recherchen aber war sie sich sicher: Das Video war ebenso dümmlich wie simpel gemacht, und es war vor allem äußerst unglaubwürdig. Jeder

Mensch, der ein bisschen Verstand besaß, konnte erkennen, dass es eine geschauspielerte Szene war. Etwa eine Stunde später entdeckte sie, dass das Video schon alt war und regelmäßig ein Mal pro Jahr ins Netz gestellt wurde.

Wer glaubt denn so einen Schwachsinn?, fragte sie sich – aber dann war ihr bald klar, dass es eine ganz bestimmte Personengruppe gab, die selbstverständlich darauf hereinfallen würde: alle abtreibungsbereiten Schwangeren nämlich. Die *wollten* glauben, dass nach einer Abtreibung alles so wäre, als seien sie nie schwanger gewesen. Als sei da nie ein Kind gewesen und als ginge danach alles weiter wie bisher. Und natürlich wollten sie glauben, dass das «keine große Sache» ist.

Sie dachte an die ungeborenen Kinder im Allgemeinen, an Lisas Kind im Besonderen, und versuchte sich vorzustellen, wie es jetzt wohl aussah, das Kleine. Sie dachte an ihre eigenen Kinder. Wie man auf den ganz frühen Ultraschallbildern schon die Konturen von Vanessas Nase und Lippen erkennen konnte. Das war so rührend, so unendlich zart, es gab nicht wirklich ein Wort dafür. Auch für sie damals war die erste Schwangerschaft fremd und beängstigend gewesen. Tausende von Sorgen und Ängsten belagerten sie täglich, umstrichen sie wie eine Horde Wölfe, die sie mühsam vertrieb.

Schon in den ersten Tagen waren im Gehirn die Nerven ausgebildet, das hatte sie auf einer medizinischen Seite gelesen, also werden entsprechend die Schmerzen beim Abtreiben ans Gehirn weitergemeldet. Qualvoll. Von dem vorgeburtlichen Seelenleben, das die Wissenschaft schon seit Jahrzehnten bestätigt, mal ganz abgesehen: Die Kinder bekommen mit, wie über ihren Tod verhandelt und Termine ausgemacht werden.

Haben die dann die ganze Zeit über Angst? Das ist ja furchtbar, kam ihr da ein neuer Gedanke.

Nein, gegen dieses schmutzige System musste etwas getan werden, genauer: *Sie* war es, die etwas tun musste, weil sie es tun *wollte*. Und wenn sie nur so viel bewirkte, dass das von fast allen politischen Parteien konsequent gemiedene Thema wieder auf der Agenda landete. Das Ziel müsste doch erreichbar sein, zum Donnerwetter. Jemand muss doch mal anfangen und Mitleid mit den Todesopfern haben.

Gedankenversunken verließ sie das Arbeitszimmer. Es war schon spät, und vor ihr lag in der Tat eine unruhige Nacht, denn bis Lukas und Vanessa endlich in ihren Betten lägen, würde noch viel Zeit vergehen, und außerdem waren deren Einschlafprobleme vorprogrammiert. Also raus aus dem Zimmer und rein ins Gewühl.

Vor der Tür traf sie auf Gudrun.

«Wer ist es dieses Mal? Dein Chef? Oder Michael?», wurde sie von ihrer Mutter gefragt. *Gab es überhaupt irgendetwas auf der Welt, was dieser Frau entgehen konnte?*

Sandra lachte relativ entspannt.

«Weder noch, Mama. Eine Kollegin, weißt du, ich *kann* einfach nicht zu ihr durchdringen. Es gelingt mir nicht. Ich kann machen, was ich will, und dabei wäre es doch extrem wichtig.»

«Weißt du, was er – sie zeigte mit dem Kinn auf das Arbeitszimmer – immer gesagt hat?»

«Nein», Sandra schüttelte den Kopf, «ich habe leider vergeblich versucht, mir seine Antworten vorzustellen. Mir ist nur eingefallen, *dass* ich etwas tun will, aber was?»

«Na, dabei kann ich dir helfen. Er würde dir sagen: Es ist das Herz, das überzeugt, es sind weder die Augen noch die Ohren. Die Leute glauben das, was sie glauben wollen, sie glauben das, womit man sie emotional erreicht. Das beste Beispiel dafür sind alle Betrüger: Ihre Opfer sind ja nicht etwa dumm oder blind, nein: Die Betrüger erreichen auf der emotionalen Ebene ihre Opfer, und die Opfer wollen glauben, was der Betrüger sagt. Das kannst du auch ins Gute übertragen: Überzeugen wirst du mit dem emotionalen Wort, aber *nur* im Zusammenhang mit deinem Benehmen, mit Seriosität und Glaubwürdigkeit. Nur wenn sparsame Worte und passende Gestik zusammenkommen und nur, wenn sich das auf der emotionalen Ebene abspielt, wird sie dir zuhören.»

Sandra spürte, wie sich Gänsehaut ausbreitete. *Warum hatte sie nicht einfach die ganze Zeit schon ihre Mutter gefragt? Dass sie so unschlagbar klug war, hatte Sandra immer als Selbstverständlichkeit hingenommen, es war ihr nie weiter aufgefallen. Volltreffer!*

Zum ersten Mal verstand sie, das Wort Dankbarkeit zu buchstabieren – man muss es *erfahren*, um zu verstehen, dachte sie.

Sie bedankte sich und belohnte ihre gut gelaunte Mutter mit einer besonders innigen Umarmung, ehe sie sich mit ihren Kindern im Schlepptau verabschiedete. Ihrem inzwischen ramponierten äußeren Erscheinungsbild – Augenringe! – schenkte sie keinerlei Beachtung.

Sie fühlte sich bärenstark! Na gut, wie ein *kleiner* Bär.

44
Sandra und Michael nach dem Konzert

«Chris Martin ist einfach nur der Größte. Das Konzert war toll!», schwärmte Michael seiner Frau vor.

Mehr als ein «Mhm» erntete er von Sandra leider nicht, die fleißig auf ihrem Laptop schrieb. Michael fiel auf, dass seine Ehefrau sich schon wieder zwischen hochtürmenden Papierbergen ein Nachtlager eingerichtet zu haben schien.

Neben der grünen Thermoskanne, die bereits geleert war und abenteuerlich wackelig auf einer Kante des rechteckigen Holztischs stand, entdeckte er restliche Koffein-Tabletten und Traubenzucker. Entsprechend aufgeputscht wippten unablässig ihre Füße.

Es war 2:45 Uhr, und das Bild, das sich ihm bot, ließ ihn munter bleiben, denn er musste auf seine Frau aufpassen:

«Schon wieder eine Nacht durchgearbeitet?»

Sandra schaute kurz auf:

«Ich weiß, ich und das alles hier», sie machte mit der linken Hand eine ausladende Geste über das Chaos hinweg, «muss jetzt grad ein bisschen komisch auf dich wirken, aber lass mich bitte einfach weitermachen.»

Michael nickte.

«Gut für dich wäre, wenn du morgen früh, also eigentlich heute früh, also nachher, ausreichend Zeit fürs Badezimmer einplanst. Du wirst dir deine lilaschwarzen Augenringe wegschminken müssen – und du wirst dafür einige Zeit aufwenden müssen.»

«Ach, die gehen auch genauso schnell wieder weg, wie sie gekommen sind», replizierte Sandra leichthin.

Er fühlte sich als schlechter Aufpasser und versuchte es nochmals:

«All diese Opfer, die du bringst ... Ist das die Beförderung wirklich wert?»

«Hast du denn immer noch nicht verstanden, dass es hier um weitaus mehr geht als um Job oder Beförderung?»

Was sollte er darauf bloß antworten?

45

Lisa und Ulrich am nächsten Morgen

Das letzte Mal, dass sie zum Frühstücken ins *Pfännchen* gegangen war, musste inzwischen schon vier Jahre her sein. Damals wurde es ihr von einer Praktikantin empfohlen, die für einen Monat bei *Radego Entertainment* arbeitete.

Lisa mochte damals die junge Hamburgerin sofort. Sie erinnerte sie an eine bessere Version von sich selbst, denn sie war so, wie Lisa früher gerne gewesen wäre.

Warum musste sie ausgerechnet an sie denken? Ein Blick zur Seite zeigte ihr, dass Ulrich noch schlief. Sie hatte daher beschlossen, ihn aufzuwecken und hierher ins *Pfännchen* zum Frühstücken zu gehen.

Das hübsche kleine Café war wegen seiner leckeren Frühstückstürmchen sehr beliebt, man konnte hier aber auch für kleines Geld recht üppig frühstücken. Wie ein altes Ehepaar saßen sie hier und studierten die Frühstückskarte.

Ulrich entschied sich fürs «London Breakfast» mit Spiegelei, Baked Beans und zwei Sausages.

Lisa bestellte die mit Ahornsirup überschwemmten Pancakes für sich. Ihre morgendliche Übelkeit war heute Gott sei Dank nicht aufgetreten, stattdessen plagte sie so großer Hunger, dass sie einen Bären hätte auffressen können. Währenddessen rutschten ihre Gedanken immer wieder zu dem Kind in ihrem Bauch, und sie fragte sich, ob ihm – oder ihr? – das Essen wohl auch so gut schmeckte wie ihr. Eine Antwort gab sie sich nicht, weil sie sich unverzüglich dazu zwang, an Ulrich zu denken – nichts anderes war jetzt wichtig. Ulrich war ihre Zukunft, nicht das Kind.

Obwohl sie mehr Appetit als sonst hatte, war nach dem zweiten der vier Pancakes schon Schluss. Pappsatt. Ulrich, der vor ein paar Minuten rasch zum Telefonieren nach draußen gegangen war, würde sich des ansehnlichen Rests gewiss gleich annehmen.

Durch die Fensterscheibe des Lokals konnte sie ihn sehen und freute sich darüber, dass das Schicksal sie wieder vereint hatte. Wahre Liebe gab es also doch – was blieb da noch an Wünschen übrig? Sie war nicht an der Scheidung schuld, die Trennung lief ja schon.

Er ist wirklich kein Egoist, und nun darf ich mich auch nicht als Egoistin zeigen, nahm sie sich vor. Dann würde der erzielte Kompromiss ins echte Leben führen.

Sie war Ulrich sehr dankbar, dass er die weite Anfahrt auf sich genommen hatte, um ihr im Beratungsgespräch beizustehen. Das war eine Heldentat, die andere Männer nicht vollbrachten.

Deshalb war es nur recht und billig, dass nun auch sie ihr Opfer brachte – und zwar ebenso klaglos, wie er das tat. In etwas weniger als einer Stunde würde sie schon im Beratungsgespräch sitzen, der letzten lästigen Hürde, bevor in der kommenden Woche der tatsächliche Eingriff erfolgen konnte.

Endlich rückte das normale Leben wieder in greifbare Nähe. Jetzt war sie froh, dass sie sich das Beratungszentrum vorher schon mal kurz angeschaut hatte, es war ihr schon vertraut, und Herzklopfen bekam sie keines mehr. Kaum auszuhalten war bis dahin noch die Zeit, aber es gab einen großen Unterschied zu gestern. Gestern war sie mit allem mutterseelenallein gewesen, heute war Ulrich hier, um mit ihr zusammen das Schwere in den Griff zu bekommen. Das war etwas ganz anderes, zu zweit schaffte man alles. Schon zusammen im selben Bett aufzuwachen, schenkte ihr heute Morgen viel Kraft und gab ihr die Sicherheit, alle Hürden zu meistern.

Sie sah, wie Ulrich sein Telefonat beendete und sein Handy in die Tasche steckte. Als er sich wieder auf seinen Stuhl setzte, fragte sie:

«Lust auf Pancakes? Ich kann nicht mehr.» Die übrig gebliebene Hälfte ihres kanadischen Frühstücks sah lecker aus. Sein Gesicht verriet ihr jedoch auf Anhieb, dass er die nicht anrühren würde.

«Alles ok?», fragte sie ihn leicht verunsichert.

«Nein», gestand er traurig, ehe er ihr tief in die Augen blickte und ihre Hand fest umfasste. «Ich weiß, es ist furchtbar. Aber ich *kann* nicht bleiben. Ich habe wirklich alles versucht, aber ich *muss* weg. Leider.»

Selbst etwas überrascht von der impulsiven und vehementen Reaktion, die sie überkam, entriss ihm Lisa ihre Hände und presste sie fest auf die rote Lederbank. Ihren Rücken hielt sie kerzengerade und angriffslustig aufgerichtet.

Ulrich war davon nicht minder überrascht und zuckte verblüfft zurück.

«Es tut mir wirklich sehr leid. Lass mich doch nicht immer noch für etwas büßen, was ich längst tief bereue! Glaub mir, wenn die Scheidung erst einmal durch ist, bauen wir uns hier gemeinsam alles neu auf. Ich kann hierher zu dir ziehen und von hier aus arbeiten. Bald haben wir keine lästigen Fahrprobleme mehr, es kommen keine Feuerwehranrufe mehr, und kein schnelles Weg-Müssen verdirbt uns mehr unsere gute Laune.»

«Kannst du nicht wenigstens noch anderthalb Stunden bleiben, bis der Termin vorbei ist?», flehte sie, ganz kleinlaut geworden.

«Das würde ich wirklich liebend gerne tun, aber mir fliegt gerade orkanartig schon ein wichtiger Kundentermin um die Ohren, weil ich über Nacht weggeblieben bin und nun auch noch mit dir Frühstücken war. Der Kunde will sich nicht mehr beruhigen lassen.»

Es war nicht das erste Mal, dass sich der grässliche Alltag als übermächtiger Dominator in ihre Beziehung drängte. Eigentlich war es meistens gang und gäbe, dass ihre Treffen ein jähes Ende nahmen, weil Ulrich irgendeiner dringenden Verpflichtung nachkommen musste.

Aber ausgerechnet heute auch wieder?! Brachial stahl sich ihre mühsam verdrängte Angst vor dem anstehenden Beratungsgespräch wieder in ihr Bewusstsein. Ausgelaugt sank ihr Rücken zusammen.

Ulrich hielt einen Ausweg parat:

«Ich sag dir, was wir machen. Ich setze dich jetzt noch bei der Beratungsstelle ab, und wenn es vorbei ist, kannst du mich sofort im Auto anrufen, und ich telefoniere dann die gesamte Heimfahrt lang mit dir. Dann kannst du mir alles haarklein erzählen, und es ist beinahe so, als wäre ich dabei gewesen. Wie klingt das für dich?»

Lisa willigte ein. Was hätte sie schon dagegen vorbringen können? Besser den Spatz in der Hand als die Taube auf dem Dach. Zwar würde sie durch jene Gebäudetür immer noch alleine gehen müssen, zumindest aber für den schweren Weg *bis* zu dieser Tür schenkte er ihr jetzt die beste Begleitung, die sie sich wünschen konnte.

Bei dem Gespräch, so vermutete sie, hätte er vielleicht sowieso draußen auf sie warten müssen. Also war nichts verloren.

46

Der entscheidende Beratungstermin

Jacqueline kam sich um mindestens fünf Jahre gealtert vor, als sie an ihrem großen Tag noch vor Ludmilla im Büro eintraf. Das rasche Altern führte sie vor allem darauf zurück, dass die Kleiderwahl heute Morgen zugunsten von «älter wirken» ausfiel. Unbedingt wollte sie Ludmilla imponieren, in deren Kleiderstil sie einen großen Vorteil sah. Etwas unpassend war nur, dass die einzige dazu passende Bluse ein zu großzügiges Dekolleté aufwies. Mit dem mehrfach um ihren schlanken Hals geschlungenen Schal versuchte sie, das zu verdecken. Das sah zwar ungewohnt aus, aber es stellte ein kompetentes Äußeres her.

Die Haare hatte sie sich aufwendig zu einem Dutt gebunden. So was war gerade hip. Zu ihrer Freude gelang ihren geschickten Händen ein voluminöser und gut gedrehter Dutt, bei dem keine einzelne Strähne dem Zufall überlassen blieb. Die Oberarmmuskeln beklagten sich schmerzhaft während dieser Tortur und wollten ihr zerbrechen, aber schließlich war sie mit dem Ergebnis sehr zufrieden. Sie sah nicht mehr wie eine unerfahrene junge Frau aus, sondern wie ein selbstbewusster Profi. Schick sah das aus.

Das Beratungszimmer hatte Jacqueline bereits mit drei Gläsern und einer Flasche Wasser eingedeckt und war sämtliche wichtigen Eckpunkte ihres bevorstehenden Gesprächs mehrfach durchgegangen. Obschon bis zum Eintreffen ihrer ersten Kundin noch genügend Zeit blieb, wollte die Aufregung partout nicht nachlassen. Im Gegenteil, sie verschlimmerte sich von Minute zu Minute – bis Ludmilla endlich zur Tür reinkam und ihre Notlage sofort erfasste:

«Ganz ruhig, Jackie. Dass du aufgeregt bist, ist ganz natürlich. Das heißt bloß, dass dir die ganze Sache wichtig ist», beruhigte sie.

«Aber was ist, wenn ich etwas vergesse?», jammerte Jacqueline, die das Gefühl nicht loswurde, dass ihr Kopf blutleer war und sie garantiert kein einziges Wort herausbringen würde. Warum war sie heute nicht krank geworden? Alle Welt plagte schließlich eine heftige Grippe, warum denn nicht sie? Schon fühlte sie heftige Kopf- und Gliederschmerzen, kalter Schweiß stand zwischen ihren Schulterblättern.

Ludmilla half.

«So wie ich dich kenne, Jackie, bist du doch bestens vorbereitet, oder?»

«Ja, schon, aber …»

«Kein Aber», unterbrach Ludmilla. «Dass du so nervös und unruhig bist wie die Jungfrau vor der Hochzeitsnacht, sieht man dir an.» Jacqueline fand den Vergleich befremdlich, aber Ludmilla strahlte sie an in der Erwartung, dadurch ihr Gegenüber ebenfalls zum Lächeln zu zwingen.

«Gerade deswegen will ich …»

«Nein, eben nicht, Jackie. Nervosität ist nicht dein Feind, wie du im Moment befürchtest, Nervosität ist ein starker Verbündeter», dozierte sie.

«Ach?»

«Ja. Hör zu, streng genommen ist Nervosität ein ganz leichter Angstzustand. Wie Prüfungsangst oder Lampenfieber.»

«Und wieso sollte das mein Verbündeter sein?»

«Na, ganz einfach. Angstzustände versetzen das Gehirn in Alarmbereitschaft. Daraufhin schüttet es Morphine aus und befähigt so zu absoluten Höchstleistungen, die du sonst nicht erbringen könntest. *Deshalb* ist deine Nervosität dein Verbündeter, weil sie gewährleistet, dass du dich zwar unfähig fühlst. Untrennbar damit verbunden ist, dass dir gleichzeitig die Fähigkeit zuwächst, alles richtig zu machen. Du wirst die Prüfung bestehen. Wie immer..»

«Bist du vor deinen Gesprächen denn auch noch nervös?»

«Nein, nicht mehr, aber anfangs war das auch bei mir so, bis ich begriffen habe, dass es richtig ist, Angst zu haben», lachte Ludmilla, und ihr Lachen gab Jacqueline das Gefühl, dass alles gut wird.

Ludmilla wiederholte:

«Schon lange habe ich keine Angst mehr. Man gewöhnt sich dran, es wird ganz leicht, das macht man mit links, und die Veränderung vollzieht sich viel schneller, als du jetzt befürchtest. Schwieriger fand ich immer, dass ich lernen musste, ein permanentes Lächeln aufzusetzen – und siehe da, auch *das* ist reine Übungssache. Nur Mut, alles wird gut. Das reimt sich sogar.»

«Trotzdem … du hilfst mir, wenn ich etwas Wichtiges vergesse, ja?»

«Ach, Jackie ... Du hast so viele Hospitationen bei mir gemacht. Weißt du denn nicht, dass es nur eine einzige Sache gibt, die du unter keinen Umständen vergessen darfst?»

«Den Schein im Vorfeld des Gesprächs sichtbar auf den Tisch legen?», replizierte Jacqueline und zeigte dabei stolz auf den kleinen braunen Tisch, auf dem dieser Schein schon lag – von ihr fertig unterschrieben und abgestempelt. Auch dem flüchtigsten Blick sprang er sofort ins Auge. Wieder lachte Ludmilla, und es war eindeutig ein anerkennendes Lachen.

«Stimmt. Das ist wichtig, hast du gut gemacht. Ich meinte aber noch, dass du der Kundin am Ende die Liste mit unseren Kooperationspartnern mitgibst, denn deine Kundin wird noch wesentlich aufgeregter sein als du, und die kann gewiss nicht von sich aus danach fragen, weil sie davon ja nichts weiß. Also, vergiss die Liste nicht, unter gar keinen Umständen. Am besten ist, du legst sie dir so hin, dass du am Schluss gewissermaßen darüber stolperst, verstehst du?»

«Die mit den Kliniken?», fragte Jacqueline leicht irritiert, denn obschon im Zusammenhang mit dem Ende eines Beratungsgesprächs nur diese Liste gemeint sein konnte, war bisher weder von Kooperation noch von Partnern die Rede gewesen.

«Na klar, welche denn sonst?» Ludmilla klopfte ihrem aufgeregten Schützling auf die Schultern. Wie man das als gute Mentorin so machte.

«Außerdem rufe ich dir noch mal in Erinnerung, dass es auf den Anfang des Gespräches ankommt. Es kommt darauf an, wie du wirkst und was dein erstes Wort zu ihr ist. Dein Outfit hast du ja schon sehr gut angepasst, das ist gut gelungen, meine Liebe. Über den Teil zwischen dem Anfang des Gespräches und dem Beenden mach dir einfach nicht allzu viele Gedanken, das kommt von ganz alleine. Versprochen. Im Endeffekt hat deine Kundin beim Hinausgehen doch schon wieder alles vergessen, was du gesagt hast. Solange sie ihren Schein bekommt und sich anschließend bei einer der angekreuzten Adressen auf unserer Liste meldet, ist alles gut. Für sie und auch für uns.»

Sich daran erinnernd, dass sie das schon oft gehört hatte, nickte Jacqueline und atmete befreit durch. Ludmilla verschwand in ihr Büro, um die verbleibende Zeit für die Vorbereitung ihrer eigenen Tages-Termine zu nutzen.

Ein weiteres Mal hatte ihre Chefin es geschafft, Jacquelines Ängste, Sorgen und Bedenken in positive Gedanken umzuwandeln.

Ludmilla war sich ihres Talentes bewusst, das eine richtig gute Beraterin nun einmal von allen anderen unterschied. Sie hatte dieses Talent jedenfalls selbst aus sich herausgearbeitet, denn Ausbilderinnen gab es damals noch nicht. Die gab es genaugenommen auch heute nicht, aber sie war nun dabei, den Stab weiterzugeben. Jacqueline würde sich im Laufe der Zeit von ihr abgucken, was noch fehlte.

Mühelos konnte sie sich Jacqueline als ihre Nachfolgerin vorstellen. Sie wäre sogar perfekt, denn sie lernte ungeheuer schnell. Sie war die beste von allen bisher.

47
Lisa und Ulrich unterwegs zur Beratungsstelle

«Ach übrigens.»

Ulrichs einleitende Worte verhießen nichts Gutes. Den Motor hatte er noch nicht gestartet, sie saßen aber bereits im Auto. «Ich habe das Geld wieder mitgebracht, es ist hier drin (er zeigte auf den Handschuhkasten): Nimm es bitte, du wirst es brauchen. Und nimm dir für die Heimfahrt ein Taxi.»

Lisa war aus innerem Erschrecken heraus schon zusammengezuckt, ehe noch ihre Zweifel an Ulrich wie vom Himmel regnend zurückkehrten. Mit exakt denselben Worten hatte er sie gerade aufgefordert, sein damals im Hotel hingeworfenes Geldbündel, das sie ihm später per Post an seine Firmenadresse zurückgesandt hatte, aus dem Handschuhfach zu nehmen.

Warum hatte er das dort hinein gelegt?

Ganz beiläufig sprach er, seine rechte Hand ruhig über dem Schlüssel in der Zündung haltend, als wisse er nichts von Lisas innerem Aufruhr. *Als Entschädigung für die erlittene Angst* solle sie es ansehen und *als Beweis seiner Liebe*, denn die eingeleitete Scheidung käme ihn teuer zu stehen. Und es würde ihm nicht leicht fallen, so viel Geld auszugeben – aber es sei ihm noch viel wichtiger, ihr finanziell beizustehen. Lisa möge ihm doch bitte erlauben, mit dem Gefühl zurückzufahren, dass auch er willens ist, seinen Beitrag zur Lösung des Problems zu leisten.

Er startete, legte den ersten Gang ein und fuhr los.

Die Ampel, keine 500 Meter weiter, stand auf Rot. Sie solle das Geld doch jetzt herausnehmen, bitte.

«Weißt du, Geld ist halt leider alles, was wir Männer dazu beitragen können», sagte er schmeichelnd.

Lisa kostete es enorme Überwindung, das Handschuhfach zu öffnen, und sofort stellte sie erschrocken fest, dass es noch genau derselbe Umschlag zu sein schien. Denn erst im Anschluss an die entsetzliche Auseinandersetzung im Hotelzimmer war ihr klargeworden, dass sie nicht einmal seine private Adresse kannte.

Wieso war mir dieser wichtige Umstand nicht vorher aufgefallen?

Klar, bis gestern führte er ein Doppelleben mit Ehefrau und Kindern, auch wenn er sich im Trennungsjahr befand und seine Ehefrau über Lisa «selbstverständlich Bescheid» wisse, wie er ihr gegenüber unablässig beteuerte. Es fuchste sie auch jetzt sehr: Ausgerechnet in diesem absurden und ganz falschen Moment bemächtigte sich ihrer dieser Gedanke, dass sie noch immer nicht wusste, wo er wohnte. Das konnte nur eines bedeuten: Er wollte absolut sicherstellen, dass sie dort niemals auftauchen konnte. Ulrich äußerte sich nicht, denn sie hatte nichts dergleichen laut gesagt. Stattdessen musterte er Lisa von der Seite, deren deutliches Zögern, den jetzt gut sichtbaren Umschlag herauszunehmen, ihm missfiel. Das wurde unangenehm.

Hastig und überraschend geschwind griff Lisa schließlich zu, schaute kurz hinein und ließ den Umschlag nach einer kurzen Schrecksekunde in ihrer Handtasche verschwinden. Ihr Magen drängte nach oben.

«Alles in Ordnung, du bist so blass geworden?», fragte er.

«Mir ist gerade glühend heiß eingefallen, dass ich die Überweisung vom Frauenarzt zu Hause hab liegen lassen», erklärte ihm Lisa und versuchte dabei so verärgert über sich selbst auszusehen, wie es ihr möglich war.

Ulrich boxte mit der Faust verärgert aufs Lenkrad.

«Sicher? Schau noch mal in deiner Handtasche nach. Ich meine, dass du sie vorhin eingesteckt hast.»

Sie gab vor, in der Handtasche zu suchen.

«Nein, das habe ich eben nicht. Ach Mensch, großer Mist!»

«Oh Mann …», er kontrollierte gestresst die Uhr seines Bordcomputers. «Zu dir zurückzufahren und die Überweisung zu holen und dich dann noch in der Beratungsstelle abzusetzen, das schaffe ich jetzt aber zeitlich beim besten Willen nicht mehr.»

Sah er wütend aus? Hatte er etwas bemerkt?

Lisa mahnte sich zur Ruhe:

«Ist schon ok. Vielleicht kannst du einfach dort vorne umdrehen, mich fix zu Hause absetzen, und von dort kommst du direkt auf die Autobahn, wenn du geradeaus weiterfährst. Ich fahre dann mit der U-Bahn in die Stadt rein.»

Hoffentlich klang das so, wie es klingen sollte: echt.

«Wirst du dann nicht viel zu spät kommen?»

«Nee, höchstens fünf Minuten, das ist bestimmt nicht schlimm, das geht ja dort nicht im Fünf-Minuten-Takt», behauptete Lisa.

«Alles klar», gab er sich geschlagen, ehe er an der Ampel scharf links abbog, um zurückzufahren. Das Intermezzo ließ ihn gehetzt und nervös aussehen, als er Lisa zu ihrer Wohnung zurückbeförderte. Zumindest der morgendliche Berufsverkehr hatte sich inzwischen deutlich verringert, so dass er zügig vorankommen würde.

Das mehrfache Vibrieren seines Handys ignorierte er. Anscheinend war es ihm unangenehm, zu telefonieren, solange Lisa neben ihm saß, der die plötzlich schweigsame Atmosphäre im Auto allerdings gelegen kam. In ihrem Kopf überschlugen sich absonderliche Gedanken, die sie erst einmal sortieren wollte. Auf einmal fühlte sie sich gar nicht mehr wohl in ihrer Haut. Wenn er nur bald anhielte, damit sie aussteigen konnte.

In Lisas Straße eingetroffen, musste er ein paar Häuser weiter fahren, ehe er anhalten konnte, da wider Erwarten die Straßenränder total zugeparkt waren.

Auch er schien gedanklich bereits bei etwas anderem zu sein. Nichtsdestotrotz hatte er zumindest noch den einen Moment Zeit, den Motor abzustellen, sich abzuschnallen und Lisa einen langen und innigen Kuss zu geben.

Vielleicht sehe ich Gespenster … und vielleicht wird doch alles noch gut …, dachte sich Lisa.

Ulrich sah ihr tief in die Augen.

«Ich liebe dich und bin in Gedanken bei dir.»

Er strich mit seinem Zeigefinger sanft über ihre Wange: «Und wie gesagt, du kannst mich anrufen, sobald alles vorbei ist. Ich telefoniere dann die restliche Heimfahrt mit dir durch, dann bist du nicht alleine! Ich lasse dich niemals alleine! Du hast mein Wort darauf. Und sobald es geht, komme ich wieder zu dir runtergefahren. Auch das ist fest versprochen und wird nicht gebrochen. Vielleicht kann ich mir auch spontan freinehmen, um die ganze nächste Woche dabei zu sein, das muss ich aber erst mit meinem Chef besprechen. Wenn der Ja sagt, dann wäre ich der glücklichste Mann der Welt.»

Es waren aneinandergereihte Wiederholungen seiner zahllosen Versprechungen, mit denen er Lisa geschickt sowohl am gestrigen Abend als auch heute beim Frühstück mehr und mehr um den Finger gewickelt hatte.

Alles, was er zu ihr gesagt hatte, hatte sich zunächst ja gut und richtig angehört. Aber nur …

… bis zum Öffnen des Handschuhfaches. Seine Worte hatten in diesem Moment ihren ganzen Zauber verloren. Sie musste weg von ihm und nachdenken, alleine sein und gut, sehr, sehr gut nachdenken.

Lisa bot ihre letzten Kräfte auf, um ihm zuzulächeln, und schnallte sich ebenfalls ab, als der zu ihr hinüber gebeugte Ulrich beim Abschiedskuss das Restaurant *Marseillaise* durch das Beifahrerfenster entdeckte. Vergessen war seine Eile.

«Ist das nicht das piekfeine Restaurant, von dem du neulich erzählt hast?», zeigte er mit dem Finger darauf. Lisa nickte:

«Ja. Die haben einen Guide-Michelin-Stern.»

«Und warst du da inzwischen mal drinnen?»

«Klar, direkt nachdem ich den Lotto-Gewinn vom Konto abgehoben habe», persiflierte Lisa seine Frage.

Das *Marseillaise* war eines der teuersten Restaurants der Stadt, um nicht zu sagen, im ganzen Umland. Wer es sich leisten konnte, hierhin zum Abendessen zu gehen, der hatte es finanziell definitiv geschafft. Er schaute sie bittend an. «Dort gehen wir nächste Woche essen, wenn alles durchgestanden ist. Ganz, ganz fest versprochen, großes Indianer-Ehrenwort.» Er gab ihr einen zweiten langen Kuss. Lisa stieg aus.

Und Ulrich brauste davon.

Einen langen Moment sah Lisa noch seinem Auto nach, ehe er an der übernächsten Kreuzung dem blauen Autobahnsymbol folgte und rechts abbog. Er winkte ihr nicht einmal mehr durch den Rückspiegel nach, denn er war in höchster Eile.

Er musste viel Zeit aufholen.

48

Jacqueline wartet auf Lisas Eintreffen

Elf Minuten wartete Jacqueline jetzt schon darauf, dass die nicht überhörbare Türklingel endlich schrillen würde. Die Parkplatzsituation war zugegebenermaßen nicht die beste. Manche Kundinnen, die mit dem Auto ankamen, verspäteten sich deshalb leicht, weil sie zunächst zu knauserig waren für das teure Parkhaus und ihr Glück in einer der verschachtelten Nebenstraßen suchten, ehe sie zu dem Schluss kamen, doch das Parkhaus benutzen zu müssen. Das war zeitintensiv. Es war deshalb wichtig, die Kundinnen auf diesen Zeitfresser aufmerksam zu machen. Manchmal vergaß sie das, aber bei Frau Hinkel hatte sie daran gedacht.

Aber ihre erste Kundin wollte gar nicht mit dem Auto kommen, sie kündigte vielmehr an, die U-Bahn zu nehmen, weshalb Jacqueline ihr sogar noch den völlig unkomplizierten Weg von der Haltestelle aus zu ihrem Büro kurz skizzierte …

Muss ich mir Sorgen machen?

Natürlich kam es auch mal vor, dass Termine kurzfristig verschoben wurden, aber dann rief die betreffende Kundin unmittelbar vorher an und erhielt sofort einen neuen zeitnahen Termin.

Dass eine Frau nach vereinbartem Termin überhaupt nicht erschien, war zwar nicht ausgeschlossen, es kam aber so gut wie nie vor. Ob sie kalte Füße gekriegt hatte? Aber warum rief sie dann nicht an und sagte ab oder schickte zum Beispiel eine WhatsApp-Nachricht?

Jacqueline beschloss, dass irgendetwas anderes dazwischen gekommen sein musste, denn die Kundin hatte sich nach dem langen Telefonat unverkennbar erleichtert gezeigt – bestimmt war wieder was los mit der U-Bahn; sie sollte am besten noch abwarten.

Ihre Gedanken schweiften zu Ludmilla und dazu, wie sie ihr erfolgreich die Nervosität genommen hatte, indem sie diese Nervosität eben gerade als unverzichtbaren Bestandteil einer Beraterin deklarierte. Genial, wie immer.

Die Bezeichnung *Kooperationspartner* fiel ihr wieder ein, so hatte Ludmilla die Kliniken genannt. Jacqueline war natürlich klar, dass die flächenmäßig großzügigen Beratungsräume und die dazugehörige Ausstattung in Stuttgarts bester Innenstadt sowie die Gehälter durch staatliche Unterstützung gestemmt wurden. Wozu brauchte man dann aber noch Kooperationspartner? Schade, dass sie erst heute davon gehört hatte; am besten war es, das Thema am nächsten Tag mit Ludmilla zu klären.

Aber dieses Wort ließ sich einfach nicht mehr aus ihrem Kopf verscheuchen.

Steckte hinter der Bezeichnung *Kooperationspartner* womöglich ein wirtschaftliches Interesse? Ein unbedingtes Interesse daran, die Kundinnen in jedem Fall und ganz sicher dazu zu bringen, den Klinikbesuch durchzuziehen? Aber das machte doch keinen Sinn. Sie halfen doch, Notlagen zu beseitigen. An welcher Stelle sollte da denn noch zusätzliches Geld fließen – und an wen denn?

Zumindest gingen ihr nun schon den ganzen Vormittag diverse Beratungsgespräche durch den Kopf, bei denen sie hospitiert hatte und die sie vor dem neuen Hintergrund durchaus auch anders bewerten könnte.

Sie schüttelte ihren Kopf frei.

Egal. Das geht mich auch gar nichts an, und ich spinne mir da aus lauter Aufregung etwas zusammen. Ich werde meine erste Kundin auf jeden Fall fair und gut beraten, das steht für mich fest.

Erneuter Blick auf die Uhr: Frau Hinkel war inzwischen fast eine Viertelstunde überfällig. Also doch kalte Füße bekommen?

Das war eigentlich nicht vorstellbar, denn so, wie sie es am Telefon selbst gesagt hatte, ging es ihr bei dem Gedanken, alleinerziehend zu sein, richtig schlecht. Das sei unter gar keinen wie auch immer gearteten Umständen denkbar.

«Hast du denn ihre Telefonnummer?», fragte Ludmilla, die inzwischen hinzugekommen war.

«Leider nicht …», musste sie eingestehen. Sie hatte es schlicht und einfach versäumt, explizit danach zu fragen, und sie hatte auch nicht daran gedacht, diese anschließend vom Display abzulesen, als sie ihre Akte anlegte. Sie sah jetzt dort nach: Es waren so viele Nummern gespeichert, dass sie auf die Schnelle unmöglich sagen konnte, welche die richtige war.

Ludmilla streckte die Hand nach dem Tisch aus und hielt den fertig ausgestellten Beratungsschein hoch.

«Wenigstens hast du an ihren Namen gedacht. Schau doch mal im Laptop unter *telefonbuch.de* nach, ob ihre Nummer eingetragen ist. Die gute Dame heißt Lisa Hinkel.»

Ludmilla legte wieder einmal beruhigend ihre Hand auf Jacquelines Schulter.

«Und: Rechne damit, dass sie heute nicht mehr kommt. Rufe sie an, wenn du ihre Nummer gefunden hast, und sorge unbedingt dafür, dass sie auf jeden Fall einen neuen Termin von dir annimmt! Und gib ihr ohne Wenn und Aber einen neuen Termin, auch wenn sie nicht danach fragen sollte.»

Jacqueline wunderte sich.

Ludmilla hatte unversehens ihren ganz strengen Ton drauf. Da war es besser, sich nicht weiter zu äußern, sondern zu tun, was sie von einem erwartete.

49
Lisa und Sandra

Sandra war dem Rat ihrer Mutter gefolgt und hockte nun alleine in der verlassenen großen Kirche. Vor einigen Minuten war aus dem Altarraum die Kantorin verschwunden, seitdem herrschte Stille.

Wie lange ist das her, dass ich überhaupt in einer Kirche saß?

Das lag jedenfalls schon so lange zurück, dass sie sich nicht mehr erinnern konnte. Aber das Gespräch mit ihrer Mutter war so gut gewesen, dass sie tun wollte, was sie ihr vorgeschlagen hatte.

Leider kam die innere Stille, von der sie gesprochen hatte, so gar nicht bei ihr an. Andauernd rannten ihre Gedanken in neue Richtungen – immer unpassende, natürlich.

Inständig wünschte sie sich, dass sie sich auf Gott konzentrieren könnte, von dem sie im Grunde nichts wirklich wusste. Was ihr einfiel, waren die Worte Gudruns: «Setz dich in eine Bank, möglichst weit vorne, und dann werde still – und versuche, Kontakt mit Gott aufzunehmen. Dann warte dort so lange, bis du eine Antwort bekommst.»

«Eine Antwort, worauf?»

«Na, du musst mit Gott sprechen und ihm die ganze Misere darlegen – und dann darfst du ihn um Hilfe bitten. Du wirst sie bekommen.»

Mannomann! Wie stellte sie sich das denn vor?

Kein einziger klarer Gedanke nahm in ihr Platz. Im Gegenteil: Dauernd anderes, das ihr durch den Kopf raste.

Da ging die Tür auf, ein älterer Mann trat an die Teelichter, ein Geldstück klirrte in den Behälter, er zündete das Licht an. Dann sank er in die Knie.

Sandra staunte ihn an, und es dauerte aus ihrer Sicht sehr lange, bis er sich ächzend wieder erhob. Er trat vor das große Holzkreuz im Altarraum, bekreuzigte und verbeugte sich. Dann nickte er ihr freundlich zu, weil er sah, dass sie ihn beobachtete, und ging wieder hinaus.

Soll ich das jetzt auch machen? Ich bin nicht katholisch …

Sie blieb sitzen. Das Durcheinander ihres Gedankenkarussells ging weiter.

Sie schaute auf die Uhr, geriet unter Zeitdruck – und entschied sich, dem erlebten Beispiel zu folgen. Kniend vor dem Altarraum erzählte sie haspelnd und stockend, was los war, und verschaffte sich damit erst einmal selbst einen klaren Blick. Dann dachte sie nach und schickte die Bitte zum Himmel: «Gott, gib mir bitte eine Antwort, ich weiß nicht, was ich als Nächstes tun soll.»

Dann sprach sie das Vaterunser nach, das ihre Mutter für sie auf einen Zettel geschrieben hatte.

Mittlerweile wartete sie im Stehen, verbeugte sich und begriff endlich, dass keine Antwort kommen würde. Etwas enttäuscht und schwer unter Zeitdruck geraten, sammelte sie ihre Siebensachen ein und machte sich auf den Weg ins Büro. Dort würde es wegen ihres erneuten Zuspätkommens wieder scharfe Verweise und «Nacharbeiten» geben. Aber das war ihr im Moment herzlich egal.

Sandra trug Sneakers und raste los. Sie wollte unbedingt die nächste U-Bahn erwischen …

Parallelsituation zur gleichen Zeit: Endlich konnte auch Lisa in der Ferne die Lichter der U-Bahn erkennen. Nachdem Ulrich abgefahren war und sie wieder Luft in ihr Kopfkarussell bekommen hatte, machte sie sich auf den Weg zur Beratungsstelle.

«Oh lieber Himmel», stöhnte sie, sie würde hoffnungslos zu spät zu ihrem Termin kommen. Aber sie ging trotzdem davon aus, dass es ihr gelang, der verständnisvollen Beraterin die letzten 24 Stunden mit Ulrich als gute Entschuldigung darzulegen. Dort war man sicherlich solchermaßen verworrene Lebenssituationen gewohnt.

Eigentlich wollte sie ihrem ersten Impuls folgen und den Beratungstermin gar nicht erst wahrnehmen, ihn einfach verstreichen lassen. Schnell erkannte sie aber, dass das eine pure Trotzreaktion auf Ulrichs erneute Lügen gewesen wäre. Das wiederum würde unweigerlich bedeuten, dass sie auf ihrem Problem buchstäblich sitzen bliebe.

Wie kann ein Mensch so lange und so druckreif lügen? Und dann erst noch seine warmherzigen Gesten, sein beeindruckendes Weinen und sein Niederknien vor ihr … Ihr Dilemma sah sie nüchtern: Wenn sie zur Abtreibung ging, unterwarf sie sich widerstandslos seinem Willen – ginge sie nicht, gäbe es keine Zukunft mehr für sie beide. *Ich muss mich zusammenreißen. Es geht nicht mehr darum, ob Ulrich seinen Willen bekommt, es geht um mich selbst!*

Sobald sie nächste Woche das Unausweichliche hinter sich gebracht haben würde, wollte sie ihre Wunden lecken und mit Ulrich abschließen. Akut durfte sie aber keine weitere Zeit mehr vergeuden, sie musste schleunigst zur Beratung fahren. Und: Sie konnte heilfroh darüber sein, dass seine große Täuschung noch rechtzeitig aufgeflogen war. Die zweite große Täuschung, die er für sie vorgesehen hatte, flog zum Glück auch gerade noch rechtzeitig auf.

Was ihn entlarvt hatte, war nicht die Tatsache, dass er ihr in zunächst glaubwürdiger Weise seine angeblich kaputte Ehe schilderte. Auch nicht seine drastische Abneigung gegen ein drittes

Kind. Unangenehm war zwar auch, dass er schon wieder urplötzlich wegfahren musste und ihr schon wieder wortreich das blöde Geld aufdrängte. Aber *das* war es auch nicht.

Es war ganz einfach das, was sie im Handschuhfach neben dem Geldumschlag entdeckte, als die heruntergelassene Klappe ihr einen Blick hinein erlaubte. Es war der Umschlag, der direkt neben dem ihr bekannten Geld-Umschlag lag. Alles spielte sich in Sekundenschnelle ab: Ehe ihr Verstand Handlungsanweisungen geben konnte, schnappte sie sich den anderen Umschlag. Und da Ulrich ihr gerade liebevoll in die Augen und nicht auf die Hände sah, dachte er, es sei sein Geldbündel. Ihre geschärften Sinne ließen sie pfeilgerade zur raffinierten Diebin werden. Wer hätte das gedacht? Ein schlechtes Gewissen hatte sie nicht.

Ihr war klar, dass sie nach einer Gewissheit fahndete, die sie im Grunde genommen gar nicht aufdecken wollte. Aber was sein musste, musste sein. Ein kurzes flüchtiges Hinsehen bestätigte ihren schlimmen Verdacht. Bitterkeit fraß sich in ihr fest, als sie sich einen Augenblick später die Dokumente genauer ansah. Erstaunt registrierte sie, wie ihre Hände dabei unkontrolliert zu zittern begannen – noch erstaunter war sie, als sie entdeckte, dass sie es nicht mehr willentlich abstellen konnte.

Den Umschlag mit dem Geld hatte sie nolens volens zurücklassen müssen. Zweimal konnte sie nicht ins Handschuhfach hineingreifen – jedenfalls nicht unbemerkt.

Nachdem sie nun die Wahrheit kannte, war sein Geld nichts als Bestechungsgeld, und in Hinblick auf die Abtreibung ihres immerhin gemeinsamen Kindes ließ sich mit Fug und Recht auf makabre Weise sogar von «Kopfgeld» sprechen. Buchstäblich. Steifnackig hatte sie eine Weile auf dem Gehweg gestanden und sich auch dann nicht bewegen können, als wie zum Hohn die verschwunden geglaubte Übelkeit zurückkehrte. Nachdem die vorüber war, machte sie sich auf den Weg zur U-Bahn, und es gab sogar einen freien Sitzplatz.

Wenn nur das Beben ihrer Hände aufhören würde, dann könnte sie besser nachdenken. Solange dieses Grundproblem nicht geklärt war, ging's nicht weiter. Zittern war die stärkste Form zu zeigen, dass man Angst durchlebte.

Tu was. Denke nach. Nicht auf die Hände schauen.

Dann plötzlich Klarheit:

Also, stell dir die Frage, wie du sie beruflich einer Promifrau stellen würdest, dann kriegst du auch eine Antwort, schließlich bist du ja Journalistin.

Wie oft mochte der Professor ihnen das damals in Erinnerung gerufen haben?

Durchatmen und mutig die Frage stellen, war eines.

Aber wieso hatte ihr vorgeblich reumütiger Lebensgefährte, mit dem sie sich seit etwa einem halben Jahr *(So lange schon?!)* in billigen Hotelzimmern traf, ein Haus ausgerechnet in Potsdam gekauft? Mit Immobilienpreisen kannte sich Lisa zwar nicht besonders gut aus, schon gar nicht, wenn solche Häuser am anderen Ende Deutschlands standen, aber Rückzahlungsraten für ein Darlehen, das noch 18 Jahre lang laufen würde, klangen alles andere als nach einem gerade stattfindenden Trennungsjahr. Am allerallerwenigsten klang es nach: *Ich ziehe zu dir nach Stuttgart.*

Wie lautete folglich die Antwort auf eine solche Frage? Ganz klar:

Mach dir nichts vor: Es klingt wie das schäbige und erfolgreiche Abservieren seiner Geliebten. Ja – und genau das war es auch. Wenn sie es wagte, das und nur diese Tatsache als Grundlage für ihre Gedanken zu nehmen, dann passte alles zusammen. Wie ein Puzzleteil zum anderen.

Nee, mein Freund, so geht das nicht, da bist du viel zu weit gegangen. Der Betrug im Betrug ist viel zu schwerwiegend, als dass ich dich damit einfach durchkommen lassen sollte.

Ihr Schädel wollte schier zerspringen bei so viel Fassungslosigkeit, die sie erbarmungslos überschwemmte.

Trotzdem. Das Kind nun austragen zu wollen, um ihm zu demonstrieren, dass sie sich nichts von ihm gefallen ließe, würde am Ende nichts als eine zusätzliche Dummheit sein. Es wäre zwar ein finanzielles Druckmittel. Aber ein sehr billiges

Druckmittel. Billig und genauso schäbig wie sein Verhalten ihr gegenüber. Vor allem anderen aber bedeutete diese Option: Sie war es, die die Konsequenzen alleine zu tragen hatte. Alleinerziehend – diese brutale Zukunft war undenkbar. Das Thema hatte sie schon reichlich durchgekaut. Ein Schauer lief über ihren Rücken.

Das Händezittern hörte ebenso plötzlich auf, wie es angefangen hatte.

Sie rief sich wieder in Erinnerung, dass sie auf dem Weg in eine staatliche Beratungsstelle war und sich längst für eine Abtreibung entschieden hatte.

Langsam kehrte ihre innere Ruhe zurück. Sie musste aus diesem schrecklichen Versagen dringend etwas lernen.

Nie wieder durfte sie sich auf jemanden verlassen. Auf wirklich niemanden.

Von Männern hatte sie mehr als genug. Ulrich war so was von einem Doppelt- und Dreifach-Betrüger! So einem würde sie nie mehr begegnen wollen! So was von skrupellos, das kommt für sie niemals mehr in Frage. Nie, nie mehr. Dass sie für immer allein bleiben würde, war nur logisch und konsequent. Und es erschien ihr in diesem Augenblick sogar als höchst erstrebenswert. Die harte Lehre hieß: Bevor Ulrich auftauchte, war alles gut, und alles lief in ruhigen Bahnen Richtung Zukunft. Und jetzt?!

Etwas wehrte sich in ihr, so verbittert zurückzubleiben. Sie war ja noch lange im «guten Alter» ... Aber wie sollte das überhaupt aussehen, falls sie nun doch noch einen ehrlichen Mann finden und sogar heiraten würde?

Was, wenn der sich unbedingt Kinder wünschte? Konnte sie trotz Abtreibung dann noch mal schwanger werden? Müsste sie ihm ehrlicherweise nicht davon erzählen? Das war schnell entschieden: Auf gar keinen Fall würde sie jemals darüber sprechen. Mit niemandem.

Also, ihre berufliche Zukunft war ein sehr wesentlicher Punkt, über den sie in ihrem Beratungsgespräch reden wollte. Und dann noch über die Tatsache, dass das Kind – sollte sie es wider Erwarten behalten – ohne Vater aufwachsen müsste. Das würde die Beraterin verstehen.

Dankbare Zufriedenheit durchfuhr sie, als ihr bewusst wurde, dass es einen Ort gab, an dem sie neutral beraten werden würde – frei vom Druck, den Ulrich, Heiko oder Sandra auf sie ausübten. Und frei vom eigenen Druck, es allen recht machen zu wollen.

Die Frau klang so nett und liebenswürdig am Telefon, und gerade weil sie ihr ganz fremd war und sie anschließend nie wieder sehen würde, durfte sie zuverlässig davon ausgehen, dass sich ein Ausweg für sie auftun würde. Noch einmal rief sie sich in Erinnerung, dass sie aufmerksam beobachten und erfragen wird, ob Abtreibung gut ist oder nicht gut.

Die U-Bahn setzte sich nach einer Haltestelle gerade wieder in Bewegung, und während Lisa Vorbereitungen traf, per Handy in der Beratungsstelle ihre verspätete Ankunft anzukündigen, bemerkte sie aus dem Augenwinkel heraus eine schwer schnaufende Frau, die es gerade noch rechtzeitig in den Waggon geschafft hatte. Völlig außer Atem ließ sie sich in einen freien Sitz plumpsen und keuchte schwer. Normalerweise gingen solche Wettrennen zu Ungunsten der Passagiere aus, in seltenen Fällen aber ganz offenkundig auch zu ihren Gunsten.

Den Anruf machte sie lieber doch nicht.

Da hörten zu viele Ohren mit.

Lisa verstaute ihr Handy und lehnte sich zerschlagen zurück. Ohne dass sie es beabsichtigte, faltete sie zum zweiten Mal während ihrer Schwangerschaft die Hände über ihrem Bauch:

«Lieber Gott, wenn es dich noch gibt, steh mir bei und hilf mir da durch. Sonst schaffe ich es nicht.» Was sollte sie sonst noch sagen? – Beim Aufblicken erschrak sie heftig: Die glückliche U-Bahn-Siegerin war ausgerechnet Sandra.

Ihre alles besser wissende, nervende Kollegin Sandra!

Beide Frauen sahen sich ziemlich entsetzt an.

Ohne groß nachzudenken, hob Sandra ihre rechte Hand und

winkte ihrer künftigen Abteilungsleiterin einen Gruß zu, was Lisa dazu bewog, unwillkürlich ebenfalls ihre rechte Hand zu heben und zu winken.

Daraufhin erhob sich Sandra, setzte sich Lisa gegenüber und rief erschrocken:

«Der Gott meiner Mutter!»

«Was ist?», fragte Lisa.

Wieder mal zuerst geredet, dann das Gehirn eingeschaltet. Lerne ich's denn nie?!

Sandra räusperte sich:

«Ich sagte: der Gott meiner Mutter! Weil ich nicht mit dir gerechnet habe. Nicht hier. Ich bin auf dem Weg ins Büro. Und du?» Nachdrücklich und betont langsam sprach sie jedes einzelne Wort aus. «Oh – aber das geht mich ja gar nichts an», fügte sie noch an, als sie Lisas abweisende Mimik erkannte.

Eine Weile schwiegen sie.

Dann hielt Sandra es nicht länger durch.

«Erwähntest du während eines Artikels über die Kirchen nicht einmal, dass du auch an Gott glaubst?» *Das ist falsch, das ist ganz falsch, was redest du da?*

Zu ihrer Freude reagierte Lisa nicht negativ:

«Klar, ja, das tue ich. Aber ich übertreibe es nicht, ich renne nicht jede Woche in die Kirche oder so. Wer länger nachdenkt, muss zu dem Schluss kommen, dass die verkorkste Welt ohne Gott nicht denkbar ist. Aber wie oder was er ist? Wer weiß das schon. Wie siehst du das?»

Sandra zuckte etwas überfordert mit den Schultern.

Sag was, sag was Gescheites, sag irgendwas!

Aber ihr Kopf blieb leer.

Und ihr Mund blieb trocken und stumm.

«Und was meintest du vorhin mit ‹der Gott meiner Mutter› – ist sie krank, oder worum geht's da?»

Sandra war heilfroh über die willkommene Fokussierung auf ihre Mutter und ließ sich gerne aufs Gespräch ein.

«Nein, es geht ihr prima! Wie soll ich dir das erklären: Sie hat mir einen dringenden Rat gegeben. Den habe ich befolgt, und prompt sitzen wir beide hier!»

«Ich verstehe nicht, was du meinst …»

«Ehrlich gesagt, ich auch nicht.»

Wieder schwiegen beide Frauen.

«Weißt du, was?», sagte Sandra, «ich bin kein Mensch, der drum herum redet, ich kann nur geradeaus. Und glaube mir, das hat mich wirklich schon oft in die Bredouille gebracht, und ich merke, dass ich mich gerade wieder in die Bredouille hineinreite …»

«Hm-hm. Ich ahne, was du meinst, aber ich will nicht, dass du weiterredest.»

«Doch, ich werde weiterreden, und weißt du, warum?»

«Warum?»

«Weil ich dich im Toilettenraum echt sympathisch fand und ich dachte, dass wir vermutlich gar nicht so verschieden sind. Und dass es eigentlich ganz schön wäre, wenn wir freundlicher miteinander umgehen könnten.»

«Dann gehe jetzt freundlich mit mir um und sage nicht, was du sagen willst, wenn es das ist, was ich denke.»

«Nee, es ist nicht das, was du denkst. Mir kommt gerade eine sehr freundliche Idee. Pass auf: Du glaubst an Gott, ganz wie meine Mutter, und wenn ich dich anschaue, wie elend es dir geht, dann machst du gerade was Schlimmes durch. Und ich vermute mal, das hängt mit dem Kindsvater zusammen. Nun habe ich gedacht, dein Gott und der Gott meiner Mutter, na, der ist doch freundlich. Wenn ich euch beide richtig verstehe, dann geht ihr davon aus, dass er sich niemals irrt. Richtig so?»

Lisa nickte.

«Nun willst du das Kind nicht, und das heißt: Dein Gott irrt sich also doch, deiner Meinung nach. Du gehst jetzt her und sagst zu ihm: Lieber Gott, ich glaube an dich und daran, dass du mir das Leben geschenkt hast. Aber mit dem Kind, mit dem Kind, also: Da hast du dich geirrt. Erlaube mir bitte, dass ich das an dich zurückschicken darf …»

Lisa schaute schon längst aus dem Fenster.

«Das habe ich doch so richtig verstanden, oder?»

«Ja, wenn du es auf diese Art ausdrücken willst.»

«Also, dann wird dein freundlicher Gott weiter sagen: ‹Ja gut, ich habe mich geirrt, tut mir sehr leid, gib mir das Kind zurück!› Oder?»

«Ja.»

«Mhm. Du bist Journalistin, ich bin Journalistin: DAS wollen wir hören, das MÜSSEN wir hören. Meine Idee ist: Wir beide fragen den Gott genau das und warten ab, ob er so zu dir redet. Und falls ja, dann verspreche ich dir, werde ich nichts, absolut nichts mehr davon zu dir reden. Ich werde dich machen lassen und in Zukunft deine allerbeste Freundin werden.»

«Du spinnst ja total!»

«Ja, das ist wahr. Mein Mann Michael behauptet das auch, also wird's stimmen!»

Sandra stand auf, die nächste Haltestelle kam näher.

«Komm bitte mit! DU brauchst nichts zu sagen, ICH mache alles für dich. DU hörst nur zu, und wir BEIDE hören zu, was dein und meiner Mutter Gott zur Antwort gibt. Okay? – Komm bitte mit, wir haben nichts zu verlieren – aber du hast alles zu gewinnen. Ich bin Mutter, ich weiß, wovon ich rede, das sage ich dir.»

Was, um Himmels willen, rede ich denn da?! Das kann ich doch gar nicht ernst meinen!

Das gibt's doch nicht.

Sandra wunderte sich über sich selbst.

Und zweifelte an ihrem Verstand.

Die U-Bahn kam mit einem Ruck zum Stehen, Lisa stand auf und stellte sich neben Sandra. Die beiden stiegen aus.

Sie mussten eine Weile laufen, aber dann war klar: Zur nächsten Kirche war es viel zu weit. Sie gingen zum nächsten Spielplatz. Der war voller Kinder und voller Mütter, und als Lisa weglaufen wollte, sagte Sandra:

«Nein, lass uns das jetzt machen. Es ist doch gut, wenn so viel los ist, dann ist es so laut, dass sich keiner um uns kümmert.»

Eine der Bänke stand etwas abseits, und sie war leer, weil man von dort aus keinen guten Überblick über den Spielplatz hatte.

In ihrem ganzen Leben war Sandra noch nie so aufgeregt. Mit schweißnassen Händen setzten sie sich hin, und Lisa schwieg. Sandra hatte so etwas noch nie gemacht, aber ihr Entschluss stand fest. Sie würde zu Gott reden, und dann würden beide abwarten.

Das, was sie dann vorbrachte, war ein ziemlich schwaches Aneinanderreihen von Worten, begleitet von ihren Tränen und einem entsetzlich sicheren Gefühl totalen Versagens.

Lisa schwieg eisern.

Lange saßen sie da und warteten auf Antwort. Es kam keine. Da kam ein kleiner Junge hinter seinem Ball hergerannt, der vor Lisas Füßen zum Ausrollen kam:

«Das ist *mein* Ball», krähte er keck. «Bist du auch eine Mama?»

Lisa und Sandra sahen den kleinen Kerl an, und wie aus einem Mund antworteten sie, ohne groß nachzudenken, im Doppelpack:

«Ja!»

Er nickte, als hätte er diese karge Antwort erwartet, schnappte seinen Ball und verschwand.

Danach tat sich lange nichts mehr. Sie saßen da und betrachteten das Kommen und Wegfliegen der unglaublich vielen Vögel, das von Kindergeschrei und Mütterrufen begleitet wurde.

Irgendwann beendete Sandra das Schweigen:

«Also: Ich habe nicht gehört, dass dein Gott und der Gott meiner Mutter gesagt hätte, dass er sich irrte. Ich habe nicht gehört, dass er dir erlaubt, das Kind zurückzuschicken. Hast du etwas gehört?»

«Nein», sagte Lisa, «aber du hast keine Vorstellung davon, wie viel Angst ich habe, Mensch, wie mir die Muffe geht. Ich bin echt am Ende!»

«Doch», sagte Sandra. «Davon habe ich eine Ahnung, das kannst du mir ruhig glauben! Ich habe noch eine Idee.»

Lisa stöhnte laut: «Ich kann deine Ideen nicht mehr ertragen …»

«Versteh ich. Aber du, nur diese letzte Idee noch: Ich bringe dich zu meiner Mutter Gudrun. Das ist eine Mutter der Extraklasse. Die weiß immer weiter!»

Kein weiteres Wort fiel auf der Fahrt zu Gudrun. Sandra hatte sie beide angekündigt, und so standen ein kleiner Imbiss und Getränke auf dem Tisch.

Sandra und Gudrun umarmten sich, und Sandra stellte ihrer Mutter Lisa vor, die blass und müde, mit tiefen Augenringen, abwartend daneben stand.

Gudrun griff beherzt zu:

«So, was ist los? Worum geht es denn?»

Beide Frauen versuchten, das zu erzählen, was sie erlebt hatten, und Sandra erzählte auch von ihrem vorangegangenen Kirchenbesuch. Dann die mehr oder weniger stumme Zeit auf dem Spielplatz – auch dort hatte Gott nicht geantwortet.

«Aha!» Gudrun überlegte, was sie darauf erwidern sollte. «Das kann ich mir gar nicht vorstellen, dass keine Antwort gekommen ist. Erzählt mir noch mal ganz genau, was ihr erlebt habt.»

Sie hörte zu, schloss dabei manchmal die Augen, um sich besser konzentrieren zu können. Dann lachte sie laut:

«Also! Wie können Sie so blind sein», rief sie zu Lisa gewandt. «Der kleine Junge mit dem Ball hat Sie doch etwas gefragt, und Sie haben prompt geantwortet, nicht wahr?»

«Ja, schon. Aber wir hatten doch gefragt, ob wir mein Kind zurückschicken können, umtauschen gewissermaßen. Und *dazu* haben wir keine Antwort gehört. Beide nicht!»

«Also, Gott *hat* geredet, ihr habt es nur übersehen: Gott benutzt auch immer wieder Menschen, und in dem Fall hat der Kleine Sie gefragt, ob Sie Mutter sind, und hat dann von Ihnen zu hören gekriegt, dass das tatsächlich so ist! Also: Dass Sie, Lisa, Mutter SIND, nicht erst dazu *werden*, das haben Sie sogar selbst bejaht. Ein Zurückschicken ist demnach nicht möglich! Wie sollte das denn auch gehen? Sie müssten es ja tot machen ...»

Die eintretende Stille im Raum ließ Gudrun aufhorchen: «*Das* haben Sie also vor, jetzt verstehe ich ...»

Gudrun schlug vor, dass Lisa sich nebenan ein bisschen hinlegte, und Sandra machte sich endlich wieder auf den Weg ins Büro.

Sandra kam erst abends um 17:30 Uhr im Büro an. Keiner mehr da – bis auf Heiko. Der kam auf sie zu:

«Das ist, liebe Sandra, das allerletzte Mal! Wenn du das nächste Mal zu spät kommst, kündige ich dir. Mir reicht es jetzt mit deiner schlampigen Arbeitsmoral!»

Währenddessen wischte er mit einem geschlossenen Umschlag vor ihrem Gesicht hin und her: «Das hier ist die fertige Kündigung, meine Liebe!»

Bingo.

50

Jacqueline, Ludmilla, Lisa Hinkel und Ümi

«Jetzt beruhigen Sie sich bitte erst mal.» Jacqueline bemühte sich, aus ihrer völlig aufgelösten Anruferin etwas Verständliches herauszubringen.

Auf solche problematischen Telefonate war sie detailliert geschult worden – manchmal mussten die Auszubildenden mehrmals am Tag üben, so lange, bis sie ein sicheres Auftreten zeigten. Verzweiflung bei Frauen war ihr daher vertraut, und sie wusste damit umzugehen – weil die Dinge später wie von alleine ihren Gang gingen. Meistens riefen die Verzweifelten direkt nach einem sich gerade abgespielten Drama an, mit einem ganz akuten Ereignis als Hintergrund also. In der Regel hatten sie eine verbale Auseinandersetzung erlebt, die es telefonisch zu erkunden und in die richtigen Bahnen zu lenken galt. Jacqueline wusste außerdem, dass eine Schwangerschaft vorliegen musste, sonst würde die betreffende Frau nicht bei ihnen anrufen.

Jacqueline hörte dem allerersten, noch unkontrollierten Redeschwall zu und fühlte sich daran erinnert, wie sie einmal eine 15-jährige Muslima beruhigen musste. Kopftuchträgerin, traditionell lebende Eltern, die sich nie in Deutschland assimilierten und die das junge Mädchen schon an den Sohn einer bekannten Familie in der Türkei versprochen hatten. Fraglos wäre die Kleine in ernsthafte Komplikationen geraten, wenn ihre Eltern von ihrem deutschen Freund gewusst hätten. Dass sie sogar mit ihm schlief, hätte ausgereicht, um sie zu verstoßen oder ihr Schlimmeres anzutun.

Tatsächlich musste Jacqueline oft an Ümi («so nennen mich alle») denken, weil deren Geschichte so traurig war. Ihr Freund Kai und dessen Familie hatten ihre Hilfe angeboten. Sie wollten das junge Mädchen vor ihrem Schicksal bewahren. Vergebens. Die Angst vor der eigenen Familie und deren Blutrache war übermächtig. Am Ende verlor sie mit der Abtreibung nicht nur ihr Baby, sondern auch ihren deutschen Freund. Wenn sie vier oder fünf Monate später in die Türkei einfliegen würde, wären alle Spuren ihres kurzen glücklichen Lebens in Freiheit akribisch beseitigt worden.

Heutzutage müsste Ümi sich noch nicht einmal heimlich bei einem wohlwollenden Arzt das Jungfernhäutchen wieder nähen lassen. Gegen gute Bezahlung könnte sie sich ein künstliches Jungfernhäutchen aus dem Internet bestellen, das sie – inklusive künstlichen Bluts – einfach nur vor der Hochzeitsnacht einführen müsste, um die Täuschung des Bräutigams perfekt zu vollziehen.

Ein Teil von Jacqueline freute sich für das Mädchen, dass es diese Mittel für sie gab. Ein anderer Teil Jacquelines hätte ihr jedoch am liebsten links und rechts eine schallende Ohrfeige verpasst. Dafür, dass sie ihre Eltern hinterging, sich selbst betrog und das alles mit scheinbar leichter Hand hinter sich lassen wollte. Besser wäre gewesen, wenn Ümi sich von Jacqueline an Stellen hätte überweisen lassen, die eigens für Frauen in ihrer Situation eingerichtet wurden und von denen es mehr in Deutschland gab, als man sich zu schätzen traute. Auf jeden Fall hätte Jacqueline ihr von der bevorstehenden Abtreibung abgeraten und hätte ihr versichert, dass alles gut werden würde, solange sie sich nicht selbst und ihr Umfeld so tragisch belog. Solange ihr Freund und sie sich liebten, würden sie die schwierigen Wochen und Monate, vielleicht auch Jahre, gemeinsam durchstehen.

In diesem Telefonat hier war es jedoch anders. Ihre aufgewühlte Anruferin war Frau Hinkel. Diejenige, die sie letzte Woche terminlich versetzt hatte, ohne rechtzeitig abzusagen. Jacqueline hatte noch lange in den Abend hinein im Büro gewartet, in der Hoffnung, sie würde noch auftauchen und Jacqueline könnte eventuell doch noch ihr erstes selbständiges Beratungsgespräch meistern. Daraus war bekanntlich nichts geworden.

Genaugenommen hatte sie an diesem Tag nicht ganz die Wahrheit gesagt, denn mit ihrer Anruferin hatte sie schon beim ersten Telefonat über alle wichtigen Eckpunkte, über alle wesentlichen Rahmenbedingungen, gesetzliche Vorgaben, Zahlungsmodalitäten etc. im Zusammenhang mit der bevorstehenden Abtreibung ausführlich gesprochen. Frau Hinkel sollte bei dem ausgefallenen Termin eigentlich nur vorbeikommen, um ein paar offene rechtliche Fragen zu klären und den Beratungsschein abzuholen. Ludmilla gegenüber hatte Jacqueline dieses wichtige Detail verschwiegen, weil sie hoffte, die Kundin noch davon überzeugen zu können, ihr Kind auszutragen.

Was wohl zwischen dem verpatzten Termin und heute geschehen war? Deutlich war nur ihre hörbare Verzweiflung. Mittlerweile schien sich bei der Anruferin ein gewaltiger Druck aufgebaut zu haben.

Lisa Hinkel nannte ihren Namen, und das Erste, was Jacqueline auch heute von ihr wahrnahm, war ihre unangenehme Stimmlage. Deshalb konnte sie schwer abschätzen, wie alt sie wohl sein mochte – vielleicht so zwischen zwanzig und dreißig.

Trotz vieler eingeübter Telefonat-Strategien gelang es ihr nur sehr mühsam, sachlich ruhig vorzugehen. Sie versuchte sich selbst einzureden, es würde daran liegen, dass Lisa Hinkel kein Erstkontakt mehr war, sondern dass dem heutigen Anruf schon ein Telefonat vorausgegangen war.

In Wahrheit wusste Jacqueline es besser. Sie selbst hatte Angst. Angst davor, dass ihre erste Kundin einem ähnlich unüberwindlichen Berg von Problemen gegenüberstand, wie es bei Ümi vor ein paar Monaten der Fall war. Angst davor, dass sie in ihrer ersten selbständigen Beratung gar nicht erst die Möglichkeit bekam, auf die Schwangere einzugehen. Sondern dass die einzige Maxime lautete, ihr den Beratungsschein auszuhändigen und sie an die passenden Kliniken weiter zu verweisen – die seit neuestem *Kooperationspartner* genannt wurden.

Ihre alarmierenden Gedanken behielt sie natürlich für sich und schlug ihrer Gesprächspartnerin einen Termin für den morgigen Tag vor, den Lisa annahm.

Ludmilla verfügte über ausgezeichnete Antennen.

Hellhörig verstand sie gleich, dass sie sich einmischen musste. Höflich wartete sie dennoch, bis ihr Schützling den Hörer aufgesetzt hatte.

«Jackie, du bist noch ganz am Anfang und darfst natürlich noch Fehler machen. Aber warum hast du das Häufchen Elend nicht sofort, also *noch heute*, einbestellt? Sie ist eine sichere Kandidatin, hätte dir nicht viel Mühe gemacht, du hättest ihr leicht helfen können.»

«Es ist alles voll», log Jacqueline. «Da sie letzte Woche ihren Termin verbummelte, kam mein Terminkalender ins Trudeln, weil ich versucht habe, alle anderen Frauen umzuschieben …»

«Ach, Schätzchen …», mahnte Ludmilla mit ihrem *Du-musst-noch-viel-lernen*-Tonfall:

«Das wäre doch deine erste Kundin gewesen, von welchen anderen Terminen sprichst du überhaupt?» Niemand konnte Ludmilla aufs Glatteis führen.

«Ja, natürlich. Aber ich will doch immer bei deinen Gesprächen mithören, und da wollte ich sie nicht zeitgleich zu deinen Terminen einbestellen.»

Das leuchtete Ludmilla ein.

Dennoch verlangte sie unerbittlich:

«Bei unseren Kundinnen, da liegt doch immer eine ganz dramatische Ausnahmesituation vor. Für uns gilt, genau daran ohne Verzögerung anzuknüpfen. Ohne *jegliche* Verzögerung, und du hättest in deinem Kalender genug Zeit dafür gefunden. Wenn du ihr noch mal zwei Tage Extrazeit gibst, überlegt sie es sich wieder anders. Und das heißt, du wirst sie verlieren.»

«Warum das denn?»

«Weil das immer so ist. Sie schwanken wie ein Rohr im Wind hin und her.»

Die laute Türklingel rettete Jacqueline vor der anstehenden Debatte. Glück gehabt. Sie fühlte sich auf einmal so müde. Ludmilla sah ihre perplex dreinschauende Mitarbeiterin auffordernd an und deutete auf die Türklingel:

«Geh und mach auf!», lachte sie freundlich.

Mit dem unbefriedigenden Gefühl, dass sich alles, was sie tat, an irgendeinem bestimmten Punkt merkwürdig falsch anfühlte, schritt Jacqueline zur Tür.

Ludmillas nächste Kundin war etwas zu früh dran. Das machte aber nichts, sie führte die unsichere Frau, deren Babybauch bereits eine verdächtig große Wölbung aufwies, in das Besprechungszimmer.

51
Lisa fällt die Decke auf den Kopf

Lisa wollte nicht länger zu Hause bleiben und kam, entgegen der Absprache mit Heiko, heute ins Büro. Bis zum Beratungstermin standen ihr noch zwei ganze Arbeitstage bevor, die mit der brachialen Länge einer Wagner-Oper daherkamen. Ihr drohte die

Decke auf Kopf zu fallen, oder nein: Eigentlich drohte sie durchzudrehen und verrückt zu werden. Sie hatte tatsächlich überlegt, ob sie sich solange in die Psychiatrie einweisen sollte, das hatte ihre Mutter auch einmal getan, und anschließend hatte sie sich wohler gefühlt.

Zum Glück, dachte sie jetzt, hatte sie das nicht umgesetzt, sondern sich fürs Büro entschieden. Dort fand sie Ablenkung in der Arbeit, war nur dem ganz normalen Redaktionswahnsinn ausgesetzt.

In der kleinen Kaffeeküche traf sie auf Sandra, die sie die letzten zwei Tage nicht mehr gesehen hatte. Sandra ihrerseits stand der Arbeitsberg bis zum Scheitel, und sie versuchte, die verlorene Bürozeit irgendwie wieder aufzuholen. Heiko war schließlich sehr angekratzt, und in dem Zustand war ihm alles zuzutrauen. Sie hatte das Gummi eindeutig überzogen.

Lisa füllte die Kaffeebohnen auf und drückte einen der Zauberknöpfe.

«Alles klar bei dir?», fragte Sandra. Ihre Stimme klang ernsthaft besorgt.

«Ja», log Lisa, spürte aber, dass sie Sandra nichts vormachen konnte. «Allerdings nicht die beste Tagesform … Du kennst das ja sicher noch aus deinen eigenen Schwangerschaften …»

Sandra nickte und pflichtete Lisa bei:

«Weiß ich alles noch recht gut, vergisst man nicht. Aber später lachst du darüber …» Sie lachte, wie zum Beweis dessen.

«Ich gehe morgen Abend doch zur Beratungsstelle», berichtete Lisa zögerlich.

In ihren Recherchen hatte Sandra herausgefunden, dass die Beratungsstellen des jeweiligen Bundeslandes nicht nach Gesprächsstunden vergütet wurden, sondern nach der Anzahl ausgestellter Beratungsscheine. Die Relation der ausgestellten Scheine zur Anzahl durchgeführter Abtreibungen lag bei etwa hundert Prozent. *100 %!* Dem geltenden Gesetz nach könnten die Beraterinnen den Beratungsschein nämlich auch *nicht* ausstellen, könnten ihn also verweigern und versuchen, die Abtreibung zu vermeiden. Hinzu kam aber, dass mindestens eine der großen Organisationen direkt davon lebte, dass Abtreibungen anschließend tatsächlich durchgeführt wurden. Diese Faktenlage ergab sich aus Gerichtsprozessen, die gegen einen gewissen Herrn Annen geführt worden waren – das hieß im Klartext, dass der eine Teil der Angestellten die Beratungsarbeit machte, ein anderer Teil war direkt in Abtreibungen involviert.

Reiß dich zusammen, das ist gerade gar nicht das Thema!

«Was ist denn passiert, Lisa? Ich dachte, du hast dich nach dem Spielplatz anders entschieden und mit Gudrun Pläne durchsprechen können. Habt ihr euch nicht gut verstanden?»

«Doch, sie ist wirklich ein feiner Mensch. Und sie versteht es gut, Stärke zu vermitteln. Aber als ich in meine Wohnung zurückging, da sah die Sache doch wieder ganz anders aus. Da habe ich mein Handy wieder eingeschaltet und …»

Lisa begann zu weinen.

Sandra schleppte sie in den Toilettenraum ab, den sie von innen verschloss.

Statt einer Antwort holte Lisa ihr Smartphone heraus und scrollte zum Textverkehr zwischen ihr und Ulrich. Dann übergab sie das Handy an Sandra.

«Hier! Lies selbst! Ich will endlich ein Ende machen, verstehst du, ich bin der ganzen Sache definitiv nicht mehr gewachsen. Hier kannst du mit Lesen anfangen:»

Du hast mir einen wichtigen Umschlag gestohlen!
Was erlaubst du dir eigentlich????
Ulrich

Lisas Antwort war kurz:

Lass mich endlich in Ruhe, ich werde nicht abtreiben

Schon wenige Minuten darauf schrieb Ulrich:

Du kannst dem Kind, um das ICH mich nicht kümmern werde, nichts, rein gar nichts bieten! Es kostet viel Geld, und von mir kriegst du nichts. Du wirst also pleitegehen, von Hartz IV leben müssen, und das Kind wird dich eines Tages dafür hassen, dass du ihm so eine schreckliche Armut zugemutet hast. Ich aber warte mit meinem Hass auf dich nicht so lange ab, ich hasse, hasse, hasse dich.
!!!!!!Abgrundtief!!!!!!

Sandra stöhnte. So etwas würde sie auch nicht aushalten:

«Ist der noch zu retten?»

Lisa zeigte mit spitzem Finger aufs Handy:

«Lies erst mal weiter.»

Ab da kamen nur noch Drohungen der schlimmsten Art. Dann folgten Fotos, die er geschossen hatte und an sie schickte:

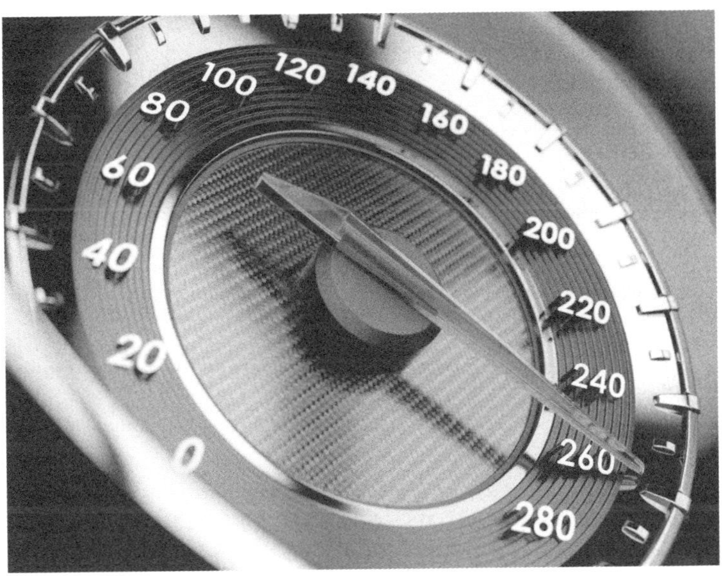

Darunter schrieb er:

Du bist schuld, wenn ich mich jetzt umbringe
Ulrich

Dem folgten weitere wüste Drohungen, weil Lisa nicht reagierte. Dann wieder ein Foto:

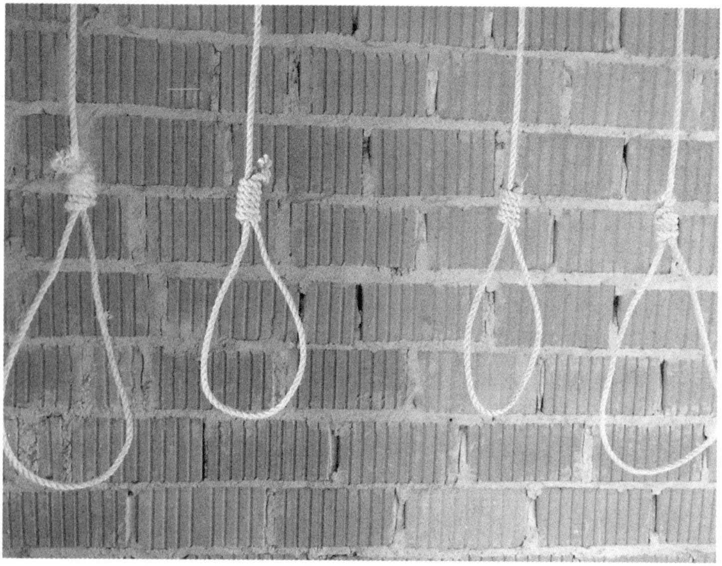

Darunter schrieb er:

Du hast es zu verantworten, dass ich uns alle umbringen muss, nur weil du so egoistisch Mutter werden willst!
Ulrich

Die nachfolgenden Fotos schaute sich Sandra nicht mehr an, das hielt sie nicht aus. *Was hat Lisa alles mitgemacht! Warum hat sie nicht bei mir um Hilfe gerufen?* Sandra wusste, warum: Sie war ja abgetaucht. Sie wollte die Kündigung vermeiden, und die viele Arbeit und die von Heiko als Strafe aufgebürdete zusätzliche Arbeit fraß sie – neben dem Haushalt und der Familie daheim – einfach auf. Nichts ging mehr, für niemanden hatte sie mehr ein Ohr, kein einziges Mal hatte sie an Lisa gedacht oder gar bei ihr nachgefragt. Lisa war das natürlich nicht verborgen geblieben. Außerdem tat sie sich schwer, mit der neuen Freundschaft umzugehen, ja, sie überhaupt erst mal zuzulassen.

Was habe ich mir dabei gedacht, Mensch?

Sandra überlegte.

«Wir machen jetzt Folgendes: Das Handy machen wir aus. Dann fährst du jetzt los zu deinem Beratungstermin, aber nur, wenn du unbedingt gehen willst. Ich bringe dich hin, und ich hole dich dort auch wieder ab. Bitte! Und dann überlegen wir weiter. Ich lasse mir was einfallen. Du weißt ja, Ideen habe ich als zweifache Mutter immer!»

Sie lachte.

Aber Lisa mochte nicht mitlachen. Sie hatte genug.

Dankbar nahm sie jedoch das Angebot an, dass Sandra sie zur Beratungsstelle fuhr.

52

Lisa im Beratungsgespräch

«Verunsichert? Sie meinen, er ist verunsichert?» Lisa wurde ärgerlich und ließ Jacqueline unmissverständlich wissen, für wie deplatziert sie deren Einwand hielt, dass Ulrichs momentanes Verhalten aus einer Unsicherheit heraus zu bewerten wäre.

«Nun ja, so wie Sie ihn beschreiben, scheint er ja ein sehr sensibler Mann zu sein», rechtfertigte sich Jacqueline und blickte teils nach Zeichen der Bestätigung, teils aber auch hilfesuchend zu Ludmilla, die sich bedeckt hielt. Sie saß zurückgelehnt, um sich möglichst «unsichtbar» zu machen, und wollte nur im äußersten Notfall eingreifen.

Es war, als sähe sie sich ein Theaterstück an. Ein Theaterstück, dessen Text sie genau kannte, und ihr war auch vollkommen bewusst, dass ihre Anwesenheit zu Jacquelines Verunsicherung wesentlich beitrug. Vermutlich hatte sie deshalb die falsche Vokabel für Ulrich gewählt.

Natürlich war Jacqueline in etwa so nervös wie eine Laienschauspielerin, die sich während ihrer Performance vom wichtigsten Szene-Kritiker begutachtet weiß.

Dummerweise war das Jacqueline längst selber klar. Sie war schon so weit vom Drehbuch abgewichen, dass sie Schwierigkeiten hatte, noch länger zu improvisieren. Sie versuchte, sich daran zu erinnern, wie Ludmilla solch unerwünschte Gesprächswendungen wieder in die rechte Bahn zurückbrachte, kam aber zum deprimierenden Schluss, dass ihre Chefin eine solche Fokus-Verschiebung gar nicht erst zuließ. Weil sie das eben vorher schon abfing und auf nebensächliche Themen souverän reagierte.

Immer bei der Kundin bleiben, lautete die Devise, die Jacqueline hier schmerzlich aus den Augen verloren hatte. Ihr war einer der größten Anfängerfehler unterlaufen. Und das wurde ihr nicht erst klar, als Lisa konsterniert auf ihren letzten Kommentar hin reagiert hatte:

«Er will mich zur Abtreibung zwingen! Er beschimpft mich mit übelsten Ausdrücken, er schreibt bösartige SMS, schickt mir Selbstmorddrohungen. Und er ist ein großer Betrüger! Wie sensibel ist das Ihrer Meinung nach?» Lisas Hals färbte sich vor Ärger und nachträglicher Angst prompt knallrot.

Jacqueline musste das wieder geradebiegen. Es war in Beratungsgesprächen eine der größten Verlockungen, über nicht anwesende Personen zu sprechen. Der Klassiker. Eine Frau geht in die Therapie, weil sie Probleme mit ihrem Ehemann hat. Nun konnte der Therapeut die Frau natürlich darin bestärken, was für ein Ekel ihr Mann doch war. Konnte fünfzig Minuten daneben sitzen und immer wieder bestätigen, wo genau der Mann sich falsch verhielt. Konnte kommentieren, dass mit ihm in der Tat einiges nicht stimmte.

Nur war das nicht die Art und Weise, wie im Schwangerschaftskonflikt zielgerichtete Gespräche ablaufen sollten. Bei der Kundin und ihrer Situation sollte man bleiben, im Hier und Jetzt musste man sein. Das bedeutete, nicht über die Aktionen eines Dritten zu diskutieren – und schon gar nicht dessen Verhalten zu interpretieren, was sie seit einigen Minuten leider tat. Es galt vielmehr zu erfragen, wie es der Patientin dabei ging und wie *sie selbst* das für sich bewertete. Es galt, ihre – und nur ihre! – Bedürfnisse in Erfahrung zu bringen. Und gemeinsam mit ihr zu ergründen, was sie braucht, damit etwas besser wird.

Ganz ruhig, ermahnte sie sich still. Ab jetzt musste sie ressourcenorientiert vorgehen.

Ludmilla hatte die Falle, in die sie hineingetappt war, schon vor fünf Minuten kommen sehen und sich nichts anmerken lassen. Auch hat sie nicht eingegriffen. *Das heißt, sie gibt mir gerade die Chance, es alleine wieder geradezubiegen.* Die Erleichterung, das bewusst realisiert zu haben, ließ Jacqueline wieder zur Sache kommen:

«Mhm, Sie haben völlig recht», bestätigte sie die Aufwallungen ihrer aufgebrachten Kundin. «Gehen wir doch für einen Moment mal von Ulrich wieder weg, und bleiben wir bei Ihnen. Was erwarten *Sie* sich denn nun von unserer Beratung?»

Während sie Lisa anschaute, huschte ihr Blick verstohlen zu Ludmilla, die allerdings ungerührt blieb und nicht erkennen ließ, ob sie Jacquelines Rettungsversuch elegant fand oder dilettantisch.

Lisa hatte einige Sekunden nachgedacht und sagte:

«Ehrlich gesagt habe ich erwartet, dass Sie etwas erfahrener sein würden im Umgang mit Fällen wie dem meinen. Dass Sie mir konkrete Hilfestellung anbieten können, wie ich mit meinem Ex-Partner umgehen kann. Und ich habe mir erhofft, dass Sie mir bei der Entscheidung, ob ich abtreiben soll oder nicht, mit Ihrem Rat beistehen würden.»

Lisas Antwort klang auch in ihren eigenen Ohren viel zu scharf. Möglicherweise überforderte sie die deutlich jüngere Beraterin – woher sollte die denn ausreichend Lebenserfahrung mitbringen, um einer acht Jahre älteren Schwangeren hilfreiche

Tipps geben zu können? Es ging immerhin um Problemkreise, die sie unmöglich schon am eigenen Leib erfahren haben konnte, die sie folglich höchstens aus Film und Fernsehen kannte. Wie in aller Welt sollte sie also Ratschläge im Umgang mit einem irrsinnigen Mann geben können, der möglicherweise bereit war, bis zum Äußersten zu gehen, um seine Affäre unter den Teppich zu kehren? Andererseits, Lisa ärgerte sich erneut: Diese Frau hatte doch eine entsprechende Ausbildung zu solchen Gesprächen absolviert, sie konnte doch wohl nicht darauf bauen, dass ausgerechnet sie, Lisa, ihr half, das Gespräch richtig zu führen, oder?

Jacqueline befand sich endgültig in der Sackgasse und wusste nicht mehr heraus, sie spürte die Ablehnung ihr gegenüber und hoffte auf ihre Chefin.

Nicht vergebens:

«Sie müssen auch Ulrich und seine Ängste verstehen», mischte Ludmilla sich ein. «Das bedeutet nicht, dass wir sein Verhalten gutheißen, im Gegenteil. Ein Blick auf seine Motivation verschafft aber Klarheit, und Klarheit ist das, was Sie dringend brauchen», sagte sie sanft und traf damit bei Lisa exakt den richtigen Nerv.

Lisa wurde innerlich ruhiger, und ihre Gesichtszüge verloren ihre eben noch gezeigte Härte. Sie wandte sich jetzt prompt der Älteren zu, die sie anlächelte:

«Wir sind heute außerdem nicht zur Partner- oder Lebensberatung zusammengekommen, liebe Frau Hinkel, sondern Sie suchen Beratung bei Ihrer Konfliktschwangerschaft. Wenn Sie wirklich Angst vor Ihrem Partner haben, wäre das ein Fall für die Polizei. Da Sie aber hier sitzen, vermute ich eher, dass Sie vor allem Angst vor der anstehenden Abtreibung haben. Und genau dafür sind meine Kollegin und ich da. Wir sind dazu da, Ihnen diese Angst zu nehmen. Wir sind, darauf haben Sie ein gesetzliches Anrecht, in dieser bestimmt sehr herausfordernden Situation ganz für Sie da. Sie dürfen heute ganz egoistisch nur an sich denken!»

Gewinnend lächelnd, zeigte sie auf Jacqueline, spielte ihr so den Ball wieder zu. Die junge Beraterin war beeindruckt und dankbar. Unglaublich, wie Ludmilla scheinbar mühelos die Situation richtig einschätzte und die wohltuendsten Worte dafür fand!

Jacqueline schaute eine sichtlich müde aussehende Lisa an und legte dann ihre Hand freundschaftlich auf deren Unterarm.

«Alles wird gut. Wir sind für Sie da. Wovor haben Sie Angst, können Sie uns das bitte sagen?»

«Ich weiß das gar nicht so genau», antwortete Lisa wahrheitsgemäß. «Ich will das Baby ja eigentlich schon bekommen. Aber wenn ich es austrage, verliere ich Ulrich und meinen Job. Ich habe Angst davor, dass ich es alleine nicht schaffen kann, ich habe Angst vor der Abtreibung, ich habe Angst vor mir selbst und Angst vor allem, was kommen wird. Wer sagt mir denn außerdem, ob ich später dann noch mal Kinder haben kann, wenn ich mich für eine Abtreibung entscheide? Das Internet ist voll von üblen Geschichten, wo Frauen, die mal abgetrieben haben, das tief bereuen. Und von Frauen, die traurig darüber sind, dass sie nicht mehr schwanger werden können – oder dass sie eine Fehlgeburt nach der anderen haben.»

Ludmilla warf Jacqueline einen auffordernden Blick zu. Das Zeitfenster bei Lisa war nach bisher insgesamt unglücklichem Gesprächsverlauf immer kleiner geworden, und es sah ganz so aus, als liefe es weiter in die falsche Richtung. Nachdem soeben die Angst, nicht mehr schwanger werden zu können, geäußert wurde, durfte nun keine weitere Zeit verloren werden. Sie konnte ihre junge Kollegin nun aber nicht schon wieder aus dem Spiel nehmen, indem sie sich zum zweiten Mal ins Gespräch einmischte.

«Ach, das Internet», winkte Jacqueline professionell ab. «Darauf dürfen Sie doch nichts geben. Da liest man doch immer irgendwelche Horrorgeschichten, da wird aus einer kleinen Erkältung sofort eine unheilbare tödliche Krankheit.»

Das war gut, das hatte sie richtig gemacht, sie fühlte es.

«Aber was ist mit den Geschichten, dass Abtreibung wehtut? Was ist mit dem Post Abortion Syndrome, von dem ich so viel gelesen habe?» Lisa ließ nicht locker, zeigte sichtlich große Nervosität und wusste mit einem Mal nicht mehr, was sie wirklich wollte. *Ob ich das zugeben soll?*

«Das nennt man abgekürzt PAS. Post Abortion Syndrome. Aber: Was Sie im Internet nicht lesen werden, ist, dass PAS eine pure Erfindung irgendwelcher bibeltreuer, selbst ernannter Lebensschützer ist, die aus mittelalterlichen Vorstellungen heraus Abtreibung grundsätzlich für moralisch verwerflich halten. Und die wollen ihre eigenen Moralvorstellungen anderen aufzwingen: Andere Menschen sollen keine anderen Wertmaßstäbe entwickeln, schon gar nicht sollen sie selbstbestimmt in Freiheit leben und entscheiden können. Das Ziel solcher angeblich ‹wahren› Berichte im Web ist: Frauen wie Ihnen will man Angst einjagen. So große Angst einjagen, dass sie gar nicht mehr fähig sind, einen eigenen Willen zu entwickeln.»

Mit solcher Direktheit tat Jacqueline auch diesen Einwand ab. Sie war stolz darauf, sich an diesen Satz, der gar nicht zu ihr passte, erinnert und ihn zum richtigen Zeitpunkt eingesetzt zu haben. Ludmilla hatte ihn einmal in einem anderen Beratungsgespräch im fast exakt gleichen Wortlaut benutzt.

Zufrieden sah sie zu ihrer Lehrmeisterin, die allerdings besorgt dreinschaute und sich nun doch gezwungen sah, sich wieder einzuklinken.

«Haben Sie denn schon Gefühle für das Kind?», fragte Ludmilla vorsichtig und sehr freundlich nach.

«Ich?», erwiderte Lisa. «Nein. Ja. N… Ich weiß nicht. Ich weiß nicht, was ich fühle. Ich bin das erste Mal schwanger, wie soll ich da wissen, welche Gefühle richtig sind?»

Ludmilla nickte und sah sie warm an:

«Sehen Sie, werte Frau Hinkel, wenn Sie noch gar keine Liebe dazu haben, ist es da nicht barmherziger, es gar nicht erst zur Welt zu bringen? Ungeliebt zu sein, ist etwas ganz Schreckliches. Jeder weiß über scheußliche Familiendramen Bescheid.» Ludmilla traf erneut ins Schwarze.

Lisa nickte zustimmend.

«Was soll ich denn sonst machen? Ich weiß einfach nicht weiter. Welchen Rat geben Sie mir denn, was würden Sie an meiner Stelle tun?» Lisa war es nun, die sich in der Sackgasse befand und sich an der älteren und ganz offensichtlich erfahrenen Frau festhielt.

Ludmilla blieb ganz souverän, strahlte Ruhe aus:

«Eine Abtreibung ist immer noch ein medizinischer Eingriff, und der tut auch ganz kurz mal weh, das stimmt. Deshalb gibt es dagegen ja die Möglichkeit einer Vollnarkose. Die müssen Sie zwar selbst bezahlen, aber sie hat den Vorteil: Da werden sie nichts, überhaupt nichts von diesem Lösungsverfahren spüren. Sie wachen wieder auf, und dann ist alles vorbei, dann ist alles wieder so, als wären Sie nie schwanger gewesen. Darauf gebe ich Ihnen mein Ehrenwort. Es gibt manchmal Menschen, die unüberlegt handeln, und die schreiben sich das dann in Internetforen und sozialen Netzwerken von der Seele. Dabei übertreiben sie enorm und befinden sich doch in der luxuriösen Lage, selbst nicht mehr dem unmenschlichen Druck einer ungewollten Schwangerschaft ausgesetzt zu sein.» Ludmilla machte eine kleine Pause, bevor sie fortfuhr:

«Das ist ungefähr damit zu vergleichen, dass eine Person guten Gewissens Sahnetorte mümmelt und zum Rest der Welt sagt, Sahnetorte sei gar nichts Gutes …»

Lisa verzog die Mundwinkel nach unten, nickte gleichzeitig. Es war ihr anzusehen, dass sie etwas zu viel Zeit mit Doktor Google verbracht hatte. Sie fühlte sich auch ein wenig ertappt. Sie saß hier schließlich vor Expertinnen, und die wussten besser Bescheid als sie.

Ludmilla setzte zu einem weiteren ihrer Trademark-Sätze an, die Jacqueline schon so manches Mal zu hören bekommen hatte und die an Überzeugungskraft auch beim x-ten Mal nichts eingebüßt hatten:

«Schauen Sie», Ludmilla zeigte in ihrer Miene echtes Mitgefühl gegenüber Lisa, die ins Leere starrte.

Doch erst, als sie mit Lisa wieder Blickkontakt hergestellt hatte, sprach sie weiter: «Schauen wir uns doch gemeinsam mal die

Wirklichkeit an: Da kommt eine Schwangerschaft zum ganz unpassenden Zeitpunkt. Früher mussten die Frauen zu sogenannten Engelmachern gehen und starben bei dem Versuch, das Kinderkriegen auf später zu verschieben. DAS war lebensgefährlich. Zum Glück müssen Frauen wie Sie heutzutage nicht mehr um ihr Leben fürchten; es ist legal, seine eigene Reproduktionsfähigkeit zu bestimmen. Der Gesetzgeber hat das ausdrücklich erlaubt, und da sollte sich niemand sonst einmischen.»

«Ja», nickte Lisa: «Das stimmt, niemand sollte einem da dreinreden.»

«Und es gibt noch etwas, was Sie jetzt hier und heute bedenken müssen: Was würden Sie Ihrem Kind denn später mal sagen wollen, wenn es nach seinem Vater fragt? Würden Sie da sagen: ‹Er wollte dich nicht, er lehnte dich ab›?»

Ludmillas imaginäre Hände hielten die einmal aufgenommenen Zügel des schlingernden Pferdewagens fest im Griff:

«Leider ist die traurige Wahrheit doch die: Er liebt das Kind nicht, und auch Sie haben doch noch keinerlei Gefühle dazu entwickelt. Es IST ja auch noch kein richtiges Kind, es ist nichts als Schwangerschaftsgewebe. Und ich weiß auch, dass Sie selbst ganz viel Angst haben. Beispielsweise haben Sie auch Angst vor der anstehenden Geburt, nicht wahr?!»

Lisa nickte heftig. Ihr traten Tränen in die Augen.

«Ich habe so große Angst davor, dass ich diese Schmerzen nicht aushalte, dass es mich zerreißt und dass ich weglaufen will …»

«Da kann ich Sie beruhigen. Wie gut, dass Sie hier bei uns sind.» Ludmilla gelang es tatsächlich, Lisa ein wenig zu entkrampfen und die Beratung in die nüchterne Realität zurückzubringen:

«Vor einer Geburt hat jede Frau Angst, auch dann, wenn sie glücklich verheiratet ist. Und ja, auch heute noch sterben Frauen bei der Geburt, das ist und bleibt ein lebensgefährlicher Vorgang. Aber dann haben die Frauen wenigstens Männer dabei, die ihre Hand halten. Sie, liebe Frau Hinkel, haben das leider nicht, alle anderen Frauen im Schwangerschaftskonflikt haben das leider auch nicht. Auch bei Ihnen ist es so, dass der Erzeuger sich nicht anders besinnen wird. Was ich damit sagen will, ist, dass Sie sich daran festhalten können, wenn Sie wieder Zweifel haben: Bei einer Geburt muss etwas Großes, nämlich der Kopf und die Schultern des Kindes, durch etwas sehr Kleines, Ihre Scheide – daher kommen die großen Schmerzen. Bei einer Abtreibung dagegen ist es umgekehrt: Da muss etwas sehr Kleines durch etwas im Verhältnis dazu sehr Großes. Was meinen Sie, was mehr wehtut? Urteilen Sie selbst.»

Ludmilla gönnte ihr eine Gesprächspause, damit sie sich das Gesagte einprägen konnte.

Lisa weinte und hätte nicht genau sagen können, worüber eigentlich – sie hörte, wie die Beraterin das aussprach, was nichts als die Wahrheit war. Und sie fühlte sich endlich von jemandem verstanden. Behutsam nahm Ludmilla ihr unter dem Staunen der längst schon abgemeldeten Jacqueline auch die restlichen Ängste nach und nach ab. Sie ließ nicht das kleinste Krümelchen auf deren Schultern liegen.

Dann wartete sie geduldig lächelnd auf Lisas Reaktion:

«Es ist wahr, ich habe Angst vor der Geburt, das habe ich ja schon geschildert. Ich habe vor allem auch Angst davor, das Kind nicht lieben zu können. Und ich habe Angst davor, es in die falsche Schule zu schicken. Oder vor den Auseinandersetzungen mit den Lehrern. Angst davor, alleinerziehend zu sein; Angst davor, es nicht zu schaffen. Es kommt einfach zum denkbar ungünstigsten Zeitpunkt, wissen Sie, sonst würde ich das hier niemals tun wollen. Aber stimmt das denn, dass es noch kein richtiger Mensch ist? Vor kurzem habe ich einen Zeitungsartikel darüber gelesen, dass man im Wald abgetriebene Embryos hingeschüttet hatte und dass man mit den Körperteilen der Kinder große Geschäfte macht.» Ehe Lisa es zu Ende denken konnte, hatte sie diese Frage gestellt. Das sollte doch noch bis zum endgültigen Artikel darüber unerwähnt bleiben.

Ludmilla winkte ab.

«Ach, diese Geschichten! Die habe ich auch gelesen – das sind doch alles Fake News, das ist alles erfunden, kein Wort davon ist wahr. Trauen Sie uns beiden denn zu, dass wir an unsauberen Geschäften beteiligt sind?» Sie machte dabei eine ausholende Bewegung über sich und Jacqueline hinweg.

«Würde ich mir sonst die Mühe machen, Ihnen heute zu helfen? Nein, bitte beruhigen Sie sich und lassen Sie Ihren Verstand sprechen: Es ist und bleibt Schwangerschaftsgewebe, da ist noch nichts Menschliches. Ich wiederhole: Nach dem Eingriff wird es so sein, als wären Sie nie schwanger gewesen. Wenn dann später der Richtige kommt – und ich bin ganz sicher, der kommt noch –, werden Sie das spätere Kind lieben können, und dann steht dem Mutter-Sein nichts mehr im Wege. Spätestens dann werden Sie den Unterschied erkennen.»

Ludmilla war echt die beste Freundin, die sich jede Frau nur wünschen konnte.

Lisa weinte nicht mehr, sie seufzte laut und stand dann entschlossen auf: «Sie haben recht, ich hab mich nur kurzfristig wieder in die Kinderecke drängen lassen. Aber es ist ja so, dass Ulrich nicht zu mir steht, und alleine will ich das Kind nicht großziehen, auf gar keinen Fall, das würde mich immer nur an ihn und an den Betrug erinnern, den er an mir verübt hat.»

Ludmilla lächelte und nickte: «Die Zeiten, in denen wir Frauen zum Kinderkriegen gezwungen wurden, sind endgültig vorbei. Lassen Sie sich von niemandem ein schlechtes Gewissen einreden, Sie machen das alles richtig. Lassen Sie sich von heute an nicht mehr vom Weg abbringen.»

Dabei erhob sie sich von ihrem Stuhl und zeigte damit, dass sie das Gespräch als beendet betrachtete. In der Hand hielt sie den vorhin angekündigten Beratungsschein, der seit Beginn der Beratung auf dem Tisch lag. Lisa hatte ihren Namen darauf lesen können.

Ludmilla händigte ihn ihr aus, zusammen mit der Liste, auf der die Abtreibungskliniken mit Adresse und Telefonnummern aufgeführt waren.

pro familia
Deutsche Gesellschaft für Familienplanung, Sexualpädagogik + Sexualberatung e.

[redacted]

pro familia [redacted]

Bescheinigung

gemäß Paragraph 7 des Schwangerschaftskonfliktgesetzes
beziehungsweise Paragraph 219 Absatz 2 des Strafgesetzbuches

über Durchführung und Abschluss einer Beratung

Frau [redacted]

ist in unserer Beratungsstelle gemäß Paragraphen 5 und 6 des Schwangerschaftskonfliktgesetzes beziehungsweise Paragraph 219 des Strafgesetzbuches beraten worden.

Die Beratung wurde abgeschlossen am [redacted]

pro familia
Deutsche Gesellschaft für Familienplanung
Sexualpädagogik und Sexualberatung e.V.
[redacted]

[redacted]

Unterschrift [redacted]

pro familia [redacted]
[redacted]
Beratungsstelle: Tel. [redacted]
Familienhilfe: Tel. [redacted]
Fax [redacted]
Sparkasse [redacted]
Mitglied im:
- Paritätischer Wohlfahrtsverband Ba...

Für welche soll ich mich da entscheiden?, dachte Lisa und sah Ludmilla fragend an.

Die wies sie auf ein kleines x hin:

«Das kleine x habe ich vor die Kliniken gesetzt, die mit uns kooperieren – es sind die besten, und Sie sollten sich für eine von denen entscheiden. Aber Sie können natürlich auch eine andere auswählen …»

Während Ludmilla noch redete, geleitete sie eine sichtlich erleichterte und wieder gefestigte Lisa zum Ausgang. Beim Abschied vergaß sie nicht einmal nach diesem schwierigen Gespräch, ihr beruhigendes Wort noch auf den Weg mitzugeben:

«Alles wird gut!»

Jacqueline erwartete den berechtigen Anpfiff, als sie zurückkam, stattdessen klopfte Ludmilla ihr nur schwesterlich auf die Schulter und ging in ihr Büro.

«Tut mir leid», rief Jacqueline hinter ihr her. Ein handfester Verweis wäre ihr jetzt ehrlich gesagt lieber gewesen als dieses Schweigen.

«Ich schätze, du hast etwas Entscheidendes aus dem Gespräch gelernt?», streckte Ludmilla noch mal ihren Kopf durch die Tür.

«Ja …», antwortete Jacqueline. «Es geht immer nur um die Ängste der Kundinnen und darum, dass wir sie davon befreien. Es geht nicht darum, die ganze Geschichte aufzurollen.»

«Exakt», sagte Ludmilla zufrieden. «Keine Sorge, nächstes Mal läuft es ein bisschen besser. Ach, und noch etwas: Verwende doch nur dann meine Aussagen, wenn du dir absolut sicher bist, dass sie auch passen. Das mit den *bibeltreuen Christen* habe ich der Kundin damals nur gesagt, weil ich früh im Gespräch herausgehört habe, dass ihre Mutter vom religiösen Standpunkt aus Abtreibung nicht billigen wird. Ich konnte ihr dementsprechend sowohl vor PAS als auch vor dem angedrohten Fegefeuer die Angst nehmen. Indem du meinen Satz heute bei deiner Kundin platziert hast, hast du das Thema Religion aber überhaupt erst auf den Tisch gebracht. Das war falsch. Es wirkte sich heute nicht weiter tragisch aus, aber wenn es dumm läuft, machst du damit ein Fass auf, dessen Deckel du nicht mehr zukriegst. Beschränke dich deshalb nur auf die Ängste, die explizit oder implizit von ihr angesprochen werden.»

Obwohl sie das gelassen vortrug und Jacqueline jedes ihrer Worte auch vernahm, hatte ihre Schülerin doch innerlich vor Freude über den ausgebliebenen Tadel schon längst abgeschaltet.

Nächstes Mal läuft es schon wieder ein bisschen besser, hatte Ludmilla gesagt. Es würde also ein nächstes Mal für sie geben.

53
Sandra und Lisa auf dem Heimweg

Sandra stand währenddessen auf dem, wie sie es nannte, halblegalen Parkplatz. Das bedeutete, dass sie natürlich nicht aussteigen konnte, und wenn eine der Ordnungshüterinnen kam, musste sie schnell anfahren und so tun, als habe sie nur ganz kurz mal angehalten.

Wo blieb Lisa eigentlich? Sie war jetzt schon zwanzig Minuten drinnen, obwohl man ihr doch gesagt hatte, dass alles ganz schnell gehen würde.

Sandra musste über sich selbst lachen, als sie schon wieder die verstrichene Zeit kontrollierte: Offensichtlich war das in letzter Zeit eine ihrer Hauptbeschäftigungen geworden. Es soll ja sogar eine Krankheit geben, die sich Kontrollzwang nennt, sie jedenfalls war ganz nahe dran. Jetzt täte eine große Portion von Michaels Humor und Gelassenheit gut, ihr gingen die im Stress so was von völlig ab.

Versprochen ist versprochen. Und wenn Lisa das alles aushalten kann, dann ja wohl ich erst recht. Zum millionsten Mal rief Sandra sich zur Ordnung und zum Durchhalten.

Während sie etwas später im Rückspiegel und in den Seitenspiegeln nach einer angriffslustigen Parksünder-Jägerin suchte, wurde plötzlich die Beifahrertür aufgerissen, und Lisa ließ sich mit einem Plumps in den Sitz fallen. Sie legte ihren Kopf auf die Nackenstütze und hielt die Augen fest geschlossen.

«Was ist jetzt los? Soll ich schon mal anfahren?» Bereitwillig legte Sandra ihre Handfläche um den Zündschlüssel.

Lisa schwieg sich aus.

Dann atmete sie ein paar Mal heftig ein.

Und genauso lang wieder aus.

Sandra betrachtete sie fasziniert: Wie konnte sie nur so lange schweigen?

Aber endlich drehte Lisa ihren Kopf zu Sandra:

«Ja, du kannst bitte losfahren!» Impulsiv beugte sie sich über die Gangschaltung hinweg und umarmte Sandra: «Vielen, vielen Dank, dass du mich hierher gefahren hast, das war genau das Richtige! Du hast mich vor einem Riesenfehler bewahrt! Danke, dass du das mit mir durchstehst! Und du hast was gut bei mir!»

Dann ließ sie Sandra abrupt wieder los und stieß sich voller Schwung im Sitz zurück, wo sie sich anschnallte.

Irgendwas ist anders, dachte Sandra, war aber froh, dass sie endlich losfahren konnte:

«Nix wie weg hier, und du erzählst mir auf der Fahrt, warum du so lange weg warst und wie dein Gespräch war, ja?»

«Ach, weißt du, das ist ganz schnell erzählt: Ich bin jetzt völlig raus aus meinem Gefühlschaos. Mir ist auf einmal so leicht ums Herz, die Kuh ist vom Eis runter!» Lisa klang ganz aufgekratzt.

Sandra staunte sie an:

«Wie bitte? Was heißt denn das, ‹die Kuh ist vom Eis›?»

«Naja, weißt du, das mit den Gefühlen und dem Chaos ist jetzt weg. Ich weiß ganz genau, was ich will. Das andauernde Hin- und Herschwanken ist vorbei. Ich fühle mich frei und erlöst!»

«Aha! Und was genau ist das, was du willst, bitteschön? Oder kannst du das in diesem Moment gar nicht sagen?»

«Doch! Das kann ich ganz genau sagen! Ich will später eine Familie gründen, ich will vielleicht später einen anderen Mann –

falls das mit Ulrich wirklich nicht klappen sollte, aber das werden wir ja noch sehen.»

«Wie? Später?!» Sandra kratzte sich verwirrt am Ohr.

«Naja, wenn halt alles klappt. Jetzt ist das ungünstig, ich verschiebe die Schwangerschaft auf einen besseren Zeitpunkt, und dann wird alles gut. Im Moment geht es mir so gut, ich könnte einen Baum umarmen, ach was, ich könnte einen ganzen Wald umarmen. Ich BIN richtig glücklich. Und das nur, weil du mir so geholfen hast. DANKE dir.»

Beinahe hätte Sandra die rote Ampel überfahren und dachte bereits an den teuren Reifenabrieb beim Vollbremsen.

Was war hier los? Wieso redete Lisa auf einmal so? Ein Blick nach rechts zeigte Lisa, wie sie quietschvergnügt mit beiden Armen gleichzeitig herumfuchtelte und draußen wildfremden Leuten zuwinkte.

Also wirklich, dachte Sandra, *jetzt wird mir gleich schlecht. Was ist da drin gelaufen?* Sie machte sich schwere Vorwürfe, weil sie im Auto sitzen geblieben war, statt mit hineinzugehen – das hätte ja auch den enormen Vorteil gehabt, dass sie das Beratungsgespräch vielleicht in ihren Artikeln hätten verarbeiten können. Zu spät, darüber zu jammern, die Chance war vertan.

Beide Frauen schwiegen.

Sandra spürte ihr Herz schlagen und wollte nur noch eines: nach Hause zu ihrem Michael. Und zu Vanessa und zu Lukas.

«Was hältst du davon: Wir beide sausen jetzt zügig zu deiner Wohnung. Du nimmst dort ein schönes, entspanntes Schaumbad, und ich fahre heim zu meiner Familie. Okay?»

«Das», fuchtelte Lisa wieder mit den Armen im Auto herum, «das ist das Beste, was mir heute noch als Abschluss passieren kann. Ich fühle mich wie auf Wolken, und ich liebe heiße Bäder, weißt du!»

«Oh, da haben wir ja endlich etwas Gemeinsames: Ich bade immer so heiß, dass mir der Schweiß nur so aus den Poren rinnt. Aber du in der Schwangerschaft darfst natürlich nicht so heiß baden wie sonst …»

Wieder schwiegen beide Frauen. Die Atemluft wurde immer dicker; so dick, als würden Nebelschwaden durch das Autoinnere ziehen.

Die nächste rote Ampel brachte nicht nur das Auto zum Stehen, Sandra eliminierte damit auch ihren Wunsch, nach Hause zu fahren. Entschlossen blinkte sie und fuhr rechts ab, da wo das Schild «Café & Bar Heinrich» ihnen versprach, Licht, Luft und Aussicht zu bekommen.

«Huch, wo fährst du denn jetzt hin? Das ist doch die falsche Richtung, oder?»

Lisa war unerträglich gut gelaunt.

«Nee, das ist genau die richtige Richtung. Lass uns noch einen Absacker nehmen und ein bisschen reden. Mir schwirrt sonst der Kopf! Ich weiß ja gar nicht mehr, was ich denken soll.»

Lisa nickte überschwänglich:

«Das ist ja noch besser als ein Bad zu Hause alleine. Wir beide haben etwas zu feiern, und das können wir doch eigentlich nur zusammen tun, gell?»

Sandra regte das langsam, aber sicher auf, wie Lisa so dynamisch-überwach klang. Und was sollte das Gerede von «Schwangerschaft verschieben»? Aber sie sagte nichts. Sie suchte einen Parkplatz und orderte Lisa nach draußen, damit sie ihr beim Einparken Anweisungen geben konnte. Auch das tat Lisa aufgeräumt und heiter. Als hätte sie einen kleinen Schwips, fuchtelte und dirigierte sie so lange, bis der Wagen perfekt in der Lücke stand.

Drinnen im Café wählten sie beide einen etwas kleinen, aber abgelegenen Tisch und bestellten einen alkoholfreien «Hugo». Der hieß dann ganz anders, aber das war ihnen egal. Als die Gläser ankamen und darin die verlockenden Eiswürfel klimperten, tranken sie beide erst einmal ausgiebig davon.

Sandra verlor keine Zeit.

«So, meine Liebe! Und jetzt sagst du mir, was dich so froh macht. Ich erkenne dich nicht wieder!» Sandra versuchte, streng zu gucken, aber das misslang so gründlich, dass Lisa laut auflachte.

«Du müsstest dich mal sehen: Du gibst mir gerade das Gefühl, dass ich das kleine Mädchen bin, das seine Hände nach dem Knetspiel nicht gewaschen hat!» Sie amüsierte sich köstlich und lachte, bis ihr die Tränen kamen.

«Aber mir ist gar nicht zum Lachen zumute! Ich finde, du bist auf einmal so komisch …» Sandra überlegte, ob sie von Lisa ernst genommen wurde.

«Also gut, entspann dich, es wird alles gut! Stell dir vor, was ich dort gelernt habe, pass gut auf: Das IST noch gar kein Kind, und es tut auch gar nicht weh, wenn man Vollnarkose nimmt, da wird etwas Kleines durch was Großes gezogen, und dann wache ich wieder auf …»

Sandra wollte etwas sagen, aber Lisa hob abwehrend ihre rechte Hand gegen sie, während sie das köstliche Getränk mit dem Strohhalm schlürfte:

«Nee, nee, nee. Ich bin noch nicht fertig. Dann wache ich wieder auf, und es wird so sein, als wäre ich niemals schwanger gewesen. Du wirst mir gleich recht geben:

Dass ich noch keine Gefühle für das Kind spüre, ist jetzt mein Vorteil. Da kann ich die Schwangerschaft auf später verschieben, auf dann, wenn ich das Kind liebhaben kann, auf dann, wenn es einen Vater fürs Kind gibt. Und mit einem Mal sind alle Sorgen weggewischt. Keine Angst mehr vor einer Geburt, keine Angst mehr, alleinerziehend zu sein, keine Sorge mehr, ob ich dem Kind die falsche Schule zumute oder was ich ihm antworten soll auf die Frage, wo der Papa ist.»

Lisa strahlte übers ganze Gesicht.

Sandra war baff. Ihrerseits schlürfte sie laut den Glaspokal leer und musste erst mal zwei neugefüllte Gläser bestellen. So lange herrschte am Tisch Schweigen.

«Sag doch was. Sag doch, dass das heute eine gute Beraterin war, die mir ganz kompetent erklärt hat, was Sache ist. Und dass es so lange gedauert hat, war bloß dem Umstand geschuldet, dass zuerst eine junge Anfängerin da war, aber dann hat die Ältere übernommen – und mit einem Mal war alles gut!»

Lisa schaute in Sandras Gesicht und merkte nicht, dass ihre eigenen Augen plötzlich Angst zeigten.

«Ja!» Sandra riss sich am Riemen. «Was ist jetzt aber mit unseren bisherigen Recherchen und mit den geplanten Artikeln, mit der Aufklärung der Bevölkerung über alles, was da bei Abtreibung geschieht? Was ist mit deiner Erkenntnis, dass du sehr wohl dein Baby im Bauch hast, das bei der Abtreibung furchtbare Todesangst und noch furchtbarere Schmerzen durchleidet, bis es endlich weg ist? Was denkst du dir denn, was es jetzt empfindet, wenn es dich reden hört? Also echt, ich blicke nicht mehr durch …»

Sandra wagte erst gar nicht, Lisa wieder anzuschauen, denn sie hatte das Ganze in die Tischplatte gesprochen oder mehr gegiftet, genaugenommen.

Als sie endlich aufsah, sah sie Tränen in Lisas Augen, die jedoch nicht herunterrollten, sondern irgendwie auf den Augäpfeln hängen blieben. Das Entsetzliche war, dass Lisa ihr Gesicht völlig verzerrte beim Versuch, die aufsteigenden Schluchzer wieder hinunterzudrücken. Das war so ein stummes Aufschreien aus tiefster Tiefe, dass Sandra um das Tischchen herumrannte und sie erschrocken in die Arme nahm.

«Es KANN nicht sein, dass du recht hast, Sandra! Es kann einfach nicht sein», flüsterte Lisa.

«Du weißt aber doch ganz genau, dass ich recht habe, du hast es doch mit mir zusammen selbst herausgefunden. Es gibt eine Wissenschaft, die nennt man Pränatal-Wissenschaft. Es gibt das Buch des Gynäkologen Kiworr, in dem er jedes Entwicklungsstadium in Echt-Farben und Echt-Größen zeigt. Wir haben uns das doch zusammen angeschaut, und …»

«Ja! Du hast ja recht! Ich dachte, ich BIN schon Mutter. Aber das stimmt eben nicht, ich habe gar keine Gefühle und so.»

«Ja, weil dir jemand irgendeine Gehirnwäsche verpasst hat, deshalb hast du keine Gefühle mehr. Du hast dich jedenfalls extrem verändert in den letzten zwei, drei Stunden …»

Sandras bittender Gesichtsausdruck brachte endlich Lisas Tränen zum Runterrollen. Das war ein Anblick! *Wie qualvoll muss das alles sein! Warum tun sich Frauen wie Lisa so etwas an – was machen die da in der Beratung eigentlich mit den Frauen?*

Nichts von ihren Gedanken äußerte sie jedoch. Sie hielt Lisa in den Armen und schlug vor: «Wir bleiben jetzt hier so lange sitzen und trinken so lange die leckersten Sachen, die es hier gibt, bis es dir besser geht.»

Lisa nickte und schluchzte:

«Du musst mich für ein Monster halten.»

«Du *bist* kein Monster, aber du versuchst, dich wie ein Monster zu verhalten!»

«Ja, weißt du: Alle Welt verhält sich wie ein Monster, der Mensch ist dem Menschen ein Wolf; ich *will* eben jetzt auch dringend mal ein Monster sein!»

Sandra wurde immer verzweifelter.

Ihr Gehirn lief auf Hochtouren:

«Du hältst es also mit den Babys wie mit den guten und den schlechten Bäumen, oder wie muss ich mir das vorstellen?»

Lisa hob verblüfft den Kopf:

«Wie meinst du das?»

«Na, wie Birgit Kelle festgestellt hat: Es gibt gute Bäume – der Hambacher Forst zum Beispiel –, die dürfen nicht abgeholzt werden. Dann gibt es schlechte Bäume – zum Beispiel in einem anderen Teil Deutschlands –, und die dürfen dann abgeholzt werden, weil sie den Windrädern im Weg stehen …»

«Was hat das jetzt mit den Babys zu tun?»

«Ganz einfach: Es gibt gute Babys, die dürfen weiterleben, die dürfen nicht weggemacht werden, und dann gibt es auch noch schlechte Babys, die dürfen weggemacht werden …» Sandra war nun selbst nahe dran, zu weinen.

«Ach, Sandra.» Lisa legte beschwichtigend ihre Hand auf Sandras Schulter. «Du verstehst nicht …»

«Oh doch, ich verstehe dich: Du misst seit ein paar Stunden mit zweierlei Maß, und deshalb frage ich dich: Wie schrecklich ist das für dich eigentlich, dass Ulrich sich dir gegenüber so niederträchtig verhält?»

«Wie kannst du das fragen! Es ist, es ist … es gibt gar kein Wort dafür, wie arg das wehtut, mir tut alles weh! Was der getan hat, ist eigentlich ein Verbrechen! Aber da gibt es doch wohl einen Unterschied …»

«Ganz richtig!» Sandra schaute ihr ruhig in die Augen: «Der Unterschied ist zum Beispiel, dass du weiterleben kannst und dass der Schmerz über Ulrich eines Tages verschwunden sein wird! Dein Kind darf nicht weiterleben. Du sagst dir: Wenn Ulrich sich bösartig verhält, dann darf ich mich auch bösartig verhalten …»

«Und was willst du damit sagen?»

«Dass dein bösartiges Verhalten also Ulrichs Bösartigkeit rechtfertigt, denn der einzige Unterschied ist der, dass du zeitlich versetzt bösartig handeln willst. Entweder ist es richtig, oder es ist falsch, andere Menschen derartig zu behandeln. Du sagst dann gewissermaßen zu Ulrich: Es ist richtig, bösartig zu sein, nur muss man eben auf den Zeitpunkt achten.»

Sandra erinnerte sich dankbar daran, dass Michael ihr gegenüber das mal so – oder so ähnlich – ausgedrückt hatte.

Lisa schwieg.

Sandra schob noch mal nach:

«Fakt ist: Ich erkenne dich nicht wieder. Dein früheres Hin und Her habe ich voll verstanden, aber jetzt? Jetzt gehst du über eine Ampelkreuzung, obwohl alle Ampeln auf Rot stehen.»

«Also bin ich doch ein Monster?»

«Nein, ich halte dich für jemandem, dem man sein Leid für einen tödlichen Preis abkauft! Eine Schwangere, *jede* Schwangere, ist immer voller Angst, voller tausend Ängste. Da ist es ganz leicht, dich vollends auszubeuten und dich scheinbar zu retten. Was ich nicht verstehe, ist, wo du bei all dem deinen journalistischen Verstand gelassen hast …»

«Wieso? Ich denke doch rational: Meine Zeiten sind schlecht, also kann mein Kind jetzt nicht kommen. Zumal es noch kein Kind zu sein scheint.»

Lisa wurde allmählich wieder zornig. Sandra auch:

«Und das sagst ausgerechnet du, nachdem wir noch vor wenigen Stunden darüber recherchiert haben, wie in den USA die Abtreibungslobby aufgeflogen ist! Und ich möchte doch auch daran erinnern, wie du dich über die 180 US-Firmen aufgeregt hast, die sich dafür aussprechen, dass Abtreibung uneingeschränkt erlaubt bleiben soll.»

«Ja, natürlich habe ich mich darüber aufgeregt. Sie sagen damit ja deutlich, dass sie Frauen für Arbeitstiere halten, die sie so lange ausbeuten wollen, wie es geht ...»

«So ist es! Und das Kinderkriegen sollen gefälligst die Arbeitnehmerinnen des Konkurrenten erledigen, nicht die eigenen Angestellten. Weißt du noch, wie die US-Bürger per Twitter-Antworten auf diesen Firmenschwachsinn reagierten: Die haben auch festgestellt, dass es bei dieser Logik gute Frauen geben soll, die nicht schwanger sind, und böse Frauen, die schwanger sind.»

«Sandra, du verstehst mich nicht, das sage ich noch mal: Ich möchte einfach wieder in den Zustand VOR der Schwangerschaft zurück – das ist doch verständlich, oder?»

«Klar! Das ist nur allzu verständlich. Aber diese Zeitmaschinen-Argumente muss dein Kind mit dem Leben bezahlen.» Sandra war echt verzweifelt, sie hatte so viel gelesen darüber, wie schlecht es den Frauen danach ging. Und jetzt musste sie hilflos zusehen, wie Lisa mit Vollgas in ihr eigenes und ins Verderben ihres Kindes raste.

Lange war wieder mal alles still.

«Und jetzt, jetzt machen wir das, was ich auch schon einmal machte: Wir schweigen und genießen, und wir spielen ‹Leute angucken›.»

Nochmals tief aufschluchzend, nickte Lisa: «Au ja! Das machen wir. Weißt du, die Frau war ganz kompetent, und du darfst mich nicht beeinflussen! Ich muss meinen eigenen Weg gehen. Du MUSST mir das erlauben!»

«Natürlich musst du deinen eigenen Weg gehen. Ich habe schließlich keine Macht – *du* bist es, die alle Macht in den Händen hält. Und jetzt guck dir mal da vorne die beiden an: Die haben Ehekrach!»

«Nein», korrigierte Lisa, «die sind nicht verheiratet, die streiten nur über den Urlaubsort: Er will ans Meer, sie will bergsteigen …»

Der lange Abend nahm sie gnädig in seine Arme, es gab hier köstliche Drinks, und die Aussicht war wunderschön. Außerdem kamen immer mehr Leute, und sie fanden beide, dass dieses Spiel sich lohnte. Es lenkte so schön ab, dass sie das ganze schwierige Thema mal für eine gewisse Zeit loslassen konnten.

Dazwischen aßen sie Burger mit Bergen von Pommes, und als Sandra später Lisa an ihrer Wohnung absetzte, war es schon so spät, dass sie sich im Treppenhaus auf Zehenspitzen bewegte. Das Haus war nachts hellhörig, und sie wollte keinen stören.

Nur die Wohnungstür der Nachbarin ging noch einen Spalt auf, als sie schon daran vorbei war: «Kann ich nachher noch mal ganz kurz bei Ihnen klingeln? Ich brauche noch etwas Mehl.»

«Klar doch, bis nachher.» Lisa fühlte sich wieder federleicht und wollte großzügig sein. Auch sie hatte sich bei der Nachbarin hin und wieder schon etwas ausgeliehen.

Sie musste Sandra jetzt aber doch noch sagen, was sie zu tun gedachte. Fakt war: Je länger sie über alles nachdachte, desto mehr gab sie Sandra inzwischen irgendwie wieder recht. Ja, da hatte Sandra einen Punkt: Niemand durfte einem anderen Menschen das Leben nehmen. Schon gar nicht einem schwächeren Menschen.

Das wird schwer werden. Sehr schwer.

54

Michael hat schlechte Nachrichten für Sandra

Sandra wusste nicht so recht, wie sie das deuten sollte: Der unverkennbare Duft einer brennenden Kerze, als sie nach Hause kam, müde und erschreckt von Lisas Qualen. Das abgedunkelte Haus, obwohl die Haustür nicht abgeschlossen war. Die verräterische Stille, die anzeigte, dass etwas nicht mit rechten Dingen zuging. Eine solche Stille gab es seit Lukas' Geburt nicht mehr.

Besorgt schlich sie langsam ins Wohnzimmer, wo ihr als Erstes die große Trauungskerze ins Auge fiel, die Michael und sie zu ihrer kirchlichen Eheschließung von ihrer Trauzeugin und ehemaligen Mitbewohnerin Petra geschenkt bekommen hatten. Die Kerze brannte.

Sandra erinnerte sich sofort, was das zu bedeuten hatte. Damals hatten sie sich feierlich geschworen, große Probleme niemals totzuschweigen und mit dem anderen immer über alles zu sprechen. Falls das aus irgendeinem Grunde nicht möglich sein sollte, haben sie sich ein nonverbales Ritual dafür ausgedacht, gewissermaßen als Alarmstufe rot. Das Anzünden der Trauungskerze. Es hieß so viel wie: *Wir müssen reden, Ausreden und Ausflüchte sind in der Sackgasse angekommen. Allerletzte Chance.*

Michael begrüßte sie betont karg und bat sie, am Wohnzimmertisch Platz zu nehmen, wo er in aufrechter Position dasaß, als wolle er ein Bewerbungsgespräch mit ihr führen.

«Wo sind die Kinder?», fragte sie verwundert, während sie ihre Handtasche und die Jacke auf die Couch warf.

«Bei deiner Mutter. Gudrun war mal wieder so lieb.»

Eine Antwort, die sie eigentlich hätte beruhigen sollen. Stattdessen sorgte sie aber dafür, dass sich die feinen Härchen auf ihren Armen aufstellten und sie eine Gänsehaut bekam.

Es ist wahr, dass sie sich in letzter Zeit viel zu sehr auf ihren Job konzentrierte. Und auf Lisa. Und es ist leider auch wahr, dass die langwierige Sache mit dem Abtreibungsskandal zeitlich ein bisschen aus dem Ruder gelaufen war. Was genau von all dem war jedoch derart gravierend, dass er nun die Trauungskerze anzünden und die Kinder aus dem Weg schaffen musste?

Wollte er sich etwa von ihr trennen? Das scheußliche Wort Scheidung stand im Raum. Auf einmal pochte ihr Herz hart gegen die Rippen, und sie versuchte, zu retten, was zu retten war:

«Hör zu, Michael ... Ich weiß, dass ich in den vergangenen Tagen nicht viel Zeit für dich ...»

«Wir sind pleite», fiel ihr Michael unwirsch ins Wort.

«Was?»

«Ich wiederhole es noch mal: Wir sind pleite!»

Sandra lehnte sich zurück. Damit hatte sie überhaupt nicht gerechnet. Verrückt, dass sie sich erleichtert fühlte, weil das Thema Scheidung gar nicht auf dem Tisch lag.

«Äh, was?», krächzte sie erneut und hielt nur mit äußerster Mühe ein erleichtertes Lächeln zurück.

Michael, der das bemerkte, schaute sie irritiert an:

«Ich habe seit dem Sommerloch keinen einzigen lukrativen Abschluss mehr machen können. Das heißt übersetzt, dass ich keine einzige Provision mehr eingenommen habe. Dein Einkommen und mein Basisgehalt reichen vorne und hinten nicht für die Rückzahlung unseres Haus-Darlehens, geschweige denn für die Leasingraten unserer beiden Autos, den Kindergarten oder die Kita … Seit Monaten halten wir uns nur mit unseren Ersparnissen über Wasser. Auch Gudrun hat mir ab und zu Geld zugesteckt. Seit vielen Monaten geben wir regelmäßig mehr Geld aus, als wir einnehmen. Und unsere Ersparnisse sind jetzt alle. – So, das war's, Ende Gelände!»

Michael wurde jetzt, da das Schlimmste ausgesprochen war, etwas leichter ums Herz.

Sandra saß nach vorne gebeugt am Tisch und dachte sich: *So ist das also, wenn die eigene Welt ins Trudeln gerät und abstürzt. Irgendwie surreal.*

Erst nach und nach realisierte sie, dass sich zwar Michael grundsätzlich um die Finanzen und Steuern kümmerte, dass *sie* es aber war, die zumindest den groben Überblick über die ungefähren Kontostände und Geldflüsse verloren hatte. Sie kümmerte sich um nichts mehr, so sah es aus. Nicht Michael traf hier die Schuld – sie war es, die alles durcheinanderbrachte, so dass nichts mehr reibungslos klappte. Und warum? Weil sie immer in die laufenden Räder griff.

Es stimmte, Michael konnte wirklich schon lange keine Erfolgsstory mehr zum Besten geben über seine Versicherungsabschlüsse. Die erzählte er früher in der Regel während des Abendessens zwischen ihren pausenlosen Aufforderungen an Lukas, anständig zu essen, und dem Achtgeben darauf, dass sich Vanessas übliche Sauerei in halbwegs passablen Grenzen hielt. Es war dann immer ihr Anteil gewesen, ihm durch gescheite Rückfragen zu helfen, sich thematisch mit dem neuen Großkunden zu beschäftigen und so gedanklich schon mal alles für einen persönlichen Termin vorzusortieren. Wo hatte sie bloß die ganze Zeit ihre Gedanken gehabt?

Sie wusste, wo.

«Das hast du mir ja gar nicht erzählt», brachte Sandra aus purer Verlegenheit heraus, und es tat ihr leid, keine angemesseneren Worte für ihren Mann zu finden. Denn Not und Ausweglosigkeit spiegelten sich in seiner Miene wider.

«Deswegen tue ich es ja jetzt.»

Michael beugte sich nun ebenfalls nach vorne und senkte den Kopf, als wollte er auf der Tischplatte, auf der die schöne Kerze flackernde Schatten-Muster malte, irgendetwas ablesen. Irgendwas Positives, etwas Aufbauendes natürlich. So sehr er sich aber auch bemühte: Da gab es rein gar nichts abzulesen.

«Ist die Lage in deinem Büro so schlecht?»

Michael nickte bloß:

«Im Endeffekt haben wir zwei Möglichkeiten», begann er, ehe er sich noch einmal korrigierte. «Drei, eigentlich …»

Er hob den Blick wieder und sah seine Frau an. Dass er ihr das antun musste, es war zum Verzweifeln.

«Erstens: Wir müssen deine Mutter zukünftig noch stärker einbeziehen, sie vielleicht doch – wie ursprünglich mal angedacht – bei uns einziehen lassen, damit ich bei meiner Arbeit mal wieder richtig ranklotzen und Abschlüsse erzielen kann. Das muss man zeitlich und inhaltlich gut vorbereiten. Ich habe vergeblich versucht, das irgendwie immer ad hoc zu machen – ich bin gescheitert. Wir müssen uns der Wirklichkeit stellen, einen besseren Weg als bisher suchen. Gemeinsam. Alleine weiß ich nicht mehr weiter, ich habe versucht, alle diese Unsäglichkeiten von dir fernzuhalten. Das erweist sich jetzt als großer Fehler. Wenn du es früher gewusst hättest, dann hätten wir auch früher und sogar besser agieren können. Jetzt können wir nur noch reagieren.»

Michaels Kopf schwankte bedenklich hin und her, als säße der nur noch lose auf seinem Hals.

Die altmodische Wanduhr im Wohnzimmer tickte laut, und Sandra erinnerte sich daran, wie sehr sie dieses nervtötende monotone Ticken immer schon hasste; außerdem war diese Uhr ziemlich hässlich und passte gar nicht hierher. Zum Glück überdeckten die lärmenden Kinder und deren Freunde dieses unerfreuliche Geticke jedes Mal, deshalb nahm sie es eigentlich – bis eben – gar nicht mehr wahr.

Wenn wir hier ausziehen müssen, schmeiße ich die Uhr weg. Aber jetzt muss ich erst mal etwas Tröstendes zu ihm sagen, etwas, was eine Kehrtwende aus der finanziellen Misere an den Horizont malt. Irgendwo ist doch eine Idee in mir, oder?

Nichts zu finden.

«Was war deine zweite Möglichkeit, Michael?»

«Zweitens: Wir ziehen um und verkleinern uns. Geben vielleicht eines der Autos wieder ab.»

Sandra nickte:

«Und drittens?»

«Drittens …», fing er an, eine große Portion Mut einatmend.

«Drittens: Ich lasse mir kündigen oder unterschreibe einen Aufhebungsvertrag. Wir melden Vanessa in der Kita ab, geben mein Auto weg, und ich bleibe zumindest mal ein Jahr mit ihr daheim. So lange gibt es Arbeitslosengeld, und anschließend kann die Kleine auch zu Lukas in den Kindergarten, für das zweite Kind sind die Gebühren etwas geringer. Dann kannst du Vollzeit arbeiten gehen, dann haben wir das Gröbste hoffentlich überstanden und können uns neu orientieren. Deine und meine Zeitprobleme wären gelöst. Wir hätten nicht mehr so viel Geld, weil Versicherungsmakler nicht besser bezahlt werden als Journalisten, aber wir hätten viel mehr Leben miteinander, statt gegeneinander.»

Sandra spürte ihm ab, wie schwer ihm dieser letzte Vorschlag fallen musste, und es brach ihr beinahe das Herz. Als junge Familie, die inmitten von kinderlosen Doppelverdienern eine Zukunft mit Kindern aufbaute, machte man ihnen in der Tat das Leben schwer. Fast so, als wollte man sie politisch dafür bestrafen, dass sie eine Familie gegründet hatten. Kinderlose und reich erbende Doppelverdiener ließen die realen Lebenshaltungskosten ins Unermessliche steigen. Bezahlen und entbehren mussten die Familien. Obwohl es doch die Familien waren, die neue Steuer- und Abgabenzahler in die Gesellschaft entließen. Im Gegensatz zu Kinderlosen mühten sie sich ab, rackerten, entsprachen in ihrem Lebensstil der herrschenden grünen Political Correctness – und kamen trotzdem nicht auf einen grünen Zweig. Irgendwie reichte weder das Geld, noch reichte je die verfügbare Zeit aus.

Allein die Kindertagesstätte für Vanessa mit der ganztägigen Betreuung von Montag bis Freitag verschlang 580 Euro im Monat, an denen sich der Staat mit gerade einmal 50 Euro beteiligte. Das bedeutete, 530 Euro aus eigener Tasche zu zahlen, damit im Austausch dafür Sandra arbeiten ging und somit selbst Steuern zahlte. Was letztendlich dazu führte, dass der Staat junge Familien doppelt und dreifach belastete, und noch schlimmer: Eines Tages müssen ihre unter so mühsamen Bedingungen großgezogenen Kinder nicht nur die Rente für ihre eigenen Eltern bezahlen, sondern auch die Rente der gewollt Kinderlosen erwirtschaften. Das war ein schreiendes Unrecht – sie strampelten sich zu Tode, während die anderen mehrmals im Jahr in Luxusurlaube flogen, Luxuswohnungen mieteten und Familien verhöhnten, indem sie ihnen vorrechneten, wie viel der Staat angeblich in Familien investierte. Dass der Staat ihnen einen viel zu großen Teil erst einmal wegnahm, um ihnen dann einen winzigen Teil davon zurückzugeben, das stand in keiner Zeitung.

Sandra, die bis vor kurzem noch ihre familiären Kosten aus dem Effeff kannte, versuchte geschwind, seine Rechnung grob zu überschlagen. Das Ergebnis war ernüchternd:

«Und was, wenn ich mir diese dämliche Abteilungsleitung

doch irgendwie unter den Nagel reiße? Lisa ist im Moment ziemlich durch den Wind, wird als Abteilungsleiterin also möglicherweise gar nicht in Frage kommen. Und wenn sie das Kind jetzt doch austrägt, dann schon mal gar nicht.» Allerdings: Seit der Abtreibungsgeschichte war ihr Verhältnis zu Heiko und damit zur Abteilungsleitung doch deutlich abgekühlt. Sie erzählte Michael jetzt besser nicht, dass ihr Chef ihr mit Kündigung gedroht hatte – und dass sie heute schon wieder früher das Büro verlassen hatte, um Lisa zu ihrem Beratungstermin zu fahren und sie wieder abzuholen.

«Bitte fang doch nicht wieder damit an … Nicht zuletzt deshalb, weil ich dir für dieses Vorhaben so oft den Rücken freigehalten habe, sind mir so viele Kundentermine durch die Lappen gegangen. An denen habe ich zwar wochenlang gearbeitet, deren Provision haben dann aber andere Berater beim Abschluss eingestrichen.»

Obwohl es wie eine Schuldzuweisung formuliert worden war, wollte er das nicht so verstanden wissen. Er seufzte und ergänzte:

«Es wäre ja auch alles okay gewesen und hätte sich ausgezahlt – wenn es geklappt hätte. Wahr ist halt, dass deine Arbeitszeiten jedes menschliche Maß übersteigen, und das würde nicht besser, wenn du die Abteilungsleitung übernimmst. Ehe wir's uns verseh'n, sind die Kinder groß, und wir haben das Leben mit ihnen verpasst. Wir rennen ja nur noch von A nach B, um sie irgendwohin zu fahren oder sie dort wieder abzuholen.»

Michael merkte selbst, dass er gerade sehr unangenehm wurde. Aber er fuhr fort:

«Neuerdings kommt noch deine Seelsorge für die bis dahin doch recht verhasste Kollegin Lisa hinzu, deren Kind dir auf einmal wichtiger ist als der Job. All das steht seit kurzem unter dem fürchterlichen Diktat deiner höchst ungesunden Verbissenheit bezüglich irgendwelcher Internet-Verschwörungstheorien in der Abtreibungsfrage.»

Hier war er nun doch, der Vorwurf, er konnte es nicht zurückhalten. Die Wahrheit musste gesagt werden.

Ach ja? Was weißt du denn schon?!, wollte sie ihn anschreien und einen handfesten Streit vom Zaun brechen. Aber im letzten Moment schob sie ihre aufsteigende Wut beiseite. Er hatte ja grundsätzlich recht, dass sie bei all der Fürsorge und der neuen Freundschaft, die sie der herumgejagten Lisa entgegenbrachte, ihre eigene Familie total aus den Augen verlor.

Sie suchte nach dem nächsten logischen Schritt:

«Können wir unsere Rechnungen diesen Monat noch bezahlen, Essen und Getränke einkaufen und so weiter?», fragte sie, als sie sich wieder halbwegs gesammelt hatte.

«In den Dispo werden wir in jedem Fall rutschen, aber ausreizen werden wir ihn nicht. Noch nicht. Wenn wir sehr, sehr sparsam sind.»

«Und würde das Gehalt, das ich als Abteilungsleiterin bekäme, ausreichen, was meinst du?»

«Fürs Erste wohl schon. Aber es würde uns auch nur gerade so eben vor dem Abgrund retten. Und wie gesagt, du würdest noch mehr arbeiten als bisher. Es hilft nichts, ich muss schnell wieder ein paar Abschlüsse schaffen, damit wir nicht in den Konkurs rutschen. – Oder Schritt drei umsetzen, um auf diese Weise Kosten zu sparen.»

Nachdenklich saßen sie da, eine lautstarke Auseinandersetzung hatten sie umschiffen können.

Sandra fasste sich:

«Okay … Ich verspreche dir, dass ich meine Angelegenheiten so schnell wie möglich unter einen Hut bringe.» Das klang ziemlich entschlossen, Michael bekam Hoffnung.

«Was hast du vor?»

«Erst einmal drüber schlafen. Dann setzen wir uns hin und rechnen. Die Sache mit Lisa ist wirklich schlimm aus dem Ruder gelaufen, da brauche ich auch noch ein paar Ideen. Uns wird schon was einfallen.»

Michael schüttelte den Kopf:

«Mir wäre lieber, du würdest eine ganz normale Anstellung als Journalistin bekommen. Versuch doch mal, das ganz Normale hinzubekommen und nicht immer den Ausnahmezustand zu proben», bat Michael.

«Einverstanden», kam ihm Sandra entgegen.

Sie stand auf, er ebenso.

Sie umarmten sich, tröstend einander festhaltend. Schließlich löschten sie ihre Trauungskerze, von der nun in etwa ein Achtel aufgebraucht war und deren schöne Wachsverzierungen sie noch mal ausgiebig bewunderten.

Schade, dass sie heute angebrochen werden musste. Aber wer weiß, wozu es gut war, immerhin klärten sie heute ein paar überaus wichtige Dinge miteinander. Es musste ihnen irgendwie gelingen, das finanzielle Desaster abzuwenden.

Anschließend machte sich Michael auf dem Weg, um die Kinder bei seiner Schwiegermutter abzuholen, während Sandra im Arbeitszimmer verschwand.

Morgen würden sie weitersehen.

55
Lisa allein zu Hause

Lisa hatte Sandra fest zugesagt, die vielen Seiten über die Abtreibungs-Story trotz ihrer heftigen Auseinandersetzung zu bearbeiten und Heiko erst dann über den Stand der Dinge bezüglich der Schwangerschaft zu informieren, wenn sie, Lisa, es für angebracht hielt.

Zu Hause wieder angekommen, nahm sie sich Sandras gesammelte Seiten vor, um sich abzulenken. Erst einmal thematisch alles sortieren, das gelang ihr schnell.

Besonders ein Leitz-Ordner mit der Aufschrift *Russland* hatte es ihr angetan. Über die dort in großem Stil illegal durchgeführten Abtreibungen. Über die zahllosen Embryos, die in Müllsäcken im Wald gefunden wurden. Säcke, die wiederum in Fässer gestopft worden waren, mit der Absicht, sie gewinnbringend im Westen weiterzuverkaufen. Als die Lastwagen von der Polizei zufällig angehalten werden sollten, warfen sie die «Ware» einfach im Wald ab. Mehr denn als Müll galten die Kinder nicht. Ganz nahe einer Stadt in einem Waldstück, an einer stark frequentierten Straße, hatte sich auch ein anderer Fahrer seiner Fässer entledigt. Entdeckt wurden die toten Kinder später von entsetzten Pilzsuchern.

Wie es denen wohl geht? Die haben da ja reingeschaut, das muss ein schrecklicher Schock für sie gewesen sein …

Zwischen Sandras eigenen Notizen und den abgehefteten, thematisch sauber sortierten Artikeln deutscher, aber auch internationaler Tageszeitungen zu diesem Fund hatte Sandra auch eine ganze Anzahl von DIN-A4-Blättern mit Fotos abgeheftet. Fotos, die Lisa zum Weinen brachten. *Was für schreckliche Raubtiere manche Menschen doch sind.*

Besonders ein Schnappschuss brannte sich in Lisas Gedächtnis ein, auf dem in eines dieser hellblauen Fässer hinein fotografiert worden war: Die Einzelteile mehrerer Embryos waren sehr gut zu erkennen. Kleine Arme, kleine Fingerchen und Beinchen. Sogar charakteristische Gesichtszüge konnte sie mühelos erkennen.

Ehe sie sich's versah, fragte sie sich, ob man auch bei ihrem Baby bereits besondere Merkmale erkennen konnte, die sich aus ihrem eigenen sowie dem Erbgut von Ulrich ergaben. Fragte sich, wo der Unterschied lag zwischen einem zehn Wochen alten Fötus, den man sich in Deutschland mittels ausgestelltem Beratungsschein entfernen ließ, und einem 15 Wochen alten Embryo. Sie konnte keinen erkennen, außer der unterschiedlichen Körpergröße der Kinder.

Sie dachte daran, dass seit der 6. Woche bereits das Herz des Fötus schlug und das wachsende Kind einen eigenen Blutkreislauf hatte.

Das Geschäft florierte. Das Internet hielt für «ungewollt schwangere Frauen» reichlich Angebote bereit, um sie von der «ungewollten Schwangerschaft zu befreien».

Lisa entnahm einer Notiz, dass Kliniken in Deutschland angeblich keine Eingriffe mehr nach der 14. Schwangerschaftswoche vornahmen, es sei denn, es handelte sich um Spätabtreibungen. – Aber hier war Lisa schon selbst auf eine Reihe rechtlicher Grauzonen, Schlupflöcher und Vertuschungen gestoßen. So waren in einem anderen Leitz-Ordner über vierzig Adressen von Kliniken zusammengetragen, die zumindest dringend überprüfungsbedürftig waren. Ein paar davon versah sie mit konkreten Namen und Verdachtsfällen. Alles recherchiert aus diversen Internetforen und sozialen Netzwerken.

Wie immer bei solch umfangreichen Recherchen fragte sie sich zwischendurch öfter, wie solche Skandale an der Bevölkerung vorbei totgeschwiegen werden konnten. Zu zweit würden sie schon etwas Gutes daraus machen – und die Frage beantworten: Was konnten ihre Leser dagegen tun? *Sehr, sehr schwierig. Mal sehen.*

Ganz vertieft in die Arbeit, strich sie immer wieder lächelnd über ihren Bauch. «Verzeih mir, mein Kleines, dass ich dir so viel Stress zugemutet habe», sagte sie ein ums andere Mal. Genaugenommen hatte sich Lisas krasse Situation noch kein bisschen geändert, aber seit sie mit Sandra und vor allem Gudrun näher zusammengerückt war, kam sie nach und nach zur Besinnung. Das Leben war schließlich kein Problem, das sie lösen musste, hatte Gudrun ihr gesagt, das Leben wollte gelebt werden. Mit allen Unsicherheiten und mit allen Herausforderungen. Bis zur Geburt blieb noch genug Zeit, Pläne zu schmieden.

Als Erster hatte Heiko ein Recht darauf, zu erfahren, dass er für die Redaktionsleitung Sandra nehmen musste – oder wen auch immer. Das war noch ein etwas arg großer Mühlstein.

Solange Sandra und Gudrun zu ihr standen, sah sie sich in der Lage, einiges an Druck auszuhalten, denn Sandra hatte so ein unbeschreibliches Talent, selbst die allergrößten Schwierigkeiten «in kleinere tragbare Pakete» zu schnüren.

Wenn sie daran dachte, wie Sandra sie vor der Beratungsstelle abholte und sich anhörte, was Inhalt des Gespräches mit der Beraterin gewesen war …

Lisa schüttelte sich nachträglich. War es möglich, dass man so manipulierbar wird, wenn man verzweifelt ist?

Und erst das anschließende Streitgespräch im Café … Sandra hatte sich als ganz schön mutig erwiesen, das musste sie ihr lassen.

Lisa wollten die Augen zufallen, aber zuerst wollte sie sich noch an dem festhalten, was ihr am Ende zusätzlich die notwendige Power verliehen hatte, sich gegen eine Abtreibung zu entscheiden: Es war der Moment gewesen, als sie das Wort «Ernten» gelesen hatte. Dabei ging es um das Milliarden-Geschäft mit den Körperteilen «frisch abgetriebener» Embryos – das nannte man «Ernten». Auch jetzt musste sie gegen die aufsteigende Übelkeit kämpfen; es war einfach nicht möglich, dass so etwas die Wahrheit war.

Aber es half nichts: Es war die Wahrheit. Wenn sie es schaffte, sich dieses Bild vor Augen zu halten, dann schaffte sie es, alle Schwierigkeiten auszuhalten. Keine Abtreibung zu machen, nicht mehr wegzulaufen. Wer weiß, ob Ulrich nicht eines Tages, wenn er alt und grau war, seine Tochter/seinen Sohn sehen möchte. Da stiegen ihr schon wieder die Tränen in die Augen – das mochte sie sich nicht vorstellen. Nicht einmal ansatzweise.

Mit einem entschlossenen Ruck stand sie auf, um schlafen zu gehen, und griff nach dem Buch, das Sandra ihr neben den vielen anderen Papieren gegeben hatte: Es war von Michael Kiworr, und der Titel lautete «Neun Monate bis zur Geburt».

An der Tür klopfte es.

Das ist bestimmt die Nachbarin, die ich vorhin im Treppenhaus traf und die sich ein bisschen Mehl bei mir abholen wollte.

56

Sandra muss sich ins Zeug legen

Nachdem sie erst Vanessa in der Kita und dann Lukas im Kindergarten abgesetzt hatte, drehten sich Sandras Gedanken auf dem

Weg ins Büro um das, was ihr letzte Nacht den Schlaf geraubt hatte.

Es war sinnvoll, dass sie sich voll und ganz in der Firma reinhängte, um wieder als Hauptanwärterin für die Abteilungsleitung wahrgenommen zu werden. Dann wären sie finanziell in einer etwas gesünderen Position, als wenn sie Angestellte bliebe – falls das überhaupt machbar wäre. Um Abteilungsleiterin zu werden, brauchte sie allerdings jede freie Sekunde, die ihr zur Verfügung stand, und damit eben auch den größten Teil jener Zeit, die sie zur Unterstützung Lisas aufwenden wollte. Und: Keinerlei Ärger mehr mit Heiko provozieren! Das nahm sie sich fest vor.

Zusätzlich bräuchte sie noch genügend Zeit für die Aufdeckung des Skandals, der immer größere Ausmaße annahm, je mehr sie recherchierte. Zum Glück half dabei jetzt Lisa tüchtig mit. Dass sie für das bisher Zusammengetragene die geeignete Zeitung oder den passenden TV-Sender finden würde, sobald genug handfeste Beweise und Anhaltspunkte für eine Veröffentlichung beisammen waren, bezweifelte sie nicht. Ihr schon oft strapaziertes Glück würde sie schon nicht ausgerechnet jetzt im Stich lassen, außerdem kannte sie in den Medien einige Leute, und das könnte sowieso erst der übernächste Schritt sein. Erst einmal mussten sie noch recherchieren.

Auf der anderen Seite konnte sie sich nicht allzu weit von Lisa entfernen, die brauchte sie, und sie hatte ihr versprochen, für sie da zu sein, wenn sie nicht abtreiben würde. Verdutzt hatte sie im Übrigen zur Kenntnis nehmen müssen, dass Lisa tatsächlich so allein auf weiter Flur war, wie sie, Sandra, es die ganze Zeit schon vermutet hatte.

Meine Güte, was bin dagegen ich für ein freier Mensch, auch wenn ich oft nicht weiß, was ich zuerst erledigen soll, und mein Tag mir einfach nicht für all das ausreicht, was ich mir zu tun vornehme.

Sie machte sich Sorgen. Um Lisa.

Sie wusste noch sehr gut aus ihrer eigenen Schwangerschaft, wie überraschend schnell man zwar entscheiden konnte, aber auch, wie nahe man da am Wasser gebaut war und wie leicht man aus dem Tritt gebracht werden konnte. Dass Lisa in ihrer furchtbaren Situation leicht manipuliert werden konnte, das wussten auch der Vater des Kindes und ihr gemeinsamer Chef Heiko, na klar. Bevor also das entscheidende Wort gegenüber Heiko gesprochen war, dass sie nämlich das Kind nun hoffentlich doch bekommen und die Nachfolge von Helga ablehnen würde, konnte sie, Sandra, nichts darüber verlauten lassen.

Im Klartext: Den Skandal und die zusätzlichen Recherchen musste sie schweren Herzens erst einmal beiseiteschieben, bis die Beförderung schwarz auf weiß und unumstößlich feststand. Jetzt musste sie erst mal den drohenden finanziellen Absturz zu Hause abwenden, und dazu brauchte sie ziemlich bald eine lukrative Ganztagsstelle.

Heiko hatte nicht nur wegen der vielen Recherchen zum Thema Abtreibung einen dicken Hals auf Sandra, er hatte auch klipp und klar von ihr verlangt, dass sie sich um ihre eigenen Angelegenheiten zu kümmern habe.

Sie schuftete fleißig vor sich hin.

Die Leser-Redaktion fand sie so vor wie sonst immer: Das Postfach quoll über vor lauter E-Mails. Was dem einen Leser zuwider war, gefiel dem anderen ganz besonders. Der eine forderte, gewisse Dinge zu ändern, der andere wollte, dass alles so bleibt, wie es ist – der ewige Kreislauf. Da kam es immer einem kleinen Kraftakt gleich, wenn man sich bemühte, mittels fertiger Textbausteine so zu antworten, dass sich keiner vor den Kopf gestoßen, sondern alle sich ernst genommen fühlten.

Einmal mehr fiel ihr auf, dass sie seit der Geburt ihrer Kinder in Drucksituationen über sich hinauswuchs, schneller und effizienter arbeitete und ganz neue Stärken an sich entdeckte. Stress war und blieb es trotzdem, und es war für einen einzelnen Menschen auch eigentlich viel zu viel Arbeit. *Aber entspannen kann ich mich auch noch, wenn die Kinder mal aus dem Haus sind, und unser Chef hat ja schließlich auch das Recht, dass ich ihm meine Arbeitskraft zur Verfügung stelle,* sagte sie sich.

Weit nach Feierabend wurde sie erst mit allem fertig und

wollte Heiko gleich nachher auch noch einen fertigen Artikel auf seinen Schreibtisch legen, damit er den restlichen Feierabend ihre Texte vor seinem inneren Auge hatte – so brachte sie sich ganz unauffällig wieder als Abteilungsleiterin ins Spiel. Sie rief kurz bei ihm durch, ob das ginge, aber Heiko wiegelte sie rigoros ab.

Irritierend, aber so war er halt. Doch als sie später vorsichtig bei ihm nachhorchte, bewiesen ihr seine Antworten, dass er immer noch felsenfest davon überzeugt war, Lisa würde ihre Schwangerschaft «auf einen späteren Zeitpunkt verschieben». Seltsam, sie hätte schwören können, dass Lisa die Manipulation in der Beratungsstelle durchschaut und begriffen hatte und Heiko ihre Entscheidung gewiss bereits mitgeteilt haben würde. – Oder war sie innerlich wieder umgefallen und wollte jetzt doch wieder abtreiben? Ging das denn dauernd so hin und her? Das war ja nicht zum Aushalten …

Natürlich wollte Sandra ihre Kollegin nicht vorführen. Das verbot sich von selbst. Trotzdem konnte sie sich den kleinen Seitenhieb nicht verkneifen und fragte Heiko direkt:

«Sag mal, sitzt Lisa denn nun fest im Sattel der Abteilungsleiterin, was meinst du?»

Es gelang ihr, diese Frage so unschuldig kühl vorzubringen, dass Heiko keinen Verdacht schöpfte. Sie hoffte auf ein «Vielleicht» oder «Weiß nicht genau», auf irgendeine Art von Herumdrucksen. Das wäre wunderbar gewesen, denn selbst eine so vage Aussage wäre *das* so dringend erhoffte positive Zeichen, das sie mit nach Hause zu ihrem Michael nehmen könnte.

Stattdessen sagte Heiko nur:

«Das ist genau das, was ich meine, ja.»

Es war klar herauszuhören, dass der Chef immer noch komplett im Dunkeln tappte. Oder wusste er womöglich mehr als sie selbst?

Sandra senkte mutlos ihren Kopf, um nichts Verräterisches anzuzeigen, aber sie hätte am liebsten losgeheult. Sie konnte sich das nur so erklären: Lisa fiel es bestimmt enorm schwer, Heiko die Wahrheit zu sagen. Wahrscheinlich brauchte sie dafür noch etwas Zeit. Sollte sie haben.

Sandra schlängelte sich durch den Stuttgarter Feierabendverkehr, der um diese späte Uhrzeit nicht mehr so schlimm war. An einer der vielen Ampeln fiel ihr auf, dass es um Lisa zu still war. Nach den Absackern und den Hamburgern im Café Heinrich konnte es auch sein, dass Lisa sich tatsächlich nicht mehr umstimmen ließ. Lisa, das war ihr bewusst, hatte die volle Macht über Leben und Tod in der eigenen Hand. Sandra konnte ihr dabei nicht mehr helfen, sie hatte alles gesagt, was zu sagen war. Sandra wollte jetzt nur noch heim.

Und sich ihrem Michael in die Arme werfen.

Ob es ein hoffnungsvolles Zeichen war, dass Lisa ihr beim Verabschieden noch zusicherte, trotzdem die bereits vorhandenen Recherchen und Unterlagen sichten und sortieren zu wollen?

Hm, keine Ahnung. Lisa konnte, wie jede Frau, kalt und hart sein, wenn es darauf ankam. Das kannte Sandra von sich selbst auch.

Völlig unvermittelt dachte sie über das Wort-Monster *Schwangerschaftskonfliktberatung* nach. Das war ein Wort mit zweiunddreißig Buchstaben. So was gab es wahrlich nur in Deutschland.

Und was könnte sie, Sandra, jetzt noch tun? Ihr fiele wirklich nichts mehr ein, selbst wenn Lisa jetzt noch mal um Hilfe rufen würde: Sandra würde aufgeben, sie konnte einfach nicht mehr. Das Ganze stresste sie mehr, als sie wahrhaben mochte. Aber es gelang ihr, einigermaßen ruhig zu bleiben.

Na, Lisa würde sich schon melden, wenn sie Fragen zu dem Karton mit den Unterlagen hatte. Und sie würde zwangsläufig einen ganzen Haufen Rückfragen haben, denn Lisa war durch und durch eine Alleingängerin, eine Arbeiterin, die direkt auf ihr Ziel zusteuerte und Unstimmigkeiten schon aus drei Kilometern Entfernung roch.

Apropos:

Dass sie beim Durcharbeiten gar keine Rückfragen zu haben

schien, fiel Sandra erst jetzt auf. *Sie hätte doch Tausende von Rückfragen haben müssen!*

Von Kreuzung zu Kreuzung verfestigte sich in ihr ein unangenehmes Bauchgefühl, dass etwas nicht stimmen konnte.

Sie beschloss, bei Lisa anzurufen.

Und dann entschied sie sich dazu, bei Lisa vorbeizufahren – das war ein ziemlicher Umweg, der sie auf den großen Autobahnzubringer zufahren ließ.

Auf ihr Klingeln öffnete niemand, aber als ein ihr unbekannter Mann zur Haustür herauskam, schlüpfte Sandra schnell hinein.

Oben angekommen, klopfte sie, so leise es ging, an die Tür. Neben ihr tauchte die Nachbarin auf:

«Es nutzt nichts zu klopfen, sie war schon nicht mehr da, als ich mir ein bisschen Mehl holen wollte. Morgen ist doch ein Geburtstag, und ich habe noch einen Kuchen zu backen. Sie wollte eigentlich da sein und es mir geben. Aber sie macht nicht auf. Ob ihr etwas passiert ist?»

«Nein, das glaube ich nicht», beruhigte Sandra sie. «Aber ich würde schon gerne mal nach ihr sehen – bloß: Wie kommen wir hinein?»

Die Nachbarin wusste, wie:

«Wir haben gegenseitig die Schlüssel ausgetauscht, damit wir die Post reinholen und Blumen gießen, wenn wir in Urlaub sind. Soll ich ihn holen? Ich allein mochte nicht einfach so reingehen.»

«Ja, bitte holen Sie den Schlüssel, ich übernehme dafür die Verantwortung. Ich mache mir schon ziemliche Sorgen. Sie wollte noch ein paar Papiere durcharbeiten und ganz sicher zu Hause bleiben …»

Vorsichtig schlossen sie auf, nachdem die Nachbarin wieder zurück war. Sie riefen abwechselnd ihren Namen, bekamen aber keine Antwort. Erstaunt nahmen sie wahr, dass die Lichter überall brannten.

«Vielleicht ist sie spazieren gegangen …?»

«Nein, sie wollte noch etwas überarbeiten und sich dann bei mir melden. Hier stimmt etwas nicht.»

In diesem Moment klingelte Sandras Telefon. Lisa!

Sandra meldete sich sofort, konnte aber nichts verstehen – im Hintergrund war es sehr laut.

57
Tödliche Autofahrt, Teil 2

Als Lisa ihre Wohnungstür öffnete, stand Ulrich vor der Tür.

Zu Tode erschrocken prallte sie zurück, behielt aber geistesgegenwärtig die Türklinke fest in der Hand.

Ihr erster Impuls war, Gudrun anzurufen. Oder Sandra. Aber das würde er sofort mitbekommen. Er ging einfach an ihr vorbei in den Flur und von dort aus weiter ins Wohnzimmer.

Dort stand er lange unbeweglich, und sie fragte sich, ob er wohl handgreiflich werden würde.

Wie sehr wünschte sie sich in diesem Moment, dass sie das Handy nicht ausgeschaltet hätte.

Mit einem Mal drehte er sich jedoch um, sah sie freundlich an und fragte:

«Du hast dich also entschlossen, das Kind doch zu bekommen?»

«Ja.»

«Du änderst deine Meinung nicht mehr?»

«Nein.»

«Dann lass mich nachdenken», bat er freundlich.

«…»

«Weißt du, was: Wenn ich es nicht ändern kann, dann werde ich es halt hinnehmen müssen. Aber heute bin ich hierher gefahren, damit ich mein Versprechen einlöse, chic mit dir essen zu gehen. Schlag du ein Lokal deiner Wahl vor.»

«Wie meinst du das?» Lisa glaubte, sich verhört zu haben.

«Na, so wie ich es sage. Lass uns unseren dummen Streit vergessen, lass uns ein schönes Abendessen genießen, und dann fahre ich wieder heim, nachdem ich dich hier wieder abgesetzt habe.»

«Du bist doch so wütend gewesen», sagte sie, «wie sollen wir da jetzt essen gehen können? Hast du die bösen Schimpfwörter schon alle vergessen? Ich jedenfalls nicht.»

«Gutes Essen erdet mich wieder, und es tut mir leid, dass ich im Schockzustand so ausfällig wurde», sagte er und lachte sogar. «Ich werde dir vielleicht noch lange ziemlich böse sein, aber ich werde dich nach dem heutigen Abend für immer in Ruhe lassen. Versprochen!» Dabei hob er den Zeige- und Mittelfinger zum sichtbaren Schwur.

Lisa überlegte, wie sie ans Handy kommen könnte. Ihr war das unheimlich, seiner Kehrtwende misstraute sie heftig.

«Ich hole noch meine Handtasche», sagte sie, scheinbar nachgebend, und ging los in der Hoffnung, doch noch schnell einen Notruf absetzen zu können.

Ulrich blieb jedoch dicht hinter ihr.

Zusammen verließen sie ihre Wohnung.

Aus einem unbestimmten Instinkt heraus ließ sie das Licht brennen. Im Treppenhaus begegneten sie niemandem.

Und Lisa verlangte von sich, sich zu beruhigen. Das hier konnte ja durchaus ganz harmlos sein. Sie traten auf die Straße.

Charmant öffnete er erst ihre Seite seines Autos und ließ sie einsteigen, dann fuhr er los.

Aber er fuhr nicht zu dem von ihr genannten Restaurant, sondern auf den Autobahnzubringer und gab immer mehr Gas. Und – hatte sie es nicht geahnt? – alle Freundlichkeit war plötzlich verschwunden. In eisiger Ruhe erklärte er ihr, dass dies für sie beide die letzten Lebensminuten seien. Das habe sie sich alles selbst zuzuschreiben, weil sie derart egoistisch handle, dass sie ihn geradezu zwang, etwas Schlimmes zu tun. Er, Ulrich, sei ein durch und durch guter Mensch, sie aber habe in dieser verfahrenen Situation all das Böse aus ihm herausgezwungen. An dem, was jetzt folge, trage sie ganz alleine die Schuld. Abwechselnd schrie er sie an, das Geld zu nehmen und endlich «alles zu erledigen», oder er wurde zwischendurch beunruhigend leise – und dann wieder furchtbar wütend.

In allerhöchster Panik riss Lisa den Geld-Umschlag an sich. Angesichts der enormen Fliehkraft durch die hohe Geschwindigkeit kam es schon einem kleinen Wunder gleich, dass er ihr nicht aus der Hand rutschte und auf den Boden plumpste.

Ihr angstvoller Blick klebte förmlich am nächsten ihnen entgegenkommenden Auto, das mehrfach warnend das Fernlicht aufblitzen ließ. Zur rettenden Vollbremsung war es zu spät. Aber auch ein Ausweichmanöver war bei diesem Tempo unmöglich geworden. Dem furchtbaren Zusammenstoß war nicht mehr auszuweichen, und Ulrich in seinem geistesgestörten Zustand erreichte nun sein Ziel.

Ja, sie war schuld! Ja, sie hatte ihm zu spät zugestimmt. Fieberhaft versprach sie ihm alles, was er hören wollte – alles schien jetzt wie in Zeitlupe abzulaufen.

Aber das war nun ohnehin egal. Würden sie nicht alle drei in den nächsten Sekunden von Klarheit, von Erleuchtung oder sogar von innerem Frieden umgeben sein, wie das von Menschen mit Nahtod-Erfahrungen immer wieder beschrieben wird?

Sie wartete darauf jedoch vergeblich. Nichts davon trat ein.

Und schon gar nicht sah sie ihr gesamtes Leben wie einen Kurzfilm vor ihrem geistigen Auge vorüberziehen. Alles, was sie sah, und alles, woran sie dachte, war das Baby, das in ihr heranwuchs – und dass sie es nun niemals sehen würde. Ihre Entscheidung, es gegen den Willen Ulrichs zu bekommen, war schlicht falsch, wie sich jetzt zeigte. Sie hätte das wissen müssen.

Irgendwann dazwischen hatte sie auf den Einschaltknopf ihres Handys drücken können und hoffte, Sandra zu erreichen. Ulrichs Gegenwart und der Lärm um sie herum ließen sie jedoch Abstand davon nehmen, für ihn sichtbar bei Sandra um Hilfe zu rufen. Ihr wurde schon wieder schlecht.

Und dann war es schließlich so weit: Das kreischende Quietschen sich auflösender Autoreifen und der aufsteigende Qualm übertrafen alles, was Lisa je in Film und Fernsehen gehört oder gesehen hatte. Es war das hässlichste und zugleich tödlichste Geräusch, das ihre Ohren jemals aufgenommen hatten und von dessen Intensität später die langen schwarzen Streifen auf dem Asphalt zeugen würden.

Aber auch der Fahrer auf der anderen Fahrspur versuchte auszuweichen und gleichzeitig nicht dem Impuls zu folgen, eine Vollbremsung zu initiieren. Und das Ausweichmanöver gelang ihm!

Die beiden schwarzen Autospuren überkreuzten sich teilweise, jedoch nur die Außenspiegel wurden abgerissen. Die Autos, auch ringsum alle anderen, kamen endlich zum Stillstand.

Unmöglich, dass Ulrich die ganze Zeit Herr der Situation gewesen sein konnte … Er konnte nicht ernsthaft damit gerechnet haben, noch einmal heil aus dieser Nummer herauszukommen. Ulrich, noch vor nicht allzu langer Zeit ihr wichtigster Gefährte auf dem Weg in eine schöne Zukunft, zeigte eine brutale Planmäßigkeit, sich gemeinsam mit ihr und dem Baby zu töten. Als seien sie Zeichentrickfiguren eines Videospiels, das man nach einem vorübergehenden Anflug adrenalingesteuerter Zerstörungswut jederzeit neu starten könnte.

Sogar jetzt fiel er weiter über sie her: «Hör mir ganz genau zu! Du wirst dir den Beratungsschein nehmen, den du bekommen hast. DANN wirst du gefälligst in der Klinik einen Termin zur Abtreibung ausmachen, und sobald die Wartefrist von drei Tagen abgelaufen ist, wirst du es durchziehen!»

Ulrichs Stimme war vom vielen Gebrüll ganz heiser geworden. Umso abgrundtief böser klang sie. Jeden einzelnen Buchstaben betonte er. Sie spürte, wie sein Atem und seine Spucke ihre Wangen erreichten, es betäubte ihre Sinne.

Ulrich war noch nicht fertig:

«Auf deine ekelerregenden Launen, mal Hü, mal Hott, habe ich nicht einen Funken Lust mehr! Was bildest du dir eigentlich ein, so über mein Leben bestimmen zu wollen?!»

Seine Stimme überschlug sich, und Lisas Kopf schmerzte wegen seines ohrenbetäubenden Gebrülls.

Hatte es wirklich in ihrem Leben eine Zeit gegeben, in der dieses Gebrüll nicht da gewesen war? Ob er jemals wieder damit aufhören würde? Sah er denn nicht, wie es in ihr drinnen aussah und wie er sie zu Grunde richtete?

Und um alles in der Welt, wo war der eben noch unausweichliche Aufprall geblieben?

Mit einem Schlag war plötzlich alles vorbei. Für ein paar Augenblicke herrschte Totenstille. Nichts und niemand bewegte sich mehr. Dort, wo eben noch das Zentrum der Hölle zu sein schien, hörte man nur noch näherkommende Sirenen.

Die mit knappster Not einem gewaltigen Unfall entkommenen Autos standen kreuz und quer herum, einige Stoßstangen lagen lädiert auf der Straße verstreut. Ein heilloses Durcheinander zeigte an, dass ein Inferno erfolgreich abgewehrt worden war, weil die anderen Autofahrer alle im richtigen Sekundenbruchteil das Richtige getan hatten.

Ebenso plötzlich wie die vorhergehende Stille brandete ringsum plötzlich wieder Lärm auf. Kinder schrien, Mütter kreischten herum, tobten, gestikulierten, brüllten, weinten, zornige und erboste Männer stürmten auf Ulrichs Auto zu.

Der aber kaufte seine Zeit aus. Er stierte in Lisas Augen: «Wenn du die Abtreibung nicht durchführen lässt … wenn du glaubst, du kannst mich wieder und wieder reinlegen … wenn du glaubst, ich weiß nicht, dass du mich mit deiner verkorksten Schwangerschaft sowieso nur reinlegen wolltest … wenn du es also noch mal drauf ankommen lässt, dann kannst du über das Eine sicher sein: ICH komme vorbei und mache es dir höchstpersönlich weg. Hast DU das verstanden?! Du kommst mir nicht davon!»

In diesem Augenblick wurde Ulrichs Autotür aufgerissen, und ein Mann schrie irgendetwas ins Autoinnere hinein – während auf Lisas Seite ein erschrockenes Frauengesicht die Beifahrertür öffnete, unfähig, etwas zu sagen oder überhaupt Worte oder Laute zu finden.

«Ich bin schwanger!», jammerte Lisa.

Die Frau nickte, nahm sie beim Arm: «Wir müssen als Erstes von der Straße herunter, ehe etwas Schlimmes passiert!»

Eine andere Frau kam hinzu, und zusammen brachten sie Lisa an den Straßenrand hinter die Leitplanken. Zu den vor sich hin greinenden Kindern, den Jugendlichen und den anderen Frauen.

Von dort aus beobachteten sie, wie sich die wütenden Männer an Ulrich abreagierten. Einer drohte ihm mit der geballten Faust: «Wenn du dir unbedingt deinen verblödeten Schädel einrennen willst, dann mach das gefälligst dort, wo du alleine bist!»

Ein anderer Mann regte sich noch mehr auf: «Du hast keinen Moment gezögert, all die Leute dort – er zeigte auf die Gruppe der Frauen und Kinder – mit in den Tod zu jagen. Hast du sie noch alle?! Ich hätte ganz große Lust, dich ein für alle Mal selbst hinüberzubefördern!»

Währenddessen waren die Polizeiautos und -sirenen bei ihnen angekommen, und nur noch die Blaulichter blinkten. Einen Krankenwagen hörte man heranbrausen.

Ein altes Auto hielt direkt neben den Zusammengedrängten hinter der Leitplanke, heraus kletterte mit bleichem Gesicht Sandra und ging auf Lisa zu. Sie umarmten sich stumm. Auch die anderen Frauen erwiderten ihre Umarmung. Was war hier passiert? Das, was sie zu hören bekam, war unfassbar.

Sandra marschierte auf die Polizisten zu und erklärte ihnen, dass in Ulrichs Wagen eine Schwangere gesessen hatte. Ob man sie zum Krankenwagen bringen könne? – Ja, aber zuerst noch die Personalien aufnehmen.

Während Lisa schon im Krankenwagen untersucht wurde, hielt Sandra ihre Hand fest. Lisa lächelte schon wieder:

«Nach deinen heftigen Tiraden im Café Heinrich habe ich umgedacht. Wie oft willst du mich eigentlich noch vor mir selbst retten?»

Der Notarzt bestand darauf, sie vorsichtshalber ins Krankenhaus zu bringen, nachdem geklärt worden war, dass es keine weiteren Verletzten gab.

Was für eine Nacht! …

58
Sandra und Michael

Tief aufatmend hörte Michael, wie Sandra wieder zurückkam. Er hatte eigentlich bis zu ihrer Rückkehr aufbleiben wollen. Wie das ein liebevoller Ehemann so tat. Nachdem er aber die Kinder bei ihrer Oma abgeholt hatte und die Müde-Getobten in ihren Betten versanken, konnte er sich nicht mehr auf den Beinen halten und ging selbst auch ins Bett. Leise hörte er gerade eben Sandras Füße auf den Treppenstufen nach oben kommen, und in der nächsten Minute kuschelte sie sich an ihn, noch vollständig angezogen:

«Nimm mich in den Arm, Michael. Mir geht's gar nicht gut!»

Stumm vor Übermüdung und auch wegen der insgesamt sehr angespannten Situation umarmte er sie fest, dabei schlief er wieder ein. Im Halbschlaf registrierte er, wie sie nach unten in die Küche ging. Er wollte sie noch fragen, was denn los sei, aber er war schlicht zu müde, um Buchstaben sinnvoll aneinanderreihen zu können. Widerstandslos fiel er ins Reich der Träume zurück.

Nicht weiter verwunderlich, war doch eben gerade zwei Uhr nachts durch.

Sandra fiel es sehr schwer, sich wieder aus dem Bett zu quälen, aber neben Lisas heutigem Drama hatte sie ja auch noch eigene sogenannte Baustellen, auf denen sie fleißig sein musste, wenn alles noch rechtzeitig fertig werden sollte.

Ulrich musste mit auf die Polizeistation, und wenn sie das richtig verstanden hatte, wartete keine gute Zukunft auf ihn.

Sie nahm den Umweg über die Küche, in der sie sich erst die Reste des Abendessens in der Mikrowelle aufwärmte, danach machte sie die Küchentür zu und setzte sich, wartete darauf, dass der Kaffeeduft sich ausbreitete und er ihre Frauen-Power zurückbrachte, wenn sie den Espresso nur genüsslich und langsam genug schlürfen würde.

Lieber Himmel, gib mir Ideen und hilf mir, die Artikel für Heiko fertig zu bekommen. Ich alleine schaffe es nicht. Du hast es bei Lisa geschafft, dass sie sich endlich für ihr Baby entscheidet, ich schaffe nicht mal die benötigten Artikel.

Dann kam ihr noch ein Gedanke:

Gott noch einmal um Hilfe zu bitten, konnte doch in dieser Situation nicht schaden, oder? *Schreiben kann ich danach immer noch*.

59

Lisas neues Selbstwertgefühl im Büro

Seitdem sie die bisher wichtigste Entscheidung ihres Lebens getroffen hatte, war es höchste Zeit, dies ihrem Chef mitzuteilen.

Gudrun hatte ihr beim ersten Gespräch schon angeboten, sie dabei zu begleiten, aber das wollte Lisa nicht.

Sie ging unverzüglich in sein gläsernes Zimmer und sagte ohne Umschweife:

«Lieber Heiko, es tut mir leid für dich, aber nicht für mich: Ich werde meine Schwangerschaft *nicht* auf später verschieben. Ich habe mich entschieden, auf die Abteilungsleitung zu verzichten und stattdessen Mutter zu werden!»

Sie rechnete es Heiko hoch an, dass er sofort den Ernst der Lage verstand.

«Sind Sie fertig mit Ihren Mitteilungen?», wollte er wissen und fand es gar nicht seltsam, dass er vor Zorn wieder ins unpersönliche «Sie» verfallen war.

Das fuhr ihr in alle Glieder, denn sie hatte sich trotz allem erhofft, dass er ihr Ausscheiden bedauern und ihr versichern würde, dass sie jederzeit wieder zurückkommen könne, wenn sie eine Stelle suche.

Aber da kam nichts mehr.

Er war sehr zornig, wies mit der ausgestreckten Hand auf die Glastür, die sie brav durchschritt. Wortlos, wie er.

Die Uhr zeigte 9:05 Uhr, als Sandra hereinkam und gerade

noch sehen konnte, wie Lisa eine Träne aus dem Gesicht wischte. Sogleich ging sie auf Lisa zu:

«Guten Morgen! Was ist denn los?»

Da schoss Heiko um die Ecke, ging mit zwei großen Schritten auf Sandra zu und drückte ihr den gefürchteten Umschlag in die Hand:

«Du kommst nicht nur heute zu spät, du hast wiederholt den Arbeitsplatz verlassen, ohne dazu berechtigt zu sein. Das ist deine Kündigung!»

Damit ließ er beide stehen.

Dieses Mal fasste sich Lisa zuerst. Sie packte Sandras Arm und zog sie mit sich in ihr Zimmer, ehe sie etwas erwidern konnte. Beide Frauen waren bleich und irritiert.

«Was machst du jetzt, Sandra?», fragte Lisa mitfühlend und wies auf den Umschlag: «Lies doch mal, was drin steht, ob da Fristen gegeben sind oder so was.»

Sandra machte sich am Umschlag zu schaffen.

Mittendrin hörte sie auf:

«Nein, ich gucke da nicht rein. Ich geh jetzt in mein Zimmer, packe meinen Kram zusammen und verschwinde.»

«Das kannst du doch nicht machen. Ihr braucht doch das Geld, das hast du mir letzthin selbst erzählt!»

«Doch! Das kann ich machen. Mir kommt das eigentlich gar nicht gelegen, aber die Entscheidung ist meinerseits, glaube ich, schon heute Nacht zu Hause gefallen. Als ich in der Küche den köstlichen Espresso trank, um für Heiko Artikel schreiben zu können, bin ich aufgewacht und habe mich gefragt, was ich da eigentlich tue. Ich habe mich gefragt, wieso ich so weitermache, als wäre nichts geschehen. Wo doch was geschehen ist! Ich habe realisiert, ich bin kein freier Mensch mehr, habe meinem Mann, meinen Kindern und vor allem mir selbst viel geschadet. Und das Schlimmste: beinahe auch dir. Das, was gestern Nacht alles passiert ist, wird uns noch sehr lange beschäftigen, weißt du.»

Lisa staunte nicht schlecht:

«Und jetzt?»

«Jetzt gehe ich heim und beichte Michael die neue Katastrophe, und von gestern Nacht weiß er ja auch noch nichts. Aber seit ich mitten in der Nacht beschlossen habe, keine einzige Zeile für Heiko mitzubringen, geht es mir richtig gut.»

Sandra brachte es fertig, gleichzeitig zu strahlen und Tränen in die Augen zu bekommen.

Lisa hielt sie umarmt:

«Woher nimmst du bloß so viel Entschlusskraft?»

«Das haben mir meine Kinder beigebracht, du wirst das auch erleben, warte es nur mal ab!» Sandra schniefte ein wenig, innerlich keineswegs so sicher, wie sie nach außen wirkte. Lachend sagte sie dann zu Lisa:

«Du versprichst mir, dass du stark bleibst. Heute Abend gehen wir alle zu Gudrun, wie wir das gestern Nacht im Krankenhaus verabredet haben. Dann sehen wir weiter.»

60
Sandra und Michael – und die News

«Das sind ja … das sind ja ganz hervorragende Nachrichten», freute sich Michael, als er von Sandras und Lisas nächtlichen Aufregungen erfuhr. «Also, ich meine: hervorragend, weil Lisa sich für ihr Kind entschieden hat.» In allen Einzelheiten erfuhr er dann von dem Selbstmordversuch Ulrichs. Alles zusammengenommen, bedeutete das am Ende, dass Sandra nun doch zur Abteilungsleiterin befördert werden könnte.

Sollte dies das berühmte Licht am Ende des Tunnels sein? Würde sich jetzt ihre Pechsträhne verabschieden und sich alles zum Guten wenden? *Die Stelle scheint ihr sicher zu sein, wunderbar!*

Er wiederholte in seinen Gedanken mehrfach so manche der Szenen aus der scheußlichen Nacht und stellte fest:

«Meine Frau ist eine richtige Heldin! Und meine Schwiegermutter auch! Was bin ich für ein Glückspilz!»

Sandra freute sich über seine Freude und überließ ihn eine

Weile diesem schönen Gefühl. Dann durfte sie es ihm nicht länger verheimlichen.

«Ich muss dir noch etwas sagen. Etwas Schlimmes.»

Sandra verstummte, aber Michael war nicht dumm: *Was soll denn jetzt noch Schlimmes kommen? Jetzt kann es nur noch aufwärts gehen!* Deshalb lachte er seiner Frau aufmunternd ins Gesicht:

«Sag's! Spuck's einfach aus. Ich halte *alles* aus, was du sagen wirst!»

Dann der Tiefschlag.

«Also gut, ich sag's dir: Heiko hat mir gekündigt. Na ja, du weißt schon, warum: Immer zu spät kommen, immer in Hetze, und dann noch das Lisa-Drama, zuvor und auch dazwischen noch das, was er als ‹Abtreibungs-Bullshit› bezeichnet.»

Sie wartete auf seine Reaktion, während sie schmerzhaft mit ansah, wie seine Gesichtszüge ihm entglitten.

Schneller, als sie geahnt hätte, fasste er sich:

«Also, ICH muss dir auch noch was sagen! Ich habe auch gegoogelt und herausgefunden, dass Ronaldo gegen Abtreibung ist.»

«Wer ist Ronaldo?» Sandra war über die Wende des Gesprächs überrascht.

«Oh Mann, das ist ein weltberühmter Fußballer! In Interviews erzählt er oft, dass seine Mutter ihn abtreiben wollte, es dann aber doch nicht getan hat, weil ihr Arzt ihr ins Gewissen geredet hatte. Und was macht Ronaldo? Er betont überall, dass er sehr gerne lebt und sehr, sehr gerne ein berühmter, glücklicher Fußballer ist. Abtreibung findet der gar nicht gut.»

«Wow», sagte Sandra müde.

Sie hatte eine andere Reaktion erwartet.

Wieder einmal unterschätzte sie ihren Mann weit.

«Also», ergänzte er das private Süselbeck-Drama, «wenn du meine spontane Meinung hören willst: Ich habe schreckliche Angst davor, dass wir und die Kinder verhungern und verdursten könnten. Aber ob du's glaubst oder nicht: Ich habe über Abtreibung noch mal gründlich nachgedacht. Das geht auch uns Männer an, und für einen Mann wie diesen Heiko, der reine Fakten als Abtreibungs-Bullshit bezeichnet, rührst du jedenfalls keinen Finger mehr!»

Sandra weinte.

Michael war noch nicht ans Ende gekommen:

«Mein Vorschlag ist, du tust dich mit deiner Lisa zusammen, und gemeinsam bringt ihr ans Licht, was ans Licht gehört. Das könnte im umfassenden Sinn uns alle teuer zu stehen kommen. ICH stehe aber hinter dir und hinter Lisa! Zähle auf mich.»

«Aber mach dir keine Illusionen: Sobald wir alles zusammengetragen haben, wird es keine Zeitung drucken wollen – insoweit wird Heiko recht behalten», erwiderte Sandra.

«Ja, das kann sein, aber das warten wir erst noch ab.»

Er hielt sie fest umschlungen und hoffte, bis zum Abend noch irgendwelche brauchbaren Ideen zur finanziellen Rettung seiner Familie zu bekommen.

Friedlich putzte sich Sandra die Nase und stimmte zu:

«Oh ja, lass uns erst einmal gründlich nachdenken und uns Rat bei Gudrun holen, dann sehen wir weiter!»

Michael grinste:

«Weißt du, was mir gerade auffällt? Wir ziehen zum ersten Mal seit langer Zeit wieder am gleichen Strang! Das wäre ohne das Lisa-Drama und ohne deine Kündigung nicht möglich gewesen. Ich bin dankbar dafür, dass es aus Katastrophen keine Abkürzungen gibt und das ganze Elend ganz offensichtlich nötig war. Das Schlimmste haben wir hinter uns, was meinst du?»

«Klar! Ich sehe das auch so, fast jedenfalls. Trotz allem bin ich ordentlich traurig wegen der Abteilungsleitung – aber ich staune über die Erleichterung, die ich in mir vorfinde. So kann ich unzensiert sagen: Ich fühle mich erleichtert und befreit.»

«Freiheit kostet was! Aber wir kriegen das schon wieder hin.»

«Und ob! Wir müssen nur fest zusammenhalten, dann überstehen wir es.»

Sie wollte sich schon umdrehen, da fiel ihr noch etwas ein:

«Du willst mir wirklich helfen bei den weiteren Recherchen

über das scheußliche Thema? Da kommt noch so viel auf uns zu …!»

Michael umarmte sie erneut.

«Ich schwöre! Das mache ich. Was immer du an Hilfe brauchst, bekommst du von mir. Und vergiss nicht, dass du jetzt zusätzlich eine hochkompetente Freundin hast, Lisa nämlich. Ihr müsst euch aber gut überlegen, ihr beide, was ihr mit euren Ergebnissen dann machen wollt. Das wird garantiert kein Zuckerschlecken für euch …»

«Stimmt. Ich werde es schon irgendwie schaffen. Besser gesagt: WIR werden es schaffen. Für unsere Kinder, für die 60 Millionen getöteten Kinder. Versprochen!»

61

Alles wird gut!

Abends bei Gudrun flitzten Lukas und Vanessa ins Arbeitszimmer des Großvaters. Dort hinein durften sie bisher noch nie – diesmal wurde eine Ausnahme gemacht, und sie betraten, Lukas voraus, ehrfürchtig den berühmten Raum. Auf Zehenspitzen.

Sprachlos bestaunten sie das berühmte «Heiligtum». Ganz gegen ihre sonstige Gewohnheit verhielten sie sich dabei leise und still.

Als sie gleich darauf die geheimnisvolle Reiseschreibmaschine entdeckten, gab es kein Halten mehr. Ihre Ehrfurcht war dahin. Und oh Wunder: Gudrun öffnete sie, legte ihnen einen Stapel altes Papier hin, zeigte ihnen, wie sie damit «schreiben» konnten, und erklärte, dass auch der Opa früher seine Artikel damit geschrieben hatte.

Daraufhin machten sich die Erwachsenen davon und setzten sich in die Küche, weil die am nächsten zum Arbeitszimmer lag – falls es Geschrei und Gezeter aus dem «heiligen Raum» geben würde.

Gudrun eröffnete die Diskussionsrunde.

«Lisa und ich, wir haben die Zeit genutzt, bis ihr angekommen seid, und haben schon recht gute Pläne für die Zukunft der beiden.» Dabei lächelte sie in Lisas Richtung.

Die nickte und schniefte vernehmlich, ihre rotgeschwollenen Augen schnitten Sandra ins Herz:

«Sind das denn Pläne nach *deinem* Geschmack und nach *deinen* Vorstellungen?», forschte Sandra nach. «Du kannst hier bei uns am Tisch ruhig sagen, was du noch korrigieren möchtest.»

Gudrun und Michael stimmten Sandras Aufforderung unisono zu.

Lisa schlürfte genießerisch an ihrem heiß geliebten Pfefferminz-Tee, der bei Sandra nur unangenehme Geschmacks-Assoziationen hervorrief.

«Ich habe noch gar keine Ahnung, *was* davon ich korrigieren müsste, ich habe ja auch noch viel Zeit zum Überlegen und Vorbereiten. Erst einmal gehe ich morgen zur Gynäkologin, die machte ja auch eine bedenkliche Miene wegen meines Planes, das Kind nicht zu bekommen.» Lisas rechte Hand lag bei dieser Aussage auf ihrem Bauch. «Und dann sage ich der Gynäkologin, dass ich bei ihr sehr, sehr gerne deutlichere Worte gegen meine damaligen Absichten gehört hätte und dass ihr Schweigen bei mir als Zustimmung ankam. Ihre Miene nicht – aber ihr Schweigen. Dann berichte ich ihr, was los war, damit sie schauen kann, ob mit dem Baby alles in Ordnung ist und ob man im Krankenhaus alles richtig gesehen hat. Und vielleicht schreibt sie mich krank, damit ich wieder auf die Füße kommen kann.»

Lisa gähnte herzhaft, sie musste bald schlafen gehen.

«Ich werde dich aufpäppeln, bis es dir zu den Ohren rauskommt», sagte Gudrun zu ihr, «aber keine Sorge, ich bin keine Klette, du musst dir schon selbst Ablenkung verschaffen. Wo du mich dabeihaben willst, mache ich mit, wenn ich kann. Ansonsten geht jeder seiner Arbeit nach.»

Alle vier lehnten sich in ihren Stühlen zurück – dankbar für die freundliche Atmosphäre, die Gudrun geschaffen hatte. Aus dem Arbeitszimmer ertönte inzwischen erbittertes Gebrüll der

Kleinen, aber sie beschlossen tapfer, erst noch ein bisschen abzuwarten, ob es sich von alleine legen würde.

In das angenehme Schweigen hinein sagte Sandra:

«Also, *ich* hätte doch noch eine Frage zu der ganzen Geschichte. Seitdem ich weiß, dass Ulrich verheiratet ist und schon zwei Kinder hat, schwanke ich innerlich hin und her: Für welche der beiden Frauen soll ich mich einsetzen? Für welche der beiden Familien soll ich meine Sympathien entwickeln? Wenn ich für die eine bin, stelle ich mich doch automatisch gegen die andere! Wo ist da der Ausweg, ich kann doch nicht ernsthaft die eine Frau gegen die andere ausspielen?!», bohrte Sandra.

Keiner antwortete ihr, und deshalb fügte sie hinzu:

«Mama» – wie lange hatte sie dieses Wort nicht benutzt! – «was sagt denn dein Gott dazu? Welche Familie soll ich denn nun stützen?»

Gudrun war kein bisschen verlegen, sie lachte laut:

«Was mein Gott sagt, ist ganz leicht verständlich: Wann genau hat Gott dir denn eigentlich aufgetragen, dass du *beide* stützen müsstest? Wer sagt uns das denn überhaupt, dass wir uns *für* die eine und *gegen* die andere entscheiden müssen? Doch nur die, die vom Kindertöten leben. Sie sagen uns jedoch nicht die Wahrheit: Wir dürfen uns nämlich gar nicht zwischen der einen oder der anderen Familie entscheiden, das wäre brutal – und es wäre falsch.»

«Und was sollen wir folglich machen?»

Sandra ließ nichts anbrennen. Sie wollte es jetzt möglichst konkret wissen.

«Auch das ist einfach: Das, was uns vor die Hände gelegt ist, also der nächste logische Schritt für uns, der steht für uns an, den sollen wir tun. Den dann aber richtig, nicht nur halbherzig.»

«Und was genau heißt das jetzt für uns?»

«Das heißt: WIR stehen Lisa zur Seite und überlegen zusammen mit ihr, wie sie diese Herausforderungen bewältigen kann. Die Betonung liegt darauf, wie SIE es schaffen kann. Da müssen wir die Augen weit offenhalten und ihr nicht zu nahe treten. Andererseits sollten wir stets zur Stelle sein, wenn sie uns braucht.»

«Und wo bleibt da Bettina? Und wo bleiben deren Kinder?»

«Für Bettina dürfen wir davon ausgehen, dass auch sie sich auf gute Freunde stützen kann, so wie Lisa sich auf uns stützen kann. Deshalb dürfen wir für die schwierige Zeit, die vor Bettina liegt, ihr alles Gute wünschen und hoffen, dass sie ebenfalls mit Hilfe von anderen Menschen richtig entscheidet. Wir wären die Letzten, von denen sie Beistand annehmen würde – für Bettina sind wir ein rotes Tuch. Das ist verständlich, nicht wahr?»

Lisa erhob ihren rechten Zeigefinger in die Runde und schüttelte heftig den Kopf:

«Das finde *ich* nicht! Man *muss* sich entscheiden für den einen oder den anderen. Und da *mein* Kind das jüngste ist, hätte sich Ulrich für mich entscheiden müssen!»

«Nein», widersprach Michael entschieden. «Nein, da hast du etwas falsch verstanden: Mit dem Alter der Kinder hat das überhaupt nichts zu tun, auch nicht damit, wie neu oder alt Ulrichs Beziehungen sind. Es geht nicht darum, wer hier wen denn ‹haben› darf. Es geht einzig und allein darum, dass ein Mensch niemals einen anderen Menschen töten darf, unter gar keinen Umständen. Schau dir an, was du erleben musstest: Du musstest dich furchtbarerweise entscheiden zwischen Ulrich und deinem Kind – und am Ende hast du dich richtigerweise für dein Kind entschieden. Weil es unschuldig und schwach ist. Dein Kind hat dich weder angelogen noch betrogen. Dein Kind existiert, weil du daran mitgewirkt hast, es ins Leben zu rufen, und du weißt: Es ist wehrlos jedem Stärkeren ausgeliefert. Dein Kind vertraut dir zurecht voll und ganz. Du hast dann Verantwortung übernommen, und das war goldrichtig.»

«Ja», fügte Sandra hinzu: «Du hast das Eis in deiner Seele getaut, du Heldin, du!»

Michael nickte die ganze Zeit mit seinem Kopf:

«Und vergiss bitte nicht: *Ulrich* ist der Betrüger, und der wird für *sein* Leben die Verantwortung übernehmen müssen. So oder so. Wenn du dich *für* Ulrich und *gegen* dein Kind entschieden hättest, wärst du ein genauso schlimmer Betrüger geworden wie er. Der Unterschied bestünde nur noch im Zeitablauf.»

Sandra fiel ihrem Mann ins Wort: «Das habe ich ihr alles schon gesagt, das müssen wir nicht wiederholen …»

Gudrun fügte noch hinzu:

«Lisa, mein Liebes! Denk in den kommenden Wochen und Monaten noch mal nach. Du hast so viel Schreckliches mitgemacht: Ulrich zeigte dir eindrucksvoll, wie er mit Frauen umzugehen pflegt. Sowohl mit seiner Ehefrau Bettina als auch mit dir. Warum sollte ein Leben mit ihm für dich überhaupt noch in Frage kommen? Er würde dir ebenso viel Leid zufügen, wie er das offenkundig schon sein ganzes Leben lang mit seiner Ehefrau macht, wenn ihn nicht die Haftstrafe zur Umkehr bringt.»

«Welche Haftstrafe denn?» Die anderen drei riefen das fast zeitgleich.

«Na, was der sich geleistet hat, war Freiheitsberaubung, lebensgefährdende Autoraserei, Nötigung zur Abtreibung – und so weiter und so fort. Das wird hoffentlich mit einer Haftstrafe belegt werden. Da kommt er nicht so leicht davon.»

«Der arme Ulrich», sagte Lisa.

«Nein! Ulrich ist *nicht* arm. Er steht wie du an einer entscheidenden Kreuzung seines Lebens: Er muss Verantwortung dafür tragen, was er seiner Familie und dir angetan hat. Er hat – genau wie du – die Möglichkeit, seinem Leben eine andere Richtung zu geben. Oder eben nicht.»

Das war wieder Gudrun, wie sie leibt und lebt.

Michael hatte auch noch etwas Senf in petto:

«Also, *ich* habe vor ein paar Tagen auf einer Homepage gelesen: ‹*Krisen kommen nicht als Feind. Die jeweilige Krise kommt als FREUND daher und sagt: Ändere dringend was in deinem Leben, hier läuft etwas in die falsche Richtung.*› Dann habe ich nachgeschaut, was das Wort Krise übersetzt eigentlich bedeutet …»

«Was denn?»

«Ihr werdet staunen: Es heißt Umkehr – oder auch Kehrtwende. Also, in Krisen müssen wir mal genau in die *andere Richtung* gucken und dort nach dem Ausweg suchen. Es ist höchstwahrscheinlich, dass nur dort der Ausweg zu finden ist.»

Michael mal wieder.

Sandra war mächtig stolz auf ihn.

Michael, der immer eine Antwort parat hat.

ENDE

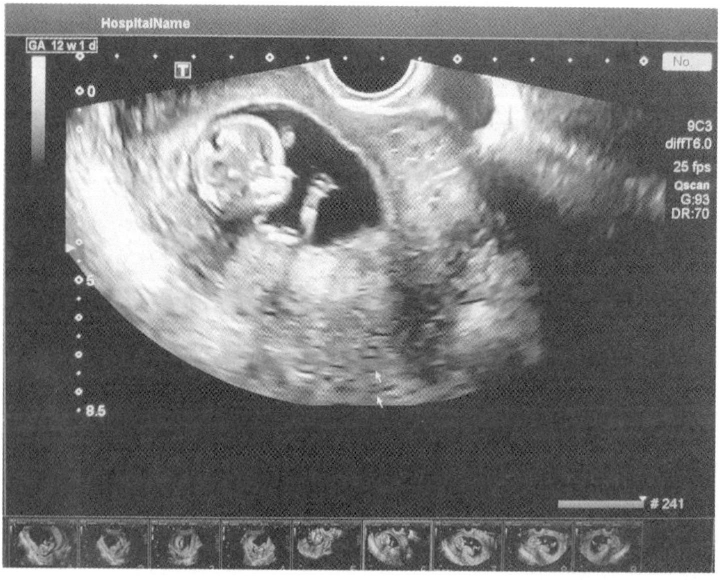

Das Eis in den Seelen der Frauen tauen

Die Geschichte des Paares, das im Roman Lisa und Ulrich heißt, ist tatsächlich wahr. So wie beschrieben, so ist es geschehen. Das Verhalten des Mannes hat sich so (und noch viel schlimmer!) zugetragen – und es geschieht täglich tausendfach.

Dass Frauen sich selbstbestimmt zur Abtreibung entscheiden, ist ein Mythos. Die Frauen sind Täterinnen und Opfer zugleich.

Wie die extremen seelischen Qualen der ehemals Schwangeren nach einer Abtreibung verschwiegen werden, so wird das Todesopfer in jeder Abtreibung verschwiegen: das unschuldige Kind. Laut UNO-Zahlen sind es weltweit 55 bis 65 Millionen (!) jedes Jahr. In Deutschland werden in jeder Stunde dreißig Kinder durch Abtreibung getötet. Alle zwei Minuten eines …

Um Mitleid mit den Todesopfern der Abtreibung zu erwecken, wurde dieses Buch geschrieben. Denn jede Abtreibung ist der sichere Tod eines wunderbaren, einzigartigen Menschenkindes.

Wie können wir Frauen es schaffen, das Eis in unserer Seele zu tauen und endlich Mitleid mit den wehrlosen Kindern zu bekommen, die unvorstellbar grausam getötet werden?

Wissenschaftlich unbestritten ist, dass die Ungeborenen von Anfang an Menschen SIND und nicht erst werden. Ebenso unbestritten ist, dass sie machtlos ausgeliefert miterleben müssen, wie über ihren Tod verhandelt wird und Tag, Ort und Stunde sowie das zu zahlende Blutgeld festgelegt werden.

Wie können wir es schaffen, das Eis in der Seele der abtreibungsbereiten Schwangeren zu tauen?

Wenn Sie Ideen dazu haben:
Bitte teilen Sie sie uns mit.

www.tiqua.org
www.abtreibungsausstieg.org

Hilfreiche Links

- www.tiqua.org
- www.abtreibungsausstieg.org
- www.tichyseinblick.de/meinungen/klimapanik-endlich-wieder-richtig-angst-haben/
- https://www.fr.de/panorama/embryonen-plastikfaessern-11381826.html
- https://www.welt.de/sport/fussball/internationale-ligen/article148463168/Cristiano-Ronaldos-Mutter-wollte-ihn-abtreiben.html

Danksagungen

So viele Jahrzehnte schon war dieses Buch geplant, und immer wollte und wollte es nicht gelingen – viel zu wenig übrige Zeit dafür, zu viel Gegenwind, zu heiß das ganze Thema.

Bis Dennis Koch kam. Ohne ihn gäbe es dieses Buch überhaupt nicht, deshalb gilt mein Dank zuerst ihm. Jene besondere Ruhe, die stets von ihm ausging, machte mir Mut, dass dieses Buch am Ende doch gestemmt werden könnte; seine Zuverlässigkeit ist sprichwörtlich.

Mit großem Stolz danke ich von Herzen meinem «Tiqua»-Team, das unerschrocken und mutig nicht nur Schwangerschaftskonflikte löst, sondern auch dieses Projekt fleißig und tapfer wie immer mit anpackte. Zu ihrem Schutz verzichte ich an dieser Stelle darauf, ihre Namen einzeln aufzuzählen. Jede und jeder von ihnen trug jedoch kompetent und zielgerichtet zu dem Gesamtgelingen bei – ganz so, als stünden uns nicht bösartige Gegner gegenüber, die buchstäblich zu allem fähig sind.

Magdalene habe ich ebenfalls herzlich Danke zu sagen – denn auch sie hat sich unerschrocken durch das noch halbfertige Manuskript gearbeitet. Zur Erinnerung habe ich der Sekretärin im Roman den Namen Magdalene gegeben.

Den größten Dank schulde ich gerne meinem Mann, der mir zum entscheidenden Zeitpunkt, oft gegen viele Widrigkeiten, den Freiraum geschaffen hat, um zu schreiben. Mit seiner mir wohlbekannten Geduld und Stressfähigkeit half er mir über alle noch so üblen Hürden hinweg und tat ganz so, als gäbe es die nicht. Außerdem hat er am Ende nochmals alle Kapitelüberschriften neu konzipiert und so den Roman, dem ja echte Fakten zugrunde liegen, übersichtlich und verständlich gemacht. Ihn schreckte rein gar nichts ab, nicht einmal die Aufgabe, das dicke, noch nicht lektorierte Manuskript von vorne bis hinten durchzuackern. Sobald wieder einmal «Land unter» herrschte, steuerte er das schlingernde Schiff durch alle Stürme und ließ mich glauben, das sei alles ganz easy und alles ganz selbstverständlich. Natürlich weiß ich, dass dem nicht so ist. DANKE.

Allen Schwangeren, die ich im Laufe der bald fünf Jahrzehnte kennen und lieben lernte (darunter einige, die bei uns über längere Zeit wohnten), danke ich ebenfalls für alles, was ich bei ihnen lernen durfte, manchmal musste. «Es gibt keine Abkürzungen im Leben» – das ist eine wesentliche Lektion, die mir diese aufregende Arbeit wieder und wieder erteilt.

Das für mich große Wunder, den passenden Verlag zu finden, hat Gott mir einfach geschenkt – kein bisschen zu früh und kein bisschen zu spät, exakt auf die Sekunde. Wie ER sich oft so zeigt, eben.

Als ich wähnte, endlich am Ziel angekommen zu sein, musste ich zu meinem Schrecken lernen: Viel, sehr viel Arbeit lag erneut vor mir und musste noch bewältigt werden. Dass dieses Unding, schließlich ist das Ganze eine Premiere für mich, auch noch geschultert werden konnte, habe ich dem Lektorat des Fontis-Verlages zu danken. DANKE.

Einen hätte ich beinahe vergessen: Othello!

Das ist der kleine schwarze Kater, der uns damals bei unserem Büro-Einzug zulief und beschlossen hat, sich in meinem Arbeitszimmer, in unserem Gebetszimmer und – abends, wenn die Tür geschlossen ist – vor Fridolins Bürotür flach auf den Boden zu legen, um den guten Duft zu genießen. Dann fühlt er sich groß und stark, obwohl er eher klein und schwach ist. Seine größte Stärke aber ist: Wenn die Luft hier dick und immer dicker wird, wie aus dem Nichts aufzutauchen. Dann setzt er sich ganz still und ganz elegant (!) hin. Wartet mucksmäuschenstill ab, bis man ihn entdeckt – und dann: dann schließt er ein paar Mal sehr gekonnt seine herrlichen grüngoldenen Augen und sagt uns auf diese Weise: «Sorgt euch um nichts, sondern in allen Dingen lasst eure Bitten in Gebet und Flehen mit Danksagung vor Gott kundwerden» (so Paulus in seinem Brief an die Philipper). Zwar geht er äußerst sparsam mit dieser Gabe um, aber wenn, dann läuft er gewissermaßen zur Höchstform auf. Spektakulär ist das! Man muss es selbst erlebt haben, um es glauben zu können.

Viel zu spät haben wir entdeckt, dass er gar kein Kater ist, sondern eine (ängstliche) Katze. Aber da hatten wir ihm schon längst den Namen Othello gegeben.

Vita der Autorin

Sonja Dengler ist 1952 geboren und lebt mit ihrer Familie im Südwesten Deutschlands.

In einer Großfamilie aufgewachsen, begriff sie schon früh: Frau-Sein ist nichts für Angsthasen. Ohne dass sie dies wollte oder gesucht hätte, erwachte schon früh in ihr der Wunsch, sich um missbrauchte Kinder und Zwangsprostituierte zu kümmern. Was sie auch tat.

Als sie schließlich mit 29 Jahren zum christlichen Glauben fand, erbat sie sich von Gott eine schönere Aufgabe und landete ausgerechnet in der Abtreibungsfrage. Überrascht realisierte sie, dass sie dort erneut auf Kindesmissbrauch und Zwangsprostitution traf.

Auf Umwegen und auch, weil sie dieser enormen Herausforderung auszuweichen versuchte, traf sie schließlich auf Heinrich Spaemann, den römisch-katholischen Priester und Schriftsteller, der ihr geistlicher Vater wurde. Mit unendlicher Geduld und Weisheit half er ihr, sich der Frage «Ganz? Oder gar nicht?» zu widmen. Sie entschied sich für «Ganz» und lernte unter seiner Führung, aus ihrem stets nach Sicherheit suchenden Beamtenherz ein großes und weites Herz zu machen.

Auf diesem Weg begegnete sie auch ihrem späteren Mann, der ihr – obwohl Schwabe – das mit dem großen, weiten Herz vorlebte und tatkräftig unterstützte, der vorantrieb, was vorangetrieben werden musste, und sich durch Probleme, welcher Art auch immer, nicht irritieren ließ.

Mit einer guten Freundin gründete sie eine alternative Schwangerschaftskonfliktberatung, mit der sie das Leben von Ungeborenen rettete. Dazu verfasste sie eine auf der systemischen Familientherapie beruhende Beratungsmethode, die der ständig sich verändernden Gesellschaft bis heute immer wieder neu angepasst wird.

Die Arbeit erwies sich als weit erfolgreicher und weitaus aufregender als in den kühnsten Träumen erwartet. Drohungen, Repressionen, Verfolgungen, aber auch wundersam-unerwartetes Eingreifen Gottes lehrten sie das Durchhalten ebenso wie das Neuordnen auch noch so verzwickter Lebensumstände der Schwangeren. Als Lehrstück der besonderen Art zeigte sich das Zusammenleben mit minderjährigen Schwangeren, deren Kindern und allem, was sich dabei an Schwierigem und Schönem nur erleben lässt.

Papst Benedikt XVI. fand ihre Arbeit, die explizit ohne die Ausstellung eines Beratungsscheines arbeitet, so vorbildlich, dass den katholischen Beratungsstellen nach langem Hin und Her untersagt wurde, den sogenannten «Tötungsschein» weiterhin auszustellen.

Viktor Orbán, Ministerpräsident von Ungarn, legte ein sehr umfangreiches Programm zur Familienförderung auf.

Aus Platzgründen hier nur einige wenige Auszüge (man kann dieses Programm nachlesen unter www.handelsblatt.com vom 13. Februar 2019 und in vielen weiteren Presseberichten):

- Jede Frau unter vierzig erhält bei erster Eheschließung einen zinslosen Kredit von 10 Mio. Forint (= ca. 32.000,– €).
- Kommt das erste Kind, wird die Ratenrückzahlung für drei Jahre ausgesetzt, beim dritten Kind vollständig erlassen.
- Frauen, die ihr viertes Kind zur Welt bringen, müssen nie mehr Einkommenssteuer zahlen.
- Familien, die (bei drei Kindern) ein Auto kaufen (mit sieben Sitzen), erhalten 8.000,– € als Unterstützung geschenkt.
- Großeltern, die ihr(e) Enkelkind(er) betreuen, erhalten ein Betreuungsgeld.
- Familien mit drei Kindern erhalten bis zu 110.000,– € Baukindergeld für gebrauchte oder neue Immobilien (gilt auch für Wohnungskauf).
- In den ersten drei Jahren gibt es eine echte Wahlfreiheit zwischen Beruf und Familie. Ein Elternteil erhält drei Jahre lang eine staatliche Lohnersatzleistung.

Das ist kein Märchen, sondern politische Wirklichkeit in Ungarn. Es sind mit die Gründe, warum Viktor Orbán bei vielen Medien- und Presseorganen als «umstritten» bezeichnet wird.